エビデンスに基づく スキンケアQ&A
あたらしい皮膚科治療へのアプローチ

編集

宮地良樹
京都大学名誉教授

安部正敏
札幌皮膚科クリニック

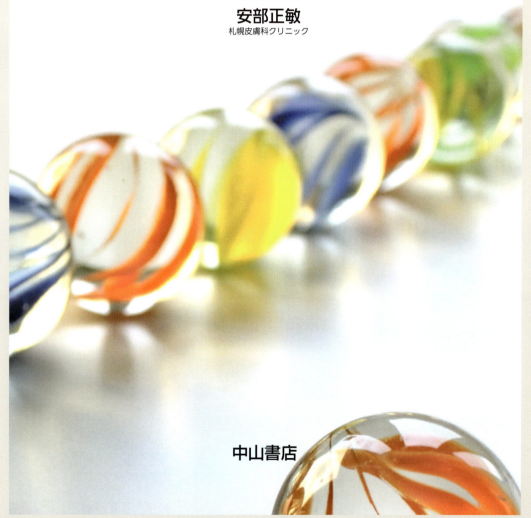

中山書店

はじめに

　"スキンケア"は皮膚科学において大基柱であると思います．たとえば，アトピー性皮膚炎患者の保湿剤指導は治療そのものですし，紫外線皮膚障害における遮光剤使用は，短期的ケアはもちろん，長期的スパンで考えると一般市民への啓発という側面があります．過度な「保清」は皮膚バリア機能を障害することもあり，行き過ぎた概念にも注意を払わねばなりません．皮膚の解剖生理を熟知した皮膚科専門医が行う"スキンケア"は，ケアに留まらず治療さらには国民健康福祉の向上という社会的要求に十分こたえるものであり，その根拠は紛れもなく"エビデンス"の有無にあると考えられます．科学的見地に立脚した正しい"スキンケア"指導を行う際，レベルの高い基礎および臨床データの理解は必須であり，これにより他職種との差別化が可能となるのです．

　しかし，意外にも皮膚科医が正しい"スキンケア"を学ぶのは比較的困難です．数多ある皮膚科の教科書に"スキンケア"が一項目として記載されていることは少なく，却って看護領域では多数の書籍が出版されており，学際領域であることも一因と思われます．更に，"スキンケア"領域はレベルの高いエビデンスが出にくい分野であることもまた事実です．医薬品以外にも医薬部外品が多数存在し，大規模無作為化比較対照試験など困難である場合も多く，医薬部外品までの臨床試験データ全てに目を通すのは，多忙な皮膚科医にとって，ほぼ不可能であると言っても過言ではありません．

　なお，本稿を書いている安部は，若くして群馬大学教授となられた宮地良樹先生の第一期生です．新人時代，幸運にも本領域に興味をもつ切っ掛けとなったのは，『知的なスキンケアQ&A』（ミネルヴァ書房）と題された一冊の本との出会いでした．師と仰ぐ宮地良樹先生の著書です．今読み返すと，当時から先生は"スキンケア"におけるエビデンスの重要性を示されていらっしゃいます．今回僭越ながら先生とともに本書を編集させて頂く千載一遇の機会を得たことは，僥倖の極み以外の何物でもありません．

　さて，本書はその道のエキスパートの先生方に，自らの経験とともにエビデンスを提示して頂き，皮膚科学視点に立った"スキンケア"の極意を短時間で容易に学んで頂ける書籍とすることを意図しました．中山書店編集者の良書を作らんとする並々ならぬ情熱による厳しき指摘は，執筆頂いた先生方にご負担を強いたと想像しますが（こっそり白状すれば，この"はじめに"も3回書き直しました．編集部は「完成後，その出来栄えを含め宮地先生にお見せする」との脅迫まがいの有様です！）．それをも吹き飛ばし，ご多忙中にも関わらず編者のねらい以上のご執筆を頂いた先生方に改めて深謝申し上げます．本書を精読して頂ければ極めて効率よく"スキンケア"のプロとなること請け合いです．先生方の日常臨床にはもちろん，一般市民への正しい知識の普及から，酒宴での蘊蓄まで（これが重要？）幅広くご活用頂ければ，編集者としての存外の喜びです．

春陽の北の大地にて

札幌皮膚科クリニック　安部正敏

エビデンスに基づくスキンケア Q & A
あたらしい皮膚科治療へのアプローチ

CONTENTS

1章 スキンケアとは

1.1 スキンケアの定義とエビデンスレベル ———————————— 宮地良樹　2

1.2 いまなぜスキンケアが注目されているのか？ ———————— 宮地良樹　4

2章 スキンケアの実際

2.1 ドライスキンケア

Q1.　ドライスキンとは何ですか？ ————————————————— 宮地良樹　8

Q2.　なぜドライスキンになるのですか？ ——————————————— 尾見徳弥　11

Q3.　ドライスキンにはどのようなケアがよいですか？ —————— 大谷道輝　16

2.2 紫外線ケア

Q1.　太陽の紫外線がなぜ皮膚に悪いのですか？ —————————— 森田明理　24

Q2.　どうやって紫外線を防げばよいですか？ ——————————— 上出良一　27

COLUMN　M式サンスクリーン塗布法 ———————————————— 宮地良樹　35

2.3 光老化，光発癌予防のスキンケア ————————————————— 川田　暁　37

Q1.　光老化とは何ですか？ ——————————————————————— 37

Q2.　光老化のメカニズムはどのようなものですか？ ————————————— 39

Q3.　光老化によるシミはどういうものですか？ ——————————————— 41

Q4.　光老化によるシミにはどのようなケアがよいですか？ ———————— 43

Q5.　光老化によるシワはどういうものですか？ ——————————————— 44

Q6.　光老化によるシワにはどのようなケアがよいですか？ ———————— 45

Q7.　なぜ光老化に発癌が起こるのですか？ —————————————————— 48

Q8.　光老化による発癌にはどういうものがありますか？ ————————— 48

Q9.　どうやって光老化と光老化による発癌を防げばよいですか？ ——— 51

2.4 光線過敏症患者に対するスキンケア（遮光指導）———————— 森脇真一　55

Q1.　光線過敏症とはどのような疾患ですか？ ———————————————— 55

Q2.　光線過敏症患者への対応はどのようにしますか？ ——————————— 57

Q3.　具体的な遮光指導を教えてください —————————————————— 59

Q4.　光線過敏症患者では過度の遮光によりビタミンD欠乏が起こらないですか？ ———— 61

2.5 清潔ケア ——————————————————————————————— 菊地克子　62

Q1.　どうしたら皮膚をきれいにできますか？ ———————————————— 62

Q2.　どのような石鹸やボディシャンプーを使えばよいですか？ ————— 67

3章 疾患別のスキンケア

3.1 アトピー性皮膚炎のスキンケア

Q1. アトピー性皮膚炎ではなぜドライスキンになるのですか? ·················· 加藤則人　72

Q2. ドライスキンになるとアトピー性皮膚炎の悪化にどのような影響が
あるのですか? ·················· 加藤則人　77

Q3. スキンケアでアトピー性皮膚炎を予防できますか? ·················· 堀向健太　85

Q4. アトピー性皮膚炎では伝染性膿痂疹 (とびひ) や伝染性軟属腫 (水いぼ)
が多いのはなぜですか? ·················· 白濱茂穂　93

Q5. アトピー性皮膚炎の汗対策はどうしたらよいですか? ·················· 横関博雄　98

COLUMN アトピー性皮膚炎の学校健診 ·················· 大川　司　103

COLUMN 伝染性軟属腫とスキンケア ·················· 安部正敏　105

3.2 皮膚瘙痒症 ·················· 安部正敏　107

Q1. 皮膚瘙痒症とはどのような疾患ですか? ·················· 107

Q2. 皮膚瘙痒症の原因にはどのようなものがありますか? ·················· 110

Q3. 皮膚瘙痒症患者のスキンケアはどのように行うのですか? ·················· 113

Q4. スキンケア以外に皮膚瘙痒症の治療はどうするのですか? ·················· 117

3.3 ニキビのスキンケア ·················· 林　伸和　121

Q1. ニキビはどうしてできるのですか? ·················· 121

Q2. ニキビにはどのように対処すればよいですか? ·················· 124

Q3. ニキビの治療はどうすればよいですか? ·················· 126

Q4. ニキビのスキンケアのポイントは? ·················· 128

Q5. 食事はどうすればよいですか? ·················· 133

Q6. メイクアップをしてもよいですか? ·················· 134

Q7. ニキビがあるときの日焼け止めはどうしたらよいですか? ·················· 135

Q8. 髪型や服装の注意は? ·················· 136

Q9. なぜ, 痤瘡を潰したり, 触ったりしてはいけないのですか? ·················· 137

3.4 皮膚真菌症のスキンケア ·················· 原田和俊　138

足白癬 ·················· 138

Q1. どのような症状が出現すると足白癬の可能性が高いですか? ·················· 138

Q2. 足白癬の診断はどのように行われますか? ·················· 140

Q3. 足白癬はどのように治療するのですか? ·················· 141

Q4. スキンケアで足白癬の治療効果が上がりますか? ·················· 143

Q5. スキンケアで足白癬の発症を予防できますか? ·················· 143

爪白癬 ·················· 146

Q1. 爪白癬 (爪水虫) の分類や症状を教えてください ·················· 146

Q2. 爪白癬の治療法にはどのような選択肢がありますか? ·················· 149

Q3. 爪白癬のリスク因子にはどのようなものがありますか? ·················· 151

Q4. 爪の正しいケア方法は? ·················· 152

カンジダ症 ── 154

Q1. カンジダはどのような病変を引き起こしますか？ ──────────── 154

Q2. おむつ着用部位に生ずる皮膚炎とカンジダはどのような関係がありますか？ ── 157

Q3. カンジダ症の治療はどうすればよいですか？ ──────────── 158

Q4. カンジダ症の予防にはどのようなスキンケアが重要ですか？ ──── 159

マラセチア ── 161

Q1. マラセチアとはどのような微生物ですか？ ──────────── 161

Q2. マラセチアが関与する皮膚疾患にはどのようなものがありますか？ ── 162

Q3. アトピー性皮膚炎の悪化とマラセチアは関係しますか？ ────── 165

Q4. スキンケアによってマラセチアと関連する皮膚疾患を予防できますか？ ── 166

COLUMN 乾癬とスキンケア ─────────────────── 安部正敏　167

3.5 ストーマ・失禁・褥瘡のスキンケア ───────── 安部正敏　168

Q1. ストーマのスキンケアはどのようにすればよいですか？ ────── 168

Q2. 失禁のスキンケアはどのようにすればよいですか？ ──────── 174

Q3. 褥瘡のスキンケアはどのようにすればよいですか？ ──────── 178

3.6 スキン-テアのスキンケア ────────────── 安部正敏　184

Q1. スキン-テアとは何ですか？ ─────────────────── 184

Q2. スキン-テアはどうして起こるのですか？ ──────────── 187

3.7 ヘアケア ─────────────────────────── 乾　重樹　191

Q1. 正常で頭髪は1日何本くらい抜けるのでしょうか？ ──────── 191

Q2. どのように洗髪すればよいでしょうか？ ──────────── 193

Q3. 頭皮や毛穴の皮脂が男性型脱毛症の原因ですか？ ────────── 195

3.8 爪のケア ─────────────────────────── 田村敦志　200

Q1. 爪を切るときにはどのようなことに気をつければよいですか？ ──── 200

Q2. 糖尿病患者に対する爪のケアではどのようなことに気をつければよいですか？ ── 206

Q3. 陥入爪のケアにはどのような方法がありますか？ ────────── 210

Q4. 巻き爪（過彎曲爪）はどのようにケアすればよいですか？ ────── 214

Q5. 爪甲剥離症はどのようにケアすればよいですか？ ────────── 217

3.9 口腔ケア ─────────────────────── 神部芳則，出光俊郎　219

Q1. 口腔ケアとは何ですか？ ──────────────────── 219

Q2. 口腔ケアの実際について教えてください ──────────── 222

Q3. 口腔ケアと全身性疾患についてのエビデンスはありますか？ ──── 226

Q4. 皮膚疾患で口腔ケアが役立つのはどのようなときですか？

　　対処法も教えてください ──────────────────── 227

索引 ── 229

執筆者一覧 （執筆順）

宮地良樹	京都大学名誉教授
尾見徳弥	クイーンズスクエアメディカルセンター皮膚科
大谷道輝	杏雲堂病院診療技術部／薬剤科
森田明理	名古屋市立大学大学院医学研究科加齢・環境皮膚科学
上出良一	ひふのクリニック人形町
川田　暁	近畿大学医学部皮膚科学教室
森脇真一	大阪医科大学皮膚科学教室
菊地克子	東北大学病院皮膚科
加藤則人	京都府立医科大学大学院医学研究科皮膚科学
堀向健太	東京慈恵会医科大学葛飾医療センター小児科
白濱茂穂	聖隷三方原病院皮膚科
横関博雄	東京医科歯科大学皮膚科
大川　司	前橋皮膚科医院
安部正敏	札幌皮膚科クリニック
林　伸和	虎の門病院皮膚科
原田和俊	東京医科大学皮膚科学分野
乾　重樹	心斎橋いぬい皮フ科／大阪大学皮膚・毛髪再生医学
田村敦志	伊勢崎市民病院皮膚科
神部芳則	自治医科大学歯科口腔外科学講座
出光俊郎	自治医科大学附属さいたま医療センター皮膚科

スキンケアとは

1章

1.1

スキンケアの定義とエビデンスレベル

*1
最近では skin integrity
という用語も用いられ
る.

*2
皮膚浸軟ケアも含めて
適切な角層水分量を保
持するという意味で
「保湿ケア」というべ
きかもしれない.

*3
本書ではその代表であ
る紫外線を標的とする
「紫外線ケア」と呼称
する.

● スキンケアの定義

スキンケアの明確な定義はないが,一般的には皮膚の生理機能*1 を良好に維持する,あるいは向上させるために行うケアの総称とされている.

いわゆるスキンケアは,①角層水分量を保持することで角層バリア機能を維持する「ドライスキンケア」*2,②光熱刺激(紫外線・近赤外線・可視光線など)や物理的刺激をブロックするケア*3,さらに③皮膚を洗浄することにより微生物・アレルゲン・異物・刺激物などを清浄化する「清潔ケア」に大別される.

● スキンケアのエビデンスレベル

スキンケアは日常的に行われる常識的な行為なので高いレベルのエビデンスに乏しく,多くはベストプラクティス的な指針にとどまることが多い[1].スキンケアの領域にサイエンスのメスが入れられたのは比較的最近で,Tagami らが角層水分量を正確に測定する機器を開発し[2],角層水分量や経皮水分蒸散量の測定,外用による保湿効果の検証,その結果としての皮膚バリア機能を定量的に評価できるようになったことが嚆矢と思われる[3].この結果,皮膚生理機能を定量的に測定することが可能となり,アトピー性皮膚炎などの皮膚バリア機能評価をはじめ,保湿剤による介入効果の実証などが行われ,科学的スキンケアの認知に大きく貢献したことは論をまたない.筆者が田上八朗先生に触発されて科学的スキンケアに関心をもったのは 1990 年代で,当時,啓発目的に書き下ろした一般書の内容をいま読み返しても大きな乖離はない[4].

紫外線ケアに関しては主にサンスクリーンの光防御効果が科学的に検証されたが,短期的なサンバーン抑止効果は実証されたものの長期的なアウトカムである光発癌・光老化・光免疫への明確な影響を定量化することはいまだに検証途上にある.最近,日本香粧品学会が「光老化予防のコンセンサスステートメント」を公表したが[5],あくまでも啓発が目的で長期的な光老化予防の質の高いエビデンスが提示されているわけではない.今後,このようなエビデンスを構築することによりサンスクリーンに「光老化を予防する」という効能効果が付与されることが期待され,そのような活動も始動している[6].

清潔ケアに関してはシステマティックレビューを見ても best practice guideline にとどまっている[7].

スキンケアに関しては皮膚科医向けの本がいくつか出版されているので参考にされたい[8,9].

(宮地良樹)

■ 文献

1) Lichterfeld A, et al. Evidence-based skin care：A systematic literature review and the development of a basic skin care algorithm. J Wound Ostomy Continence Nurs 2015；42：501-24.
2) Tagami H, et al. Evaluation of the skin surface hydration in vivo by electrical measurement. J Invest Dermatol 1980；75：500-7.
3) Tagami H. Electrical measurement of the hydration state of the skin surface in vivo. Br J Dermatol 2014；171 Suppl 3：29-33.
4) 宮地良樹．知的なスキンケアQ＆A．ミネルヴァ書房；1994（改訂版 1999）．
5) 日本香粧品学会みらい検討委員会．皮膚の光老化とその予防に関するコンセンサスステートメント．日本香粧品学会誌 2017；41：240-3.
6) 特定非営利活動法人 皮膚の健康研究機構「光老化」啓発プロジェクト委員会．https://www.hikari-rouka.org/
7) Cowdell F, Steventon K. Skin cleansing practices for older people：a systematic review. Int J Older People Nurs 2015；10：3-13.
8) 宮地良樹．スキンケア最前線．皮膚科診療最前線シリーズ．メディカルレビュー社；2008.
9) 今山修平ほか編．スキンケアを科学する．Advnaced Cosmetic Dermatology No.3．南江堂；2008.

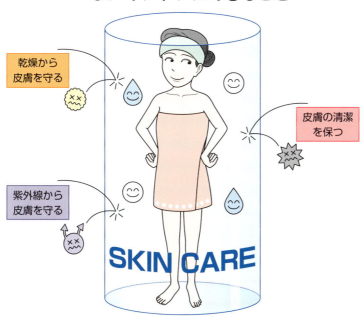

1.2

いまなぜスキンケアが注目されているのか？

スキンケアの実際と疾患別のスキンケアについては以降の章で詳述されているので，ここでは「いまなぜスキンケアが注目されているのか？」という視点から考えてみたい．

● ドライスキンケア

皮膚バリア病としてのアトピー性皮膚炎ではかねてからドライスキンの介在とその重要性が指摘されてきたが，とくに注目されるようになったのは一部の患者でフィラグリン遺伝子変異が指摘され，にわかに「アトピー素因」としてのドライスキンが再認識されたことが機縁であった[1]．軌を一にして，食物アレルギー領域で，ピーナッツアレルギーの研究から食物アレルギー感作ではトレランスにつながる経口感作よりもむしろ経皮感作のほうが重要ではないかという二重抗原曝露仮説（dual allergen exposure hypothesis）が提唱され，食物アレルギー治療に大きなパラダイムシフトが起こった[2]．すなわち，生存と成長に必須な食物の経口摂取ではなるべく免疫寛容を誘導してアレルギー惹起を制御しようとするのが合理的な生体の反応であり，食物アレルギーはむしろ経皮感作で誘導されるのではないかという考えである．この考えに基づき，皮膚の炎症，バリア機能の障害が食物アレルギー発症の最大のリスクであり，バリアが壊れた皮膚から環境中の食物成分に対するアレルギーが成立するという考えがほぼ定着し，「食物アレルギー発症の最大のリスクはアトピー性皮膚炎」ともいわれるようになった．その結果，離乳食開始時期や食物制限療法への反省とともに経口免疫療法まで検証されるようになったのは記憶に新しい[3]．さらに日本では，旧「茶のしずく石鹸」に含有されていた小麦成分により小麦アレルギー（一部は重篤な食物依存性運動誘発アナフィラキシー）が多発し社会問題となったが[4]，この石鹸を摂食した人はいないので経皮感作により食物アレルギーが誘発されたことが奇しくも実証された．

このような研究の進展を背景に，乳児期早期からの保湿剤の定期使用がアトピー性皮膚炎を予防しうることが報告され[5]，ドライスキンを早期に改善させ，早期に離乳食を開始することで食物アレルギーを予防できる可能性が示唆されるようになった．また，ヒト型抗ヒト IL-4/IL-13 受容体モノクローナル抗体であるデュピクセント®が 2018 年に日本でも承認されたが，本剤がアレルギー炎症のみでなくドライスキンやかゆみにまでも直接影響して症状改善をもたらすことが報告され[6]，さらにフィラグリンに干渉する JAK 阻害薬も開発途上にあり，いまアトピー性皮膚炎治療は大きな潮目を迎えている．このよ

👍 **POINT**

乳児期早期からの保湿剤の定期使用
↓
アトピー性皮膚炎を予防
↓
食物アレルギー予防の可能性

うに，ドライスキンケアは単なる整容的な意味のみではなく，皮膚科領域全般における治療潮流に肉迫しつつある．

●紫外線ケア

紫外線が最大の皮膚発癌因子であることはよく知られているが，そのほかにもシミ・シワなど露光部皮膚老徴（光老化）の主因であることや一部の患者に光線過敏症を惹起することはそれほど認知されていない．最近のインターネット調査でも「光老化」の認知度はわずか4〜5％にすぎない[7]．その結果としてサンスクリーンの効能効果に「光老化予防」を明記することが承認されていない．今後は紫外線のみでなく可視光線や近赤外線などを含めた太陽光線の功罪を制御する手法の検証が求められる．

光防御においていま問題となっているのは，過剰な光防御によるビタミンD低下とくる病の増加であるが，極端な生活習慣（夜勤のみ，入院中など）や食事習慣（栄養バランスの悪い食事など）でない限り，くる病の心配は杞憂である．その理由は，①ビタミンD所要量を産生するために求められる顔面と手背の露光時間はそれほど長くない[*1]，②ビタミンDは食物やサプリメントから摂取可能であり，紫外線による皮膚リスクを甘受してまで日光曝露にこだわる必要はない，からである．一方，厳格な光防御を実践している色素性乾皮症患者ではビタミンD低下が顕著でありサプリメントによる補充が必須と考えられる[9]ことから，極端な紫外線忌避の場合，ビタミンD低下が惹起されることは容易に想像できる．とくに妊婦や母乳のみの乳児の場合は注意が必要と思われる．

このように，紫外線曝露と光防御の功罪をわきまえた常識的な対応を啓発することが，いま求められている．

●清潔ケア

皮膚に付着した汚れを適切に落とし，皮膚を清潔に保つことが「清潔ケア」の本質であるが，その際，洗浄剤の主成分である界面活性剤は，角層細胞膜の変性をきたし，天然保湿因子（NMF）や細胞間脂質の溶出を惹起し，角層の保湿能やバリア機能を低下させ，皮膚の乾燥を助長したり，皮膚刺激を起こしたりするという，いわば原罪を背負っていることが問題となる．いかにして皮膚生理機能を阻害しない洗浄剤を開発するかが命題であるが，洗浄と乾燥制御は背反する行為であるので，この自己矛盾の解決は容易ではない．

疫学的にも，アトピー性皮膚炎などで皮膚に付着したアレルゲンや刺激物を入浴やシャワーで洗い流すことの有用性はある程度実証されているが[10]，重症アトピー性皮膚炎患者では角層機能が正常化するまでは，入浴や界面活性剤使用によるアレルゲンなどの侵入を回避するために入浴をすべきではないという極論もある[11]．確かに，入浴回数の少ないチベットのほうがアトピー性皮膚炎の罹患率が低いという報告もあり[12]，衛生仮説や日本人の過度な潔癖習慣を再

POINT
紫外線は皮膚癌だけでなく，光老化や光線過敏症の主因．

＊1
夏の快晴時の筑波では3.5分，真冬の札幌でも76分程度[8]，それに対し主婦の日常的な日光曝露時間は約180分．

NMF：natural moisturizing factor

1章　スキンケアとは

考する意味でも魅力的な論法ではある．しかし，皮膚常在菌・抗菌ペプチド・発汗など多様な要因にも影響することや不潔・悪臭などを許容しない日本の文化や社会性など多くの問題を包含するので，当面はいかに皮膚に優しい洗浄方法を遵守するか（まだ垢すりを信奉するむきもあるので）について啓発していくことが肝要であると思われる．

（宮地良樹）

POINT
皮膚に優しい洗浄方法が重要.

■ 文献

1) Thyssen JP, Kezic S. Causes of epidermal filaggrin reduction and their role in the pathogenesis of atopic dermatitis. J Allergy Clin Immunol 2014；134：792-9.

2) Du Toit G, et al. Food allergy：Update on prevention and tolerance. J Allergy Clin Immunol 2018；141：30-40.

3) de Silva D, et al；EAACI Food Allergy and Anaphylaxis Guidelines Group. Acute and long-term management of food allergy：systematic review. Allergy 2014；69：159-67.

4) Yokooji T, et al. Prevalences of specific IgE to wheat gliadin components in patients with wheat-dependent exercise-induced anaphylaxis. Allergol Int 2015；64：206-8.

5) Horimukai K, et al. Application of moisturizer to neonates prevents development of atopic dermatitis. J Allergy Clin Immunol 2014；134：824-30.

6) 宮地良樹編. 特集：アトピー性皮膚炎の最新治療—デュピルマブへの期待. Progress in Medicine 2018；38：465-516.

7) 特定非営利活動法人 皮膚の健康研究機構「光老化」啓発プロジェクト委員会. 光老化認知度調査. 2018. https://www.hikari-rouka.org/news/news_20180927/

8) Miyauchi M, et al. The solar exposure time required for vitamin D3 synthesis in the human body estimated by numerical simulation and observation in Japan. J Nutr Sci Vitaminol（Tokyo）2013；59：257-63.

9) Kuwabara A, et al. High prevalence of vitamin D deficiency in patients with xeroderma pigmetosum—A under strict sun protection. Eur J Clin Nutr 2015；69：693-6.

10) Mochizuki H, et al. Effects of skin care with shower therapy on children with atopic dermatitis in elementary schools. Pediatr Dermatol 2009；26：223-5.

11) 塩原哲夫ほか. アトピー性皮膚炎患者の入浴について. Visual Dermatology 2018；17（臨時増刊号）：134-54.

12) 澄川靖之ほか. 日本，中国（江蘇省・チベット自治区）の学童におけるアトピー性皮膚炎・皮膚バリア機能調査. アレルギー 2007；56：1270-5.

スキンケアの実際

2章

2.1

ドライスキンケア

Q1. ドライスキンとは何ですか？

A1. ① ドライスキンとは，発汗や湿気などから与えられた水分を角層に保持する能力（保湿能）が減弱したために皮膚が乾燥した状態である．

　保湿能が減弱し皮膚が乾燥した結果，皮膚バリア機能が低下し，感染やアレルギーが惹起されやすくなる．また，かゆみも生じるため掻破によりさらに皮膚バリア機能が低下する．このため，脱脂を助長するような誤った生活習慣の是正，垢すりや掻破などによる角層破壊の回避，低湿住環境の整備，保湿外用薬によるドライスキンケアなどが必要となる．

② 角層のほころびの一つがドライスキンである．

　水棲生物から進化したわれわれの皮膚は陸上生活を選択したときから，酸素・紫外線・微生物・アレルゲンなどとともに乾燥との戦いが始まった．これらの環境因子から人体を守るために角層という「ラップ」で全身を覆う手法が進化の過程で獲得された．角層はラップと同じ厚さの被膜で，酸素を通さないことで人体が酸素による酸化の炎で燃え尽きることを回避するだけでなく，紫外線を散乱反射し，微生物やアレルゲンの侵入を阻止し，さらに体内の水分が蒸散することを防ぐことで生存を担保してきた．出生前の胎内では胎児は羊水に浮遊していている「水棲生物」であるためこの角層はないが，生直後から角層が作られ，「重要な命を守るラップ」として生涯機能することになる．その角層のほころびの一つがドライスキンである．

● ドライスキンの本態は？

　皮膚最外層の角層水分量が減った状態がドライスキンで，角層の水分は大気中の湿気や発汗などにより供給されるため，外気が乾燥し発汗の少ない冬季は水分供給が減り必然的に皮膚はドライスキンに傾き，逆に蒸し暑くて汗をかく夏季は皮膚の乾燥はあまりみられない．入浴やシャワーなどにより，角層に一時的に大量に水分を供給されるとドライスキンは改善するが，30分もすれば水分は蒸散して再びドライスキンとなる．つまりドライスキンの本態は，角層水分量の多寡というよりも，むしろ与えられた水分を角層に保持する能力（保湿能）が減弱することにある．

　この保湿能は，皮脂腺から分泌されて角層を覆う皮脂，表皮細胞が産生するセラミドなどの角質細胞間脂質，フィラグリン分解産物であるアミノ酸の天然

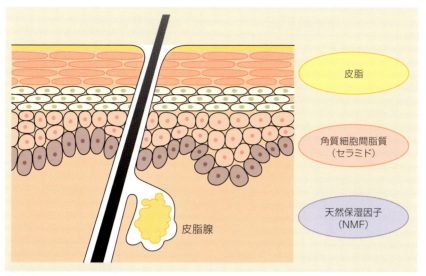

❶ 皮膚の保湿メカニズム
保湿能は，皮脂腺から分泌されて角層を覆う皮脂，表皮細胞が産生するセラミドなどの角質細胞間脂質，フィラグリン分解産物であるアミノ酸の天然保湿因子（NMF）の三者により主に担われている．

保湿因子（NMF）の三者により主に担われている（❶）．皮脂と角質細胞間脂質は加齢により着実に減少するので，発汗減少とも相まって高齢者の皮膚は乾燥しやすい[1]．最近アトピー性皮膚炎においてフィラグリン遺伝子変異が注目されており，アトピックドライスキンの一因を説明するとされている[2]．また発汗と乾燥との相関も新しい視点から論じられている[3]．

NMF：natural moisturizing factor

ドライスキンはなぜ是正すべきか？

ドライスキンは整容的な問題のみならず，皮膚バリア機能低下（❷）による皮膚アレルギー経皮感作や感染症を誘起する*1．さらに，乾燥により表皮細胞から神経成長因子（NGF）が放出されることに呼応してかゆみ知覚神経が表皮内に伸長し，かゆみ過敏が惹起される[4]．また，アトピー性皮膚炎では皮膚バリア機能低下そのものが炎症性サイトカインを産生しかゆみ神経を刺激することでかゆみが助長される[5]．かゆみは必然的に掻破行動を誘発するので，「かゆみと掻破の悪循環」や軸索反射などにより，かゆみはさらに増強される．このように，ドライスキンは多くの皮膚病態を修飾するので是正すべきである．

*1 この点については1章で言及したので参照されたい．

NGF：nerve growth factor

ドライスキンの対処法

ドライスキンのメカニズムを理解することで，おのずとドライスキンケアの手法は明確となる*2．過度の洗浄による脱脂や垢すりなどによる物理的な角層破壊を回避し，エアコンや暖房などによる低湿住環境を助長しないことが，ドライスキン予防の第一歩となる．このような生活習慣や環境整備のうえに保湿

*2 詳細は「Q3．ドライスキンにはどのようなケアがよいですか？」（p.16）を参照．

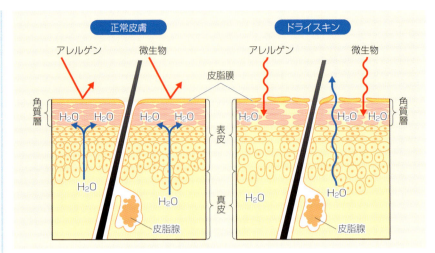

❷ ドライスキンによる皮膚バリア機能障害
ドライスキンは整容的な問題のみならず，皮膚バリア機能低下による皮膚アレルギー経皮感作や感染症を誘起する．

剤によるドライスキンケアが励行されるべきである．

（宮地良樹）

■ 文献

1) 宮地良樹．皮膚の加齢要因（2）：皮膚老化は乾燥への過程．Geriatric Medicine 2016；54：965-8.
2) Cabanillas B, Novak N. Atopic dermatitis and filaggrin. Curr Opin Immunol 2016；42：1-8.
3) Katayama I. Dry skin manifestations in Sjögren syndrome and atopic dermatitis related to aberrant sudomotor function in inflammatory allergic skin diseases. Allergol Int 2018；67：448-54.
4) Tominaga M, Takamori K. Itch and nerve fibers with special reference to atopic dermatitis：therapeutic implications. J Dermatol 2014；41：205-12.
5) Oetjen LK, Kim BS. Interactions of the immune and sensory nervous systems in atopy. FEBS J 2018；285：3138-51.

2.1 ドライスキンケア

Q2. なぜドライスキンになるのですか？

A2. ① ドライスキンになる要因は，加齢，乾燥によるものが大きい．その病態をみる と角質層を含む皮膚の異常，皮脂腺からの皮脂分泌の減少，そしてアトピー性 皮膚炎や糖尿病など疾患に伴う場合がある．
② かゆみを伴ったドライスキンは表皮と角質層の成熟度の低下が落屑とともにみ られるものといえる．これらは角質の構造のほか，セラミドなど角質細胞間脂 質，脂質代謝，天然保湿因子（NMF），角層デスモゾームなどに関して考える 必要がある．
③ 表皮を含む角質層だけでなく真皮内の変化も関与している．

●角質層異常

角層デスモゾームが角質細胞の結合に大きな役割を有している．しかしなが ら Pfeiffer ら[1] は，ドライスキンでも角質細胞がそれほど「疎」ではないこと を高圧凍結切片を用いた電顕観察で明らかにしている．すなわち角質相互の結 合は従来予想されていたよりもはるかにしっかりと結ばれているということで ある．密な角質相互結合に加えて角質層の層による膨潤性の違いも報告されて いる[2,3]．下層の膨潤に乏しい層，中層の膨潤層，そして上層の膨潤に乏しい 層である．角質層のこのような膨潤性の差は角質層外の天然保湿因子（NMF） の欠乏による結果とも考えられている．中層での NMF のフィラグリン加水分 解と角層デスモゾームの相互間の分解で角質結合がゆるむとされている．今 後，角質層とドライスキンの関係はさらに研究が進むと考えられる．

NMF：natural mois-turizing factor

●角質細胞間脂質代謝

角質細胞間脂質は皮膚のバリア機能において重要な働きを示す．そのなかで もとくにセラミド[*3]についての研究が数多くなされている．Imokawa ら[4] は アトピー性皮膚炎に伴う角質層でのセラミドの低下を報告しているが，加齢に 伴ってすべてのタイプの脂質が減少していることも報告されている（❸）[5]．し かし，角質層のバリア機能に影響を与えるのは脂質の充填状態だと考えられ る．生体内で角質細胞間脂質は斜方晶充填（固形結晶状態）と六角充填（ゲル 状態）のバランスで存在している[6]．斜方晶充填脂質は最も堅固な構造で明ら かなバリア機能を有する．六角充填脂質が多くなることは角質表面での脂質増 加につながっている．このことは角質層の外側に向かうにつれてバリア機能が 弱くなり，落屑を生じうることの裏づけとなっている．六角充填脂質からのセ ラミドとコレステロールのみが脂質を充填し，斜方晶状態を形成するのが長鎖 脂肪酸のみであることも知られている．しかし，角質層上層においては短鎖脂 肪酸や他の脂質が過剰になると固形結晶状態からゲル状態への転換に寄与して

＊3
セラミドは脂肪酸のタ イプと結合する塩基に よってサブタイプに分 けられており，現在 10種類以上が報告さ れている．

11

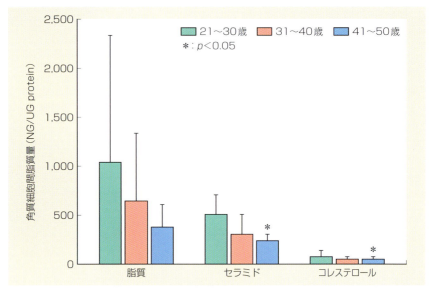

❸ ヒト顔面でのテープストリッピング法による角質層内の脂質，セラミド，コレステロールの加齢に伴う変化
加齢に伴い，すべてのタイプの脂質が減少している．
（Rogers J, et al. Arch Dermatol Res 1996[5] より改変）

いる可能性はある．生体内では加齢に伴って脂質は減少し，このような転換も減少する．もし脂質が落屑に影響を与えるならば，加齢に伴う皮脂の減少がドライスキンに関与していると考えられる．

天然保湿因子（NMF）

多くの環境下でフィラグリンは角質層内においてアミノ酸であるNMFへと減成される．フィラグリンとNMFのレベルの変化は皮膚のおかれた湿度の状態と関与していると考えられている．Katagiriら[7]は高湿度下のヘアレスマウスを乾燥状態に移行させると，元の環境に戻してからも皮膚の電気伝導度とアミノ酸レベルが7日目でも減少していたと報告している．そして正常環境下のヘアレスマウスを乾燥状態に移行させた場合には，元の環境に戻してから3日以内に回復したとしている．

従来，水分が角質層の可塑化に関与すると考えられてきた．しかしNMFは乾燥下の環境から湿度を保つための角質層最外層での働きをしていると考えられる．さらに水分の減少に伴う，ケラチンとNMFの特殊なイオン化の相互作用がケラチン線維と弾性の増加の相互作用を減弱させていることもわかっている[8]．また角質層の可塑化にはとくに中性および塩基性の遊離アミノ酸が大きな役割を果たしていると考えられる．加齢とともにNMFも減少するという報告がみられる一方で（❹）[9]，若年層に比べて加齢した皮膚では遊離アミノ酸が増加していたという報告もある．

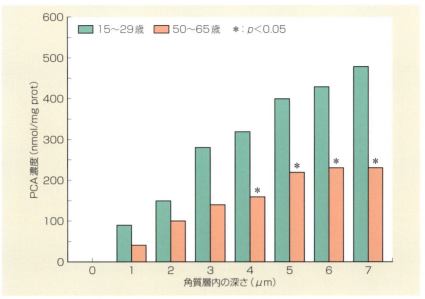

❹ NMF（PCA）の角質層内の深さにおける加齢に伴う減少
加齢に伴い，角質層内のすべての深さにおいて，NMFが減少している．
PCA：ピロリドンカルボン酸．
（Rawlings AV, et al. J Invest Dermatol 1994[9]）より改変）

　ヒアルロン酸とグリセロールも角質層内に存在し，NMFの役割を担うと考えられている．とくに皮脂を分泌しないアセビックマウスにグリセロールを外用したところ，正常に近い角質層の機能を示したと報告されている[10]．その他のNMFとして乳酸があげられるが，乳酸は汗から産生されると考えられている．

ドライスキンと角層デスモゾーム

　ドライスキンにおいては角層デスモゾームが効果的に退行せず，皮膚表面に角質層が溜まることで落屑を呈している．最初の報告は石鹸によって生じたドライスキンとして報告されたが，ほかにも多くの報告がみられる[11]．一般的にはドライスキンは加齢によって角質層が薄くなったために生じると誤解されがちであるが，上の事象は加齢化した皮膚ではターンオーバーが減少して角質層の層が厚くなり，大きな角質細胞がみられるという点[12]からも裏づけられる．落屑を含めた角質層の離開には角層デスモゾームの相互間を分解する加水分解酵素が必要で，この酵素は角質層内に存在する．一般的には細胞間に存在するが，角質細胞間脂質や水分も影響を与える．ドライスキンでは層状の脂質組織も不安定になっている[13]．デスモゾーム分解酵素も脂質組織内で見いだされており，不安定な脂質構造と相まった複合的な作用が想定される．

POINT
ドライスキンでは，皮膚表面に角質層が溜まることで落屑を呈する．

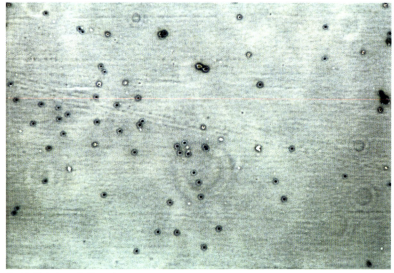

❺ 培養皮膚固有T細胞
3mm皮膚生検片より皮膚固有Tリンパ球を培養した．semi quantitative PCR 法によって検討した結果，ドライスキン状態においては皮膚固有T細胞のIL-2 mRNAは上昇していた．
（Omi T, et al. Jpn J Pediatric Dermatol 2002[15]より）

● 真皮内の変化

ドライスキンは角質層を主体とした表皮の変化ととらえられやすいが，サイトカインの分泌を含む真皮内の変化も大きな役割を果たしている．たとえばT細胞受容体の一つであるZAP70は皮膚でのIL-2分泌と神経成長因子（NGF）分泌を促進している．マウスの実験によりこのZAP70が加齢とともに増加し，ドライスキンに関与することも示されている[14]．実際，アトピー性皮膚炎のみならずドライスキン状態においては皮膚固有T細胞（❺）のIL-2 mRNAは上昇している[15]．

またドライスキンにおいては表皮細胞からコルチゾールが分泌され，真皮マスト細胞が増加し，それらの現象が皮膚の刺激感をもたらし，抗原に対するアレルギー反応をもたらすとされる[16]．マスト細胞の前駆細胞は骨髄系ではほぼ全身性の分布を示す．アレルギー性疾患での役割を重視する向きが多いが，実際には皮膚再生や血管形成などの皮膚の再構築にも大きな役割を果たしている．この機能を担うとされるのがマスト細胞の顆粒であり，通常白血球は炎症反応後に死滅するが，マスト細胞においては脱顆粒に引き続き，顆粒の再生を行うとされる．このようなマスト細胞の胎生期の成熟過程をみてみると，マスト細胞は，皮膚では電顕的に胎生18週齢で，光顕的に胎生24週齢で，また気道では電顕的，光顕的に胎生20週齢で見いだされ，胎生週齢とともに顆粒の染色性が明らかとなり，マスト細胞の出現頻度も増大し，とくに出生直後に目立つ．超微形態学的にみると，胎生18週齢のマスト細胞は，胞体が不規則に膨隆し，層状に発達した粗面小胞体（rER）に囲まれて特異顆粒の原型を思わせ

POINT
ドライスキンは，表皮を含む角質層だけでなく，真皮内の変化も関与している．

NGF：nerve growth factor

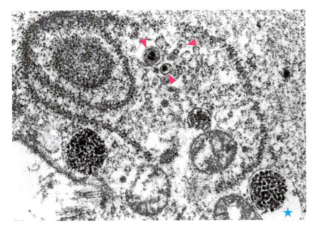

❻ 胎生 18 週のマスト細胞の超微形態所見
この時期のマスト細胞では結晶型の構造はみられず，層状の粗面小胞体周囲に多くの特異顆粒の原型を思わせる小胞の出現（▲）をみた．その周囲には，hallo 形成を伴う粒子型顆粒の出現もみた（★）．
（尾見徳弥ほか．アレルギー 1991[17]より）

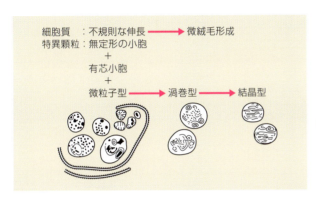

❼ 胎生期におけるマスト細胞の成熟過程
マスト細胞の特異顆粒は粗面小胞体に囲まれた小胞から粒子型を形成し，渦巻型を経て誕生直後に結晶構造を伴う．
（尾見徳弥ほか．アレルギー 1991[17]より）

る小胞の出現をみた．その周囲には，hallo 形成を伴う粒子型顆粒を認め，その後，渦巻型を経て，胎生 36 週齢までに結晶型顆粒の出現を認めた（❻，❼）[17]．とくに誕生直後のマスト細胞において結晶型が顕著にみられた．つまり，マスト細胞の分化も真皮内にとどまらず表皮および外的環境の影響を強く受けているといえる．

（尾見徳弥）

■ 文献

1) Pfeiffer S, et al. High-presuure freezing provides new information on human epidermis ; simultaneous proteinantigen and lamellar lipid structure preservation. Study on human epidermis by cryoimmobilization. J Invest Dermatol 2000 ; 114 : 1030-8.
2) Bouwstra JA, et al. Water distribution and related morphology in human stratum corneum at different hydration levels. J Invest Dermatol 2003 ; 120 : 750-8.
3) Richter T, et al. Dead but highly dynamic—the stratum corneum is divided into three hydration zones. Skin Pharmacol Physiol 2004 ; 17 : 246-57.
4) Imokawa G, et al. Decreased level of ceramides in stratum corneum of atopic dermatitis : An etiologic factor in atopic dry skin？ J Invest Dematol 1991 ; 96 : 523-6.
5) Rogers J, et al. Stratum corneum's lipids : the effect of ageing and the seasons. Arch Dermatol Res 1996 ; 288 : 765-70.
6) Pilgram GSK, et al. Electron diffraction provides new information on human stratum corneum lipid

organization studied in relation to depth and temperature. J Invest Dermatol 1999；113：403-9.

7）Katagiri C, et al. Changes in environmental humidity affect the water-holding property of the stratum corneum and its free amino acid content, and the expression of filaggrin in the epidermis of hairless mice. J Dermatol Sci 2003；31：29-35.

8）Jokura Y, et al. Molecular analysis of elastic properties of the stratum corneum by solid-state C 13 nuclear magnetic resonance spectroscopy. J Invest Dermatol 1995；104：806-12.

9）Rawlings AV, et al. Stratum corneum moisturization at the molecular level. J Invest Dermatol 1994；731-40.

10）Fluhr JW, et al. Glycerol regulates stratum corneum hydration in sebaceous gland deficient （Asebia）mice. J Invest Dermatol 2003；120：728-37.

11）Simon M, et al. Persistence of both peripheral and non-peripheral corneodesmosomes in the upper stratum corneum of winter xerosis skin versus only peripheral in normal skin. J Invest Dermatol 2001；116：23-30.

12）Hara M, et al. Senile xerosis：functional, morphological and biochemical studies. J Geriatr Dermatol 1993；1：111-20.

13）Rawlings AV, et al. Abnormalities in stratum corneum structure lipid composition and desmosome degradation in soap-induced winter xerosis. J Soc Cosmet Chem 1994；45：203-20.

14）Zhao N, et al. Increased ZAP70 is involved in dry skin pruritus in aged mice. Biomed Res Int 2016；6029538.

15）Omi T, et al. Culture of skin homing T cells from lesional skin of atopic dermatitis patents using IL-2 and IL-4. Jpn J Pediatric Dermatol 2002；21：33-9.

16）Engebretsen KA, et al. The effect of environmental humidity and temperature on skin barrier function and dermatitis. J Eur Acad Dermatol Venereol 2016；30：223-49.

17）尾見徳弥ほか．ヒト胎生期の皮膚気道上皮の発達とマスト細胞．アレルギー 1991；40：1407-14.

Q3. ドライスキンにはどのようなケアがよいですか？

A3. ① 効果の高い保湿剤を使用する．
② 保湿剤は 1 日 2 回以上で，初回は多めに．
③ 保湿剤は 1 週間以上の連用をする．
④ 同じ主薬や剤形でも効果が異なることに注意する．
⑤ 幼小児もドライスキンに対するケアを行う．
⑥ 入浴は低めの温度で，部屋の湿度にも注意する．

●効果の高い保湿剤を使用する

　保湿剤はその作用機序から「エモリエント（emollient）」と「モイスチャライザー（moisturizer）」に分類される．エモリエントはワセリンに代表されるように，皮膚を覆うことで皮表に油脂膜をつくり体内からの水分の蒸発を防ぎ角層を柔らかくする作用をもつ．これに対しモイスチャライザーは，天然保湿因子（NMF）など水分を保持する作用をもつヒューメクタント（humectant）を含み，年齢に伴い減少した NMF を補うことで，保湿作用を発揮する．保湿効果としては，モイスチャライザーのほうがエモリエントよりも強い傾向が認め

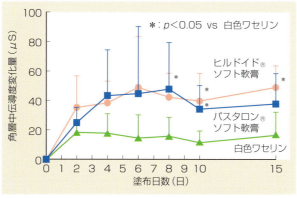

❽ エモリエントとモイスチャライザーの保湿効果
モイスチャライザーの10%尿素剤（パスタロン®ソフト軟膏）および0.3%ヘパリン類似物質含有製剤（ヒルドイド®ソフト軟膏）が，エモリエントの白色ワセリンに比べ有意に保湿効果が高い．
（野澤　茜ほか．日皮会誌2011[1]より）

られる．10%尿素製剤（パスタロン®ソフト軟膏：油中水型）あるいは0.3%ヘパリン類似物質含有製剤（ヒルドイド®ソフト軟膏：油中水型）を健常人の乾燥皮膚モデルで2週間連用した場合，❽に示すように10%尿素製剤および0.3%ヘパリン類似物質含有製剤が白色ワセリンに比べ有意に保湿効果が高いことが示されている[1]．

　エモリエントとしては❾に示すようにワセリンが「皮膚保護剤」の適応をもつ代表的な製剤である．プロペト®*4は眼軟膏用の基剤として発売されたが，2002（平成14）年2月に「皮膚保護剤」の用途が追加されたために，単独で処方できるようになった．そのほかに，従来軟膏基剤として調剤に用いられてきた製剤が，用途に「皮膚保護剤として用いる」と記されており，エモリエントとして使用可能である．エモリエントには油脂性基剤だけでなく，油中水型や水中油型の乳剤性基剤も含まれているが，ヒューメクタントを含まないため，ワセリンと同様にエモリエントに分類されると考えてよい．亜鉛華軟膏や亜鉛華単軟膏は効能・効果に「皮膚疾患の保護」があり，使用可能である．ただし，酸化亜鉛には乾燥作用もあるので濃度や使用期間などに注意を要する．

　モイスチャライザーとしての医療用医薬品の保湿剤は，❿に示すように，厳密には尿素製剤が「老人性乾皮症」，ヘパリン類似物質含有製剤でゲル基剤以外の製剤が「皮脂欠乏症」を適応として有するのみである．そのほかに使用可能な製剤として，適応症は角化症などであり異なるが，ビタミンA含有のザーネ®軟膏，ビタミンAとEを含有するユベラ®軟膏などがある．脂溶性のビタミンは水溶性と異なり，容易に皮膚から吸収される．ユベラ®軟膏は15℃以下で保存するように添付文書に記載されているが，冷蔵庫で保存しても表面が黄色に変色することがあり，患者からも問い合わせがある．黄色に変色する原因はビタミンAの安定化剤として添加されているジブチルヒドロキシ

*4
プロペト®はワセリンを精製したもので，有機酸や過酸化物などの刺激物が除去されている．眼軟膏用として開発されたため，稠度や粘度が白色ワセリンよりも低く，塗りやすいのも特徴である．

❾ 医療用医薬品における主なエモリエント

医薬品名	主な成分	基剤・剤形	用途	薬価（円/g）
白色ワセリン	固形および液状炭化水素			2.15〜2.34
プロペト®	固形および液状炭化水素	油脂性基剤		2.34
黄色ワセリン	固形および液状炭化水素			0.83〜1.51
親水クリーム	白色ワセリン，ステアリルアルコール，プロピレングリコールなど	O/W 型クリーム	皮膚保護剤	1.11〜2.37
吸水クリーム	白色ワセリン，セタノール，サラシミツロウ，セスキオレイン酸ソルビタンなど	W/O 型クリーム		1.90〜1.94
親水ワセリン	サラシミツロウ，ステアリルアルコール，コレステロールなど	W/O 型クリーム		2.06
亜鉛華軟膏	酸化亜鉛，白色軟膏など			2.55
亜鉛華単軟膏	酸化亜鉛（10％），単軟膏など	油脂性基剤	皮膚疾患の保護等	2.07
亜鉛華単軟膏	酸化亜鉛（20％），単軟膏など			2.7
ウイルソン軟膏	酸化亜鉛，豚脂など		皮膚疾患の保護等	3.27

❿ 医療用医薬品における主なモイスチャライザー

一般名	商品名	規格	剤形・基剤	効能・効果	薬価（円/g）
尿素	ウレパール® クリーム	10％	O/W 型クリーム	老人性乾皮症	6.1
	ウレパール® ローション	10％	ローション		6.1
	パスタロン® クリーム	10％ 20％	O/W 型クリーム		6.1 6.3
	パスタロン® ソフト軟膏	10％ 20％	W/O 型クリーム		6.1 6.3
	パスタロン® ローション	10％	ローション		6.1
	ケラチナミンコーワクリーム	20％	O/W 型クリーム		6.3
ヘパリン類似物質	ヒルドイド® クリーム	0.3％	O/W 型クリーム	皮脂欠乏症	22.2
	ヒルドイド® ソフト軟膏	0.3％	W/O 型クリーム		22.2
	ヒルドイド® ローション	0.3％	ローション		22.2
	ヘパリン類似物質外用スプレー	0.3％	スプレー		14.7
ビタミン A	ザーネ® 軟膏	0.5％	O/W 型クリーム	角化性皮膚疾患	3.1
ビタミン A，E	ユベラ® 軟膏		O/W 型クリーム	凍瘡，進行性指掌角皮症，尋常性魚鱗癬など	3.4

BHT：2,6-di-*tert*-butyl-hydroxy-toluene

トルエン（BHT）が酸化されるためであり，ビタミン A と E の含量に影響はなく，効果も変わらない．患者には黄変しても効果に影響しないことを説明する必要がある．

● 保湿剤は 1 日 2 回以上を，初回は多めに

保湿剤の塗布回数と効果の検討はほとんど行われていないものの，多くの報

2.1 ドライスキンケア

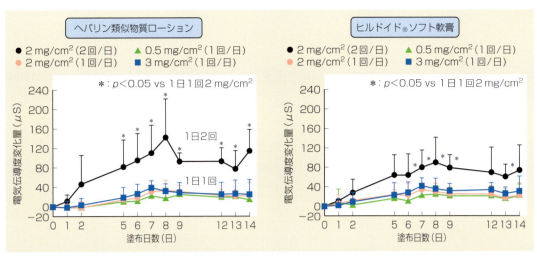

❶ 外用回数および外用量が保湿効果へ及ぼす影響
1日2回のほうが有意に保湿効果が高かった．1日1回では外用量を増やしても効果への影響は認められなかった．
（大谷真理子ほか．日皮会誌 2012[4]より）

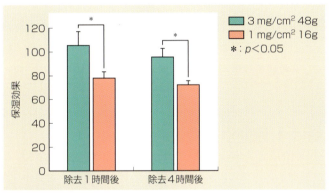

❷ 外用量が保湿効果へ及ぼす影響
保湿剤の塗布量が多いほうが保湿効果が高い．
（中村光裕ほか．皮膚の科学 2006[5]より）

告では1日2回の外用により効果を検証している．Wirenら[2]や川島ら[3]はアトピー性皮膚炎患者に1日2回保湿剤を使用し，有用性を示している．これらの結果から，日本皮膚科学会のアトピー性皮膚炎治療ガイドライン2018年版においても，保湿剤は1日2回と記述されている．筆者らが1日1回と2回の外用による保湿効果を検討した結果，❶に示すように1日2回のほうが有意に保湿効果が高かった[4]．基剤によって効果に差は認められるが，いずれも1日2回のほうが効果が高い結果が得られている．

保湿剤の使用において，❶に示すように1日1回では外用量を増やしても効果への影響は認められなかった．一方，中村ら[5]の研究では，❷のように塗布量が多いほうが保湿効果が高いことが示されている．この違いは連用と単回の違いおよび評価時間と評価方法の違いと考えられる．すなわち，初回では多め

POINT
保湿剤は，治療開始時には多めに塗り，連用するに従って塗る量を漸減する．

❸ 経皮吸収型製剤の局所性副作用の発現率

薬品名	副作用
エストラーナ® テープ	更年期障害・卵巣欠落症状：28.8％（皮膚症状） 閉経後骨粗鬆症：22.8％（皮膚症状）
メノエイド® コンビパッチ	30.9％（皮膚症状）
ビソノ® テープ	7.1％（瘙痒感），2.2％（皮膚炎）
ニュープロ® パッチ	パーキンソン病：57.0％（適用部位反応） レストレスレッグス症候群：35.3％（適用部位反応）
ネオキシ® テープ	46.6％（皮膚炎）
イクセロン® パッチ	43.1％（紅斑），40.2％（瘙痒感）
ノルスパン® テープ	28.6％（瘙痒感），15.3％（紅斑）

（添付文書より）

の外用量により外用後数時間は高い保湿効果が認められるものの，連用するに従って皮膚中の薬物濃度が高まることで，外用量と効果に関係がみられなくなると考えられる．そのため，治療開始時には多めに塗り，連用するに従って塗る量を漸減するように説明するとよい．Storm ら[6]は皮膚科に初めて受診した患者を対象に，外用量が十分であるかを1FTUを標準として評価した．その結果，95％の患者は外用量が不十分であることが明らかとなった．医療従事者は患者に対し，皮膚外用薬の外用量とアドヒアランスに十分な注意と確認が必要である．

●保湿剤は1週間以上の連用を

　全身作用を目的とした経皮吸収型製剤は，❸に示すように副作用として皮膚症状の発現頻度が高く，継続使用が困難な場合もあるため対策が重要となる．工藤ら[7]は，経皮吸収型製剤リバスチグミン使用開始1週間前から貼付部位に保湿剤を連用することで，貼付部位のかぶれの発現頻度が，保湿剤を同時に使用した場合に比べ，39.4％から3.9％に大幅に減少したことを報告している．筆者ら[1]の保湿剤に関する検討でも，❽に示したように使用開始8日目でほぼ電気伝導度が定常状態となることから，最低1週間は忘れずに使用するように説明することが大切である．

　経皮吸収型製剤では皮膚が乾燥していると吸収が低下することが報告されている．小松ら[8]は，フランドル® テープ貼付後の血中濃度が，⓮に示すようにドライスキンの場合約60％低下することを明らかにしている．今後，インスリンなど経皮吸収型製剤が増加することが予想されることから，ふだんから皮膚を正常に保つことが薬物療法においても重要である．

●同じ主薬や剤形でも効果が異なることに注意する

　保湿剤をはじめとした皮膚外用薬は，基剤や剤形が変わると透過性や効果に影響を与える．皮膚外用薬は基剤中に溶解している主薬の濃度に透過性が依存

POINT

保湿剤は，最低1週間は使用する．

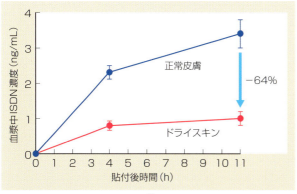

❹ 皮膚の条件別のフランドル®テープ貼付後の血中濃度
ドライスキンの場合は約60%低下する．
ISDN：硝酸イソソルビド．
（小松親義ほか．Therapeutic Research 1989[8]）より）

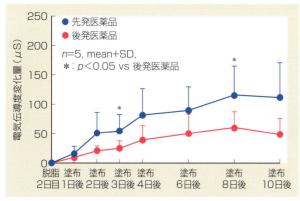

❺ ヘパリン類似物質含有ローションの保湿効果
同じ主薬でも角層中水分量に有意な差が認められる．
（野澤　茜ほか．日皮会誌 2012[10]）より）

❻ ヘパリン類似物質含有製剤の角層中薬物濃度

剤形	角層中ヘパリン類似物質 (μg/2.54 cm^2)
フォーム	5.159±1.864
クリーム	5.261±1.166

平均値±標準偏差，$n=10$
（ヒルドイド®のインタビューフォームより）

することから，同じ主薬であっても基剤の組成が変わると溶解性が変化して効果に影響を与える場合がある[9]．ヘパリン類似物質含有のローション剤でも❺に示すようにヒトでの角層中水分量に有意な差が認められている[10]．基剤の組成は接触皮膚炎の原因にもなる．そのため，切り替える場合には効果と副作用に注意が必要である．最近では，後発医薬品において先発医薬品に対する生物学的同等性を担保するために，皮膚薬物動態学的試験を行い角層中薬物濃度が同等であることを示している．剤形変更の場合にも行われている．これらの試験結果は，❻に示すように添付文書あるいはインタビューフォームに記載されているので参考となる[*5]．

一部の保湿剤では，一般的な水中油型のクリーム以外にも，油中水型のクリームも調製されている．臨床効果は同等であることが示されているが，❼に示すように水中油型は外相が水であり，水仕事で流れてしまう．これに対し油

＊5
ただし，2003年以前に承認された皮膚外用薬では，これらの生物学的同等性試験は適応されていないので，注意する．

2.1　ドライスキンケア

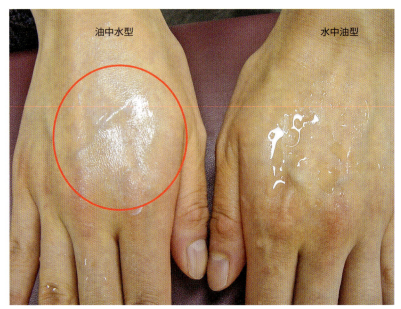

❶❼ 油中水型および水中油型保湿剤外用後に水洗した場合
油中水型は流れずに効果の持続が期待できる．

❶❽ 生後3か月以内の新生児における保湿剤の有用性

部位	ドライスキン発生率	
	介入群 ($n=96$)	対照群 ($n=106$)
顔	22 (22.9%)	45 (42.5%)
体	24 (25.0%)	44 (41.5%)

（Yonezawa A, et al. J Dermatol 2018[11] より）

中水型は外相が油であり，流れずに効果の持続が期待できる．水仕事が多い場合は，油中水型を選ぶなどの工夫も必要となる．

高齢者だけでなく，新生児・幼小児も保湿を

　高齢者だけでなく，皮脂の分泌が少ない新生児・幼小児も保湿が大切であることが，近年示されている．ドライスキンに関してはYonezawaら[11]が，生後1週間から3か月の新生児を対象に，市販の保湿ローションを1日1回ないし数回使用することで，❶❽に示すように顔および体にドライスキンが認められた割合が半減した．おむつかぶれなどの皮膚のトラブルも，保湿剤を使用した群で減少している．

入浴は低めの温度で，部屋の湿度にも注意する

　岡田ら[12]は入浴と角層水分量および水分蒸散量の関係について検討した結果，看護の書籍などで適温の上限とされる43℃では，水分蒸散量が増加し，角層水分量が入浴前よりも低下することを報告している．これに対し，37℃や

POINT
入浴はあまり高い温度ではなく40℃くらいの温度にする．

40℃ではこのような現象は認められなかった．ドライスキンが多い高齢者では，温度に関する感受性が低下することから，高温での入浴が目立っているので注意する．

角層水分量に対する湿度の影響も数多く検討されている．Sunwooら[13]は相対湿度が30％以下で眼や皮膚が乾燥し，10％以下で鼻腔の乾燥および平均皮膚温の低下を報告している．阪井ら[14]も相対湿度30％と60％で角層水分量を調べた結果，30％では低いことを報告している．気温も角層水分量に影響する．とくに皮脂量は，湿度には影響されないが，温度が低下すると分泌量が低下し，皮脂膜の形成に影響することから，冬では室温にも注意が必要である[15]．

（大谷道輝）

POINT

部屋の湿度は30％より高めにし，室温にも注意する．

■ **文献**

1) 野澤　茜ほか．保湿剤の効果に及ぼす入浴と塗布時期の関係．日皮会誌 2011；121：1421-6.

2) Wiren K, et al. Treatment with a barrier-strengthening moisturizing cream delays relapse of atopic dermatitis：a prospective and randomized controlled clinical trial. J Eur Acad Dermatol Venereol 2009；23：1267-72.

3) 川島　眞ほか．アトピー性皮膚炎の寛解維持における保湿剤の有用性の検討．日皮会誌 2007；117：1139-45.

4) 大谷真理子ほか．保湿剤の効果に及ぼす塗布量および塗布回数の検討．日皮会誌 2012；122：39-43.

5) 中村光裕ほか．保湿剤の至適外用方法の検討．皮膚の科学 2006；5：311-6.

6) Storm A, et al. A prospective study of patient adherence to topical treatments：95% of patients underdose. J Am Acad Dermatol 2008；59：975-80.

7) 工藤千秋ほか．保湿剤の塗布がリバスチグミン貼付剤の皮膚症状を軽減させる：皮膚欠乏症を伴う認知症患者に保湿剤を貼付1週間前から塗布する有用性の検討．日本早期認知症学会誌 2013；6：98-102.

8) 小松親義ほか．フランドルテープ貼付後の血中濃度―皮膚条件による影響．Therapeutic Research 1989；10：1008-9.

9) 大谷道輝ほか．基剤中に溶解している主薬濃度および皮膚透過性を指標としたステロイド外用剤の先発および後発医薬品の同等性評価．日皮会誌 2011；121：2257-64.

10) 野澤　茜ほか．ヘパリン類似物質含有製剤の先発医薬品と後発医薬品の評価．日皮会誌 2012；122：371-3.

11) Yonezawa A, et al. Effects of moisturizing skincare on skin barrier function and the prevention of skin problems in 3-month-old infants：A randomized controlled trial. J Dermatol 2018；45：24-30.

12) 岡田ルリ子ほか．温浴がもたらす皮膚生理機能への影響：角層水分量・水分蒸散量の見地から．愛媛県立医療技術大学紀要 2006；3：45-50.

13) Sunwoo Y, et al. Physiological and subjective responses to low relative humidity. J Physiol Anthrop 2006；25：7-14.

14) 阪井美樹ほか．温湿度が角層水分量に及ぼす影響．大阪市立大学生活科学部紀要 2000；48：1-6.

15) 藤田友香ほか．皮膚に及ぼす気象要素の影響―夏季・秋季について．地球環境研究 2008；10：49-67.

2.2

紫外線ケア

Q1. 太陽の紫外線がなぜ皮膚に悪いのですか？

A1.
① 太陽光に含まれる紫外線は，皮膚老化（光老化）を引き起こす．顔のシミ・シワの約80％は光老化によるものとされる．

② 光老化は紫外線の強さとそれに当たる時間にほぼ比例して起こる．強い紫外線に長く当たっているとシミ・シワができる．一方，ふだん紫外線を避けていても，たまに強い日焼けをすることで光老化は進む．

③ 深いシワは光老化でみられ，加齢による細かいちりめん状のシワとは異なる．

④ 日焼けを繰り返すことで光老化だけではなく，皮膚癌を生じる．皮膚癌の最大の原因は紫外線で，多くは日の当たる部位にできる．

⑤ スキンタイプにより紫外線感受性は異なり，日焼け（サンバーン）の起こし方も異なる．

⑥ 紫外線による光線過敏症が引き起こされることもある．

●光老化コンセンサスステートメント

日本香粧品学会みらい検討委員会では，2016年から開始された光老化啓発プロジェクトの後方支援の一環として，「皮膚の光老化とその予防に関するコンセンサスステートメント」を策定した[1]．これは2つのコンセンサスステートメント（医師・研究者向けと一般の方向け）から成り，1989年にアメリカ国立衛生研究所（National Institutes of Health：NIH）が発行した「紫外線の皮膚に及ぼす影響」のコンセンサスステートメントを基本骨格として参考にし，「太陽光，紫外線及び皮膚との関係」について，できる限りわかりやすい内容になるように，それまでに報告された論文や書籍などをもとに作成を行った[1]．その内容は，①皮膚の老化，②太陽光線，③紫外線の皮膚に対する作用，④紫外線感受性の影響因子，⑤紫外線防御，⑥結論と推奨を網羅的にまとめ，みらい検討委員会でも複数回意見交換を行い，まさにコンセンサスステートメントとよぶにふさわしいものとなっている．ぜひ参考にしていただきたい[*1]．

＊1
http://www.jcss.jp/
journal/consensus.
htmlから無料でダウンロード可能．

●2つの皮膚の老化（内因性老化と外因性老化）

皮膚老化には，内因性老化と外因性老化がある．内因性老化とは年齢によるものであり，外因性老化とは環境因子からくるもので，80％は太陽紫外線，さらに最近では，赤外線，喫煙や大気汚染が因子として考えられている[2,3]．

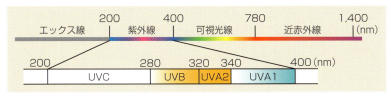

❶ 紫外線の種類と波長
紫外線にも種類があり，波長ごとにその生物学的作用は異なる．

長期間繰り返し太陽光線への曝露を受けた皮膚は黄色調となり，シミが増え，微細なシワや深いシワが増え，皮膚の光沢がなくなり，粗糙，乾燥してくる．このような皮膚の変化が光老化[*2]とよばれる．光老化は加齢による内因性老化とは質的に異なるものであるが，内因性老化の上に形成され，太陽光線への曝露時間，スキンタイプの違い，生活習慣（戸外の仕事，アウトドアスポーツを好む，など），生活地の緯度などによる影響を受ける．日本人は，白人に比べてシミができやすく，シワが少ないということが明らかとなっている[4]．

> **POINT**
> 光老化は紫外線という環境要因による老化なので，紫外線を防御すれば防ぐことができる．
>
> [*2]
> 光老化については，「2.3 光老化，光発癌予防のスキンケア」(p.37) を参照．

紫外線と赤外線

地上に届く太陽光線には，短波長側から紫外線B波（UVB：280〜320 nm），紫外線A波（UVA：320〜400 nm），可視光線（400〜780 nm），赤外線（780 nm〜1 mm）が含まれる（❶）．地上に到達する紫外線のほとんどはUVAであるが，UVBは少量でも生体への影響は大きい．

UVB：ultraviolet B
UVA：ultraviolet A

光発癌と紫外線波長

太陽光線を長期にわたり繰り返し浴び続けると，太陽光線への曝露部位に，皮膚癌である基底細胞癌や有棘細胞癌が発生する．これらの癌は太陽光線への曝露量が多い地域でより高頻度に発生し，有棘細胞癌については緯度が低く太陽光線が強くなるほど発生頻度がさらに上昇する．動物実験の結果からは，NMSCを誘発するうえでは，UVAに比べてUVBのほうが少量でも可能であるが，UVAもDNA損傷，紅斑，および有棘細胞癌を誘発することが知られている．

UVBは表皮から真皮上層までしか到達しないが，長波長（UVA）では真皮深層まで到達可能であり，赤外線領域になれば，さらに皮下脂肪織まで透過することが知られている．光は皮膚において反射，散乱，吸収されるので，透過する光の量は，皮膚の表面の性状，角層の厚さ，角層の水分含有量，ケラトヒアリン顆粒やメラニン顆粒の量などに左右される．紫外線は細胞のDNAに吸収され，直接・間接的にDNA損傷を起こし，主にsignature mutationを生じる．C→T転換が高頻度にみられる．

UVBは，UVCに比べDNAの吸収は少ないが，表皮の基底細胞層には届き，DNA損傷を引き起こす．シクロブタン型ピリミジンダイマー（CPD）や（6-4）

NMSC：non-melanoma skin cancer

CPD：cyclobutane pyrimidine dimer

2章　スキンケアの実際

光生成物などの DNA 損傷を生じる．UVA においては，UVA2 領域で大量の照射で紅斑反応を起こすため，UVA2 は生物学的には UVB に似ていると考えられている．UVA1 領域では，紅斑反応をほとんど起こすことなく色素沈着のみを生じる．長波長になるに従いエネルギーが弱くなるが，大量の照射ではむしろ活性酸素による傷害が生じ，8-ヒドロキシデオキシグアノシン（8-OHdG）[*3] という DNA 損傷を引き起こすので，UVA でも発癌や光老化に関与することが示唆されている[5]．UVB では表皮を含め皮膚の浅い部分に CPD 産生がみられるのに対して，UVA では真皮まで CPD 産生がみられる．

＊3
8-OHdG は遺伝子異常の指標．塩基の一種であるグアニンが酸化された状態を表す．

スキンタイプによる日焼けの違い

紫外線による傷害に対する感受性に影響を与える主要な因子には，人種差，皮膚の色などがある．6つのスキンタイプが定義され，白人のタイプ I は，常に赤くなり（日焼けするが），決して皮膚色が黒くならない．黒人が該当するタイプ VI は，常に皮膚色が黒く，決して赤くならない（日焼けしない）．多くの日本人はこの基準では，タイプ II〜IV に位置する．

紫外線による光線過敏症[*4]

＊4
光線過敏症については，「2.4 光線過敏症患者に対するスキンケア（遮光指導）」(p.55) を参照．

薬剤のなかには紫外線に対する感受性を高めてしまうものがあり，抗菌薬，降圧薬，免疫抑制薬，非ステロイド性抗炎症薬などの薬剤を経口投与すると紫外線に対する感受性が亢進してしまう場合がある（薬剤性光線過敏症）．そのほかにも，光線過敏症を惹起する外用薬および化学物質が多く存在する．

幼少期から紫外線に対して明らかな感受性を示す遺伝性光線過敏症があり，色素性乾皮症，ブルーム症候群，ロスムンド-トムソン症候群，ポルフィリン症，フェニルケトン尿症，異形成母斑症候群，および基底細胞母斑症候群などがある．また，後天的な疾患として，慢性光線性皮膚炎，多形日光疹，日光蕁麻疹，種痘様水疱症，エリテマトーデス，皮膚筋炎，そして播種性表在性光線性汗孔角化症などがあげられる．疾患や病態によって，引き起こす紫外線波長は異なる．

（森田明理）

■文献

1) 日本香粧品学会みらい検討委員会．皮膚の光老化とその予防に関するコンセンサス．香粧会誌 2017；41：237-45.

2) Flament F, et al. Effect of the sun on visible clinical signs of aging in Caucasian skin. Clin Cosmet Investig Dermatol 2013；6：221-32.

3) Vierkötter A, et al. Airborne particle exposure and extrinsic skin aging. J Invest Dermatol 2010；130：2719-26.

4) Perner D, et al. Association between sun-exposure, smoking behaviour and plasma antioxidant levels with the different manifestation of skin ageing signs between Japanese and German women—A pilot study. J Dermatol Sci 2011；62：138-40.

5) Tewari A, et al. UVA1 is skin deep：molecular and clinical implications. Photochem Photobiol Sci 2013；12：95-103.

Q2. どうやって紫外線を防げばよいですか？

A2. ① 紫外線防御は紫外線曝露をなるべく少なくする生活態度が基本となる．無用な日焼けや日焼けサロンの利用はやめ，紫外線情報を活用して，紫外線が強い時間帯の外出はできるだけ控える．
② 日傘，長袖など衣類による防御に加え，最後の砦としてサンスクリーン剤の使用をしっかり行う．
③ 一方，極端な紫外線防御の弊害もいわれ始めており，適正な考え方と実践を一般へ普及させることが大切である．

紫外線防御の目的

紫外線は皮膚に対して急性，慢性の傷害をもたらす[1]．海水浴などで急激に大量の紫外線を浴びれば，24時間以内に灼熱感を伴う紅斑，時に水疱が生じる（サンバーン）．また，サンバーンを繰り返したり，紅斑を生じない程度の紫外線でも慢性的に曝露されることにより，光老化や光発癌をもたらす．UVB（280〜320 nm）〜UVA2（320〜340 nm）領域の紫外線はピリミジンダイマーを主体としたDNA損傷を生じ，強い発癌作用をもつ．波長の長いUVA（320〜400 nm）も生体内に存在する分子に吸収されてそれを励起し，基底状態に戻る際に大量の活性酸素種や活性窒素種を発生させ，周辺の脂質，蛋白質，DNAなど細胞構成分子に酸化的傷害を与え光老化，発癌に関与する．光発癌は長期間を経て発症するため，長寿社会を迎えたわが国では，若いころからの紫外線防御が望まれる．高齢になっても健康な皮膚を維持するために，シミ（日光黒子），顔面などの深いシワ，たるみなど光老化も防止対象となる．

以上のことから，紫外線防御の目的の第一は，急性傷害（サンバーン）予防である．1 MED（最小紅斑量）を超える紫外線曝露で日焼けし，水疱を生じるようなサンバーンでは耐え難い灼熱感を生じ，DNA損傷も高度である．第二の目的は慢性曝露による傷害を防ぐことで，サンバーンを生じない程度（赤くならなくても）でも曝露を繰り返すことで生じ，光老化，皮膚癌が予防対象となる．とくに皮膚癌予防が本来の紫外線防御の目的であり，超高齢化社会で重要性が高まっている．一方，光老化予防は，高齢になっても美しさを保ちたいという，とくに女性からの要求が強い．目的によって必要な防御の程度が異なり，皮膚癌予防にはSPF17程度の日焼け止めを常用すればよいが[2]，光老化防止は徹底的な紫外線防御を必要とし，実はハードルが高い．あまりにも極端な紫外線防御は，逆に身体の健常性を損なう面もあることを考慮する必要がある．

> **POINT**
> 光老化や皮膚癌の予防は超高齢化社会では重要な課題である．

MED：minimal erythema dose

2章　スキンケアの実際

●紫外線曝露を減らす生活態度

　紫外線対策は，強い紫外線曝露を避ける生活態度が第一で，紫外線が強い地域，季節，時間を考慮して屋外活動を行う．最近はニュースで紫外線情報も流されており，それを参考にする．外出時には予想される紫外線強度に応じた物理的遮断（日傘，帽子，長袖，長ズボン，ラッシュガードなど）を行い，覆いきれない部分には日焼け止めを塗布する．欧米各国，癌関連学会などで紫外線防御の基本が示されている．

　日焼けサロンやスポーツジムでの人工日焼けは避ける．人工日焼けでは主にUVA光源が使われているが，安全にサンタンだけを得られることはなく，IARCではUVBのみならずUVAも発癌因子にあげている[3]．

IARC：International Agency for Research on Cancer 世界保健機関（WHO）の一機関．

　学校のプール授業でサンスクリーン剤の使用が制限されていることもあるようだが，サンスクリーン剤でプール水が汚れるというデータはない[4]．梅雨の合間や初夏では，紫外線強度がすでに強くなっているが，皮膚色は薄いままのため，思わぬサンバーンをきたすことがある．その点では春に運動会を行うのは望ましくない．夏を経て皮膚色が濃くなった秋に行うべきであろう．

●サンスクリーン剤の基礎知識

　サンスクリーン剤の有効成分として，紫外線吸収剤と散乱剤がある．吸収剤は概してUVBに対して効果が高く，散乱剤はUVAに対しても有効である[*5]．通常は両者を配合しているが，紫外線吸収剤による接触皮膚炎を懸念する消費者向けに，吸収剤未使用として散乱剤だけで作られている製品もある．実際には吸収剤による接触皮膚炎はきわめて少ないので，効果優先の場合は両者配合の製品を用いるのが望ましい．

＊5
過去にはUVBのみ遮断し，UVAは透過するサンスクリーン剤も売られていたが，UVAの皮膚傷害性が明らかになった現在，ほとんどの製品はUVB，UVAをともに遮断するwide spectrumのものになっている．

　小児は生後6か月までは経皮吸収の懸念からサンスクリーン剤の外用は勧められておらず，それ以降も強い紫外線曝露が予想されるときには，衣類，帽子，ラッシュガードなどを主体にサンバーンを生じないことを目標に防御する[5]．小児ではサンスクリーン剤を含む極度の紫外線防御はビタミンD欠乏の点から望ましくない．

　最近，抗酸化作用を有するシダ類植物の成分（*Polypodium leucotomos* extract）による"飲む日焼け止め"がネット上で喧伝されているが，ヒトにおける有効性は十分に確認されていない．将来的により有効な製品が期待されるものの，現状では曝露前に内服してもMED上昇はきわめてわずかで，SPF換算では「2」にも満たない[6]．サンバーンを生じる機序はDNA損傷が主体であるため，酸化的損傷を多少抑制する程度ではサンバーン反応は防ぎきれない．飲んでいるから大丈夫と過信して，かえって紫外線曝露量が増えるおそれがあり注意を要する．

●サンスクリーン剤の使用法

SPF：sun protection factor

　サンスクリーン剤のUVB（280～320 nm）防止力はSPF，UVA（320～400 nm）

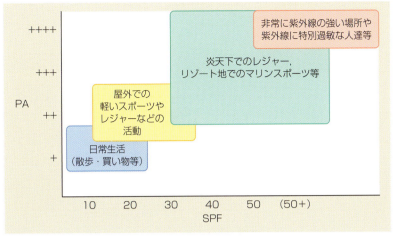

❷ 生活シーンに合わせた紫外線防御化粧品の選び方
予想される紫外線曝露状況により，適切な紫外線遮断能力（SPF，PA）をもつものを選ぶ．
（日本化粧品工業連合会編．紫外線防止用化粧品と紫外線防止効果より）

防止力はPAで表示されている．SPFは最大50＋，PAは＋＋＋である．サンスクリーン剤の選択に際しては使用者の皮膚の紫外線感受性（健常者か光線過敏症患者か），健常者であればphoto skin typeと，予想される紫外線曝露状況を勘案して，適切な紫外線遮断能力（SPF，PA）をもつものを選ぶ（❷）．一般的にSPFとPAはほぼ相関するため，SPFで選択すればよい．海水浴や日照の強い地域への旅行，スキー，登山など大量の紫外線曝露が予想される際は当然SPFの高いものを使う．

サンスクリーン剤の紫外線防止力の検定は$2\,mg/cm^2$，あるいは液状のものでは$2\,\mu g/cm^2$を塗布して行われているので，その量を塗布しない限り表示の防止力は得られない[*6]．しかし実際は，べたつきやムラを避けようとして薄くのばすため，$0.5〜1.5\,mg/cm^2$しか塗布していない．薄く塗った場合，効果は表示の20〜50％に低下する[7]．塗布量と効果の関連は明確ではなく，線形，指数関数的など諸説あるが，その理由は不明である．したがってサンスクリーン剤の確実な塗布法として，二度塗りが推奨されている[8]．発汗，擦れ，光劣化などで効果が減弱するため，少なくとも2〜3時間ごとの塗りなおし，追加塗布が推奨されている．海水浴，プールでは耐水性のあるもの（water proof）が望ましいが，表示法は未確定である．塗布にあたっては，顔面，項部，頸部，前胸部，手背，前腕など衣類でカバーできない部分に均一に塗布することが大切である．耳輪は日光角化症が生じやすい部であるが，忘れられやすいので注意する．

●サンスクリーン剤の有効性[7]

急性反応であるサンバーンについては，当然規定量のサンスクリーン剤を塗

PA：protection grade of UVA

[*6] 成人の体表面積は約$1.6\,m^2$（約1畳）あり，規定量を全身に塗布すると約30g必要となる．

POINT
サンスクリーン剤についての正しい知識をもち，生活シーンに合わせた選択と，適切な塗布法の普及が望まれる．

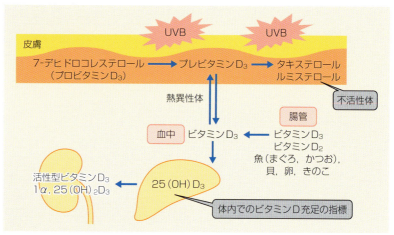

❸ ビタミン D の合成と活性化
皮膚において UVB の働きで 7-デヒドロコレステロールからプレビタミン D_3 が生成され，熱異性体化でビタミン D_3 となる．血中に入り腸管から吸収されたビタミン D とともに肝臓で水酸化され 25(OH) ビタミン D_3 となり，さらに腎臓で水酸化され $1\alpha,25(OH)_2$ ビタミン D_3 になり作用を発揮する．

布すれば所定の防止効果が得られる．一方，光老化の予防では長期にわたる間断のない使用が必要となる．継続的かつ徹底した防御を行えば光老化の予防ならびに既存の変化の改善が得られるが[9-11]，現実の生活ではかなりハードルが高い．サンスクリーン剤本来の目的である皮膚癌予防に関しては癌種により差があり，疫学的研究で日光角化症[12]，有棘細胞癌[13]，メラノーマ[14]の発生を有意に抑制したが，基底細胞癌は抑制できなかった[13]．

●紫外線とビタミン D

紫外線は「百害あって一利のみ」といわれるが，その一利がビタミン D 生合成である[*7]．ビタミン D 不足は骨代謝に悪影響を与え，著しい不足が続けば小児ではくる病，O 脚，X 脚といった骨変形が生じ，低カルシウム血症による痙攣・テタニー，歩行開始など発達の遅延，骨折，成長障害なども生じる．成人では骨軟化症を惹起し，骨折や転倒リスクにもかかわる．最近，ビタミン D 欠乏の骨以外への影響も取り上げられ，癌，神経疾患，感染症，自己免疫疾患，心血管系疾患などの発症リスクが高まるとの疫学調査結果もある．しかし，現在のところビタミン D 欠乏の骨代謝以外への影響については，結果が一定しない，あるいは結論が出ていない状況である[15]．

ビタミン D の合成と活性化

皮膚において UVB の働きで 7-デヒドロコレステロールからプレビタミン D_3 が生成される（❸）．この変換は紅斑量以下の UVB 照射で最も進み，それ以上曝露されてもプレビタミン D_3 の生成は増加せず，むしろ生物学的に不活性の物質への転換を促進する．プレビタミン D_3 から熱異性体化でビタミン D_3

[*7] ビタミン D は腸管でのカルシウムの再吸収と骨への沈着を促し，骨の成長・維持に重要である．

が生成されるが，この物質は紫外線に弱く，循環中に取り込まれず皮膚に残存した分はさらなる紫外線曝露で破壊される．循環中に入ったプレビタミン D_3 は肝臓で水酸化され 25（OH）ビタミン D_3 となる．これには生理的活性はないが，体内でビタミン D_3 が充足されているかの指標となる．25（OH）ビタミン D_3 はさらに腎臓で水酸化され生物学的活性をもつ $1\alpha,25$（OH）$_2$ ビタミン D_3 になり作用を発揮する．

ビタミン D 生合成と紫外線傷害の作用波長はそのピークが一致している．紫外線曝露によるビタミン D 生合成には一定の限界がある一方，DNA 損傷などの傷害作用は紫外線曝露量に比例して増大することが問題である．紫外線によるビタミン D 生合成に関与する因子として，高度（標高），緯度，日照時間，気象条件，皮膚色，加齢，紫外線防御対策（サンスクリーン，衣服など），宗教的・文化的慣習などがあげられる．

ビタミン D の摂取基準

ビタミン D は経口摂取でも補充でき，ビタミン D の摂取基準が各国から提案されている．『日本人の食事摂取基準（2015 年版）』[16] では成人に対するビタミン D の目安量は 5.5 μg/日，『骨粗鬆症の予防と治療ガイドライン 2015 年版』[17] では 10〜20 μg/日とされている．アメリカ・カナダの摂取基準における推奨量は 70 歳以下に対して 15 μg/日，71 歳以上に対して 20 μg/日[18] である．概して骨粗鬆症予防に関しては摂取基準が高い．

ビタミン D を保つために必要な紫外線曝露量

環境省による『紫外線環境保健指導マニュアル 2015』[21] においては，ビタミン D レベルを保つための推奨日光曝露量について，必要ビタミン D を 1 日 400〜1,000 単位（10〜25 μg）とした場合，「地域（住所）や季節，時刻，天候，服装，皮膚色（スキンタイプ）など多くの要因で左右されるため，一律に「○○分」と表現することはできません．「○○分」はあくまでも目安で，地域や季節，時刻などで判断することが必要です．これらを踏まえた上で，400 単位（10 μg）のビタミン D を産生するのに必要な時間を計算してみると，標準的な日本人（スキンタイプ III）が，皮膚の 25%（概ね，両腕と顔に相当）を日焼け止めをせずに露出して，東京都心で 8 月 1 日の昼ごろ，雲が少しある晴れた日に外出するとして 3 分間．同様に 1 月 1 日の昼ごろに 12%（顔と手程度に相当）を露出して外出すると約 50 分などと計算されます．」としている．

日々必要とされるビタミン D 摂取量（10 μg，400 IU）を紫外線曝露のみで得るための試算として，露出部が 600 cm^2（ほぼ A4 用紙サイズ，両手の甲と顔を水平に置く）では，1/3 MED の曝露，露出部が 1,200 cm^2 では，1/6 MED の曝露が必要とされる．平均的日本人の MED は 300 J/m^2（30 mJ/cm^2）として，UVIndex が 1 のときで 3.33 時間，8 で 0.42 時間（約 25 分）とされる[19]．これらの推奨値は経口摂取なしでほとんど紫外線を浴びない状況として設定さ

れていることに留意する必要がある. アメリカ皮膚科学会のステートメントでは[20], 発癌のリスクなしに安全にビタミンD産生を行う科学的に検証された日光曝露量はないとしている.「どこまで日焼けしてよいのか?」という問いに明確な答えを出せない大きな理由である.

基本的にはビタミンD不足を懸念して, あえて紫外線曝露(日光浴)を行う必要はなく, ビタミンD補給は食事やサプリメントからも可能である. 通常行われている程度のサンスクリーン剤などによる紫外線防御であれば, 血中活性型ビタミンD_3は十分保たれる. しかしながら, 色素性乾皮症患者, とくにA群では厳格な紫外線防御が長期間行われるため, ビタミンD欠乏が生じる[22].

● 小児のビタミンD欠乏の実際

最近, 小児のビタミンD欠乏に起因するくる病, カルシウム不足による痙攣・テタニーなどの報告が小児科領域で増えている[23]. Yorifujiら[24]は健常新生児における頭蓋癆発生を調査し, その発生には明らかな季節変動があり, 4〜5月出生の児に最も頻度が高く, 11月出生の児で最も低頻度であったと報告した. その原因として在胎中の日照時間の多寡がビタミンD欠乏状態と関連すると推察した. さらに母乳栄養児は人工・混合栄養児と比べ生後のビタミンD欠乏状態が持続することもわかった. 母乳はもともとビタミンD含量が少なく, それに加えて母親の過剰な紫外線防御が潜在的なビタミンD欠乏症の要因となっていることが示唆された. 日照時間が短い高緯度地域ではさらにビタミンD欠乏が生じやすい[23].

現在, わが国におけるくる病再興の要因として, 母乳栄養率の増加, ビタミンD補給不足, 母親の菜食主義, アレルギー・ダイエットなどによる食事内容の問題と, 紫外線を極度に忌避する傾向などがあげられる. わが国のビタミンD摂取源のほとんどは強化食品を含まない一般的な食品であり, 十分に摂取されているとはいえない. 皮膚色の濃い日本人では, とくに日照の少ない地域, 季節では不足しやすい. 小児のビタミンD欠乏を予防するには, 完全母乳の場合, 妊婦のときから過剰な紫外線防御は控え, ビタミンDを含む食品の摂取と, 日照時間の少ない地域では必要に応じてビタミンDサプリメントの摂取を考慮する.

● 紫外線防御のあるべき姿

紫外線は皮膚に急性, 慢性のさまざまな傷害をもたらすので, 過剰な曝露は避け, 適切に防御すべき点に異論はない. 一方, ビタミンD生合成の点からは過剰な防御はかえって健康を損ねることも解明されつつある. ではビタミンD不足を補うために積極的に紫外線を浴びたほうがよいのかという点については, 一般的な紫外線防御ではサンスクリーン剤の塗布も十分になされているわけではなく, 日常生活で顔面, 手背などでやむをえず浴びてしまう程度の紫外

POINT
小児のビタミンD不足の要因として, 妊婦の栄養不足, 過剰な紫外線防御があげられる.

POINT
ビタミンDは経口的にも補充可能なので, 紫外線の過剰な曝露は避け, 適切に防御する.

線量でビタミンＤ生合成は十分とされる．ビタミンＤは経口的にも補充可能であるため，食物や適切なサプリメントで安全に摂取可能である．ビタミンＤはUVBの紅斑量以下で産生され，過剰に紫外線曝露を受けても破壊され，一定レベル以上にならないようコントロールされている．ビタミンＤ不足を懸念するあまり日光浴を推奨する理由はない．これまでに述べたfactsを知ったうえで，ちょうどいい（Goldilocks[8]）太陽とのつき合い方[25]）を考える必要がある．

（上出良一）

＊8
童話「三匹のくま(Goldilocks and the Three Bears)」から由来し，「ほどよい加減の状態」を表すときに使われる．

■文献

1) 上出良一．光老化の臨床とメカニズム　光老化のメカニズムと臨床．医学のあゆみ 2014；248：571-6.

2) Thompson SC, et al. Reduction of solar keratoses by regular sunscreen use. N Engl J Med 1993；329：1147-51.

3) https://monographs.iarc.fr/list-of-classifications-volumes/　にて ultraviolet で検索（2019年4月）

4) 佐々木りか子ほか．サンスクリーン使用時の小学校プール水の水質調査―サンスクリーンはプール水を汚染しない―．日臨皮会誌 2008；25：554-60.

5) American Academy of Pediatrics. Etzel RA, Balk SJ, eds. Pediatric Environmental Health. 2nd ed. American Academy of Pediatrics；2003.

6) Kohli I, et al. The impact of oral Polypodium leucotomos extract on ultraviolet B response：A human clinical study. J Am Acad Dermatol 2017；77：33-41.e1.

7) Young AR, et al. Ultraviolet radiation and the skin：Photobiology and sunscreen photoprotection. J Am Acad Dermatol 2017；76：S100-9.

8) Teramura T, et al. Relationship between sun-protection factor and application thickness in high-performance sunscreen：double application of sunscreen is recommended. Clin Exp Dermatol 2012；37：904-8.

9) Kligman LH. Preventing, delaying, and repairing photoaged skin. Cutis 1988；41：419-20.

10) Boyd AS, et al. The effects of chronic sunscreen use on the histologic changes of dermatoheliosis. J Am Acad Dermatol 1995；33：941-6.

11) Hughes MC, et al. Sunscreen and prevention of skin aging：a randomized trial. Ann Intern Med 2013；158：781-90.

12) Darlington S, et al. A randomized controlled trial to assess sunscreen application and beta carotene supplementation in the prevention of solar keratoses. Arch Dermatol 2003；139：451-5.

13) van der Pols JC, et al. Prolonged prevention of squamous cell carcinoma of the skin by regular sunscreen use. Epidemiol Biomarkers Prev 2006；15：2546-8.

14) Green AC, et al. Reduced melanoma after regular sunscreen use：randomized trial follow-up. J Clin Oncol 2011；29：257-63.

15) Autier P, et al. Effect of vitamin D supplementation on non-skeletal disorders：a systematic review of meta-analyses and randomised trials. Lancet Diabetes Endocrinol 2017；5：986-1004.

16) 日本人の食事摂取基準（2015年版）の概要．https://www.mhlw.go.jp/file/04-Houdouhappyou-10904750-Kenkoukyoku-Gantaisakukenkouzoushinka/0000041955.pdf

17) 骨粗鬆症の予防と治療ガイドライン作成委員会編．骨粗鬆症の予防と治療ガイドライン 2015年版．http://www.josteo.com/ja/guideline/doc/15_1.pdf

18) Ross AC, et al. The 2011 report on dietary reference intakes for calcium and vitamin D from the Institute of Medicine：what clinicians need to know. J Clin Endocrinol Metab 2011；96：53-8.

19) Miyauchi M, Nakajima H. Determining an Effective UV Radiation Exposure Time for Vitamin D Synthesis in the Skin Without Risk to Health：Simplified Estimations from UV Observations. Photochem Photobiol 2016；92：863-9.（本論文は2017年の本雑誌掲載論文中ダウンロード数トップ20に入っている）

20）American Academy of Dermatology. Position Statement on Vitamin D. https://www.aad.org/Forms/Policies/Uploads/PS/PS-Vitamin D Postition Statement.pdf

21）環境省. 紫外線環境保健マニュアル 2015. 平成 27 年 3 月更新. https://www.env.go.jp/chemi/matsigaisen2015/full.pdf

22）桑原晶子ほか. A群色素性乾皮症（XP-A）患者におけるビタミン D 栄養状態の検討. Osteoporosis Japan 2014；22 Suppl.1：288.

23）森　俊彦ほか. 当院で経験したビタミン D 欠乏症 32 例の臨床的検討. 小児科臨床 2015；68：1415-23.

24）Yorifuji J, et al. Craniotabes in normal newborns：the earliest sign of subclinical vitamin D deficiency. J Clin Endocrinol Metab 2008；93：1784-8.

25）McKenzie RL, et al. UV radiation：balancing risks and benefits. Photochem Photobiol 2009；85：88-98.

COLUMN

M式サンスクリーン塗布法

　M式（宮地式）サンスクリーン塗布法（❶）は，サンスクリーンを手のひらでなく手の甲で塗布しようという奇抜なアイディアであるが，いくつかの合理的な根拠がある．

　一つには手のひらで塗るとべとつく，洗っても落ちにくいなどの理由で，とくに男性は塗布そのものを忌避しがちである．しかも塗布後，手掌には約40％のサンスクリーンが残存し，それを洗うことで手掌のみでなく手背のサンスクリーンまでもが無駄に流失するというデータがあることである．

　二つ目に，❷の実験のように手背で塗布しても慣れれば十分まんべんなく塗布が可能であること，手掌には無駄なサンスクリーンが残らず，露光部皮膚である手背のサンスクリーンは

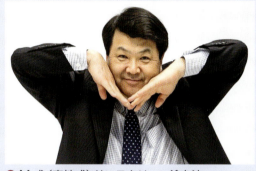

❶ M式（宮地式）サンスクリーン塗布法
サンスクリーンを手のひらではなく手の甲で塗布する方法．

 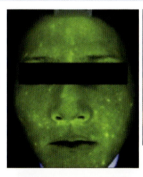 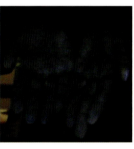

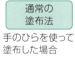 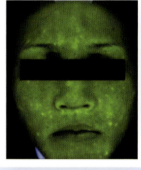 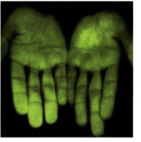

❷ 手の甲を使った場合（M式塗布法）と手のひらを使った場合（通常法）の比較
（特定非営利活動法人 皮膚の健康研究機構　光老化啓発プロジェクト委員会．M式塗布法～サンスクリーンの効果的な塗り方～．https://www.hikari-rouka.org/m-method/[1] より）

そのまま機能を発揮することがあげられる。ちなみにこの手法は高齢者などが背面に外用薬を塗布する際にも有用である。具体的な塗り方はウェブの動画サイトで閲覧可能である[1]。

　もう一つのサンスクリーン塗布のピットフォールは，十分な塗布量が担保されていない点である。表示のSPFに相当する遮光効果を得るためは$2\,mg/cm^2$を塗布する必要があるが，実際は規定量の約半分程度（$1\,mg/cm^2$）しか塗布されていないため実際の遮光効果はほぼ半減していることが判明している[2]。したがってユーザーにはSPF30程度の製品を塗布してSPF15程度の効果を期待するか，SPF15程度のサンスクリーンを二度塗りして$2\,mg/cm^2$を担保し，表示どおりの効果を得るかを説明して塗布指導を行うべきである。

（宮地良樹）

■文献

1) 特定非営利活動法人 皮膚の健康研究機構　光老化啓発プロジェクト委員会. M式塗布法〜サンスクリーンの効果的な塗り方〜. https://www.hikari-rouka.org/m-method/

2) Teramura T, et al. Relationship between sun-protection factor and application thickness in high-performance sunscreen：double application of sunscreen is recommended. Clin Exp Dermatol 2012；37：904-8.

2.3

光老化，光発癌予防のスキンケア

Q1. 光老化とは何ですか？

A1.
① 皮膚の老化には内因性老化と外因性老化とがある．外因性老化のうち，慢性に紫外線に曝露されることによって生じるものを「光老化」という．
② 光老化皮膚は顔面・項部・手背にみられ，シミ（老人性色素斑，日光黒子），シワ，たるみが増加する．日光角化症などの前癌病変，有棘細胞癌・基底細胞癌・悪性黒色腫などの皮膚癌を合併する．
③ 病理組織学的には表皮肥厚，メラノサイトの数や異型性の増加，表皮メラニン量の増加がみられる．真皮内に変性した弾性線維が増加し均一な染色性を示した日光弾性線維症がみられる．真皮の膠原線維や細胞外基質の変性や減少がみられる．

● 光老化とは？

皮膚の老化は，内因性老化（intrinsic aging）と外因性老化（extrinsic aging）に分けられる．内因性老化は chronological aging ともいい，主として遺伝的にプログラムされた老化である．一方，外因性老化は内因性老化に紫外線障害，環境汚染，厳しい気候，喫煙などの外的要因が加わったものである．紫外線障害による外因性老化を光老化（photoaging）[*1] という．

● 光老化の臨床症状と組織所見

臨床症状としては慢性的に紫外線（UV）に曝露される顔面・項部・手背にみられる変化である．皮膚は黄褐色調で，シミ（老人性色素斑，日光黒子）が増加する．表面が粗糙で血管拡張を伴い，厚く硬い皮膚となり，弾力性を失い，シワやたるみが増加しかつ深くなる（❶）[1,2]．脂漏性角化症などの良性腫瘍，日光角化症などの前癌病変，有棘細胞癌・基底細胞癌・悪性黒色腫などの皮膚癌を合併する．

病理組織学的には表皮肥厚がみられ，色素細胞（メラノサイト）の数や異型性の増加，表皮メラニン量の増加がみられる．表皮内ランゲルハンス細胞の減少も認められる．真皮内には変性した弾性線維が増加し均一な染色性を示す（❷）．これを日光弾性線維症（solar elastosis）[*2] といい，この変化は光老化に特徴的である[2]．

真皮の膠原線維や細胞外基質の変性や減少がみられる[2]．またⅠ型やⅢ型

> [*1]
> 光老化は19世紀にpremature agingといわれたのに始まる．1983年にFitzpatrickが皮膚（derma）と太陽の神（Helios）からdermato-heliosisという言葉を提唱した．1986年にはKligman＆Kligmanがphotoagingと定義し，以後これが一般的になっている．

UV：ultraviolet light

*2
日光弾性線維症では，エラスチン（elastin），フィブリリン（fibrillin），バーシカン（versican）などから成る異常な弾性線維の組織が蓄積している．そのほか日光弾性線維症では，弾性線維の中心のエラスチンのコアを構成しているトロポエラスチン（tropoelastin），弾性線維に強く結合している2つの補体阻害物質である崩壊促進因子（decay-accelerating factor）や血清アミロイドPが増加する．

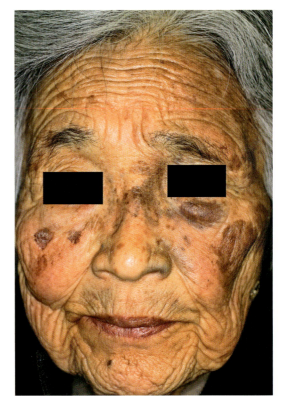

❶ 光老化皮膚の臨床像
87歳，女性．皮膚は黄褐色で，シミが増加する．厚く硬い皮膚となり，弾力性を失い，シワやたるみが増加しかつ深くなる．
（川田　暁．Geriatric Medicine 2016[2]より）

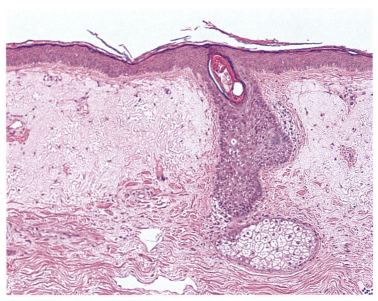

❷ 日光弾性線維症の病理組織像
真皮内に変性した弾性線維が増加し，均一な染色性を示す．
ヘマトキシリン-エオシン染色，×100．

のプロコラーゲンの変性と減少もみられる．真皮間質成分のプロテオグリカン
やグリコサミノグリカンは増加する[2]．

(川田　暁)

■文献

1) 川田　暁. 光老化（しみ，皺）はなぜ起こる？　宮地良樹，北　徹編. 高齢者の皮膚トラブル
FAQ. 診断と治療社；2011. p.11-3.
2) 川田　暁. 皮膚の加齢要因（1）：紫外線による光老化. Geriatric Medicine 2016；54：961-3.

Q2. 光老化のメカニズムはどのようなものですか？

A2. ① 日光弾性線維症ではエラスチン蛋白の合成が促進している．エラスチンにその
インヒビターであるエラフィンが結合し，エラスチンが糖化したりラセミ化し
ているため，その分解酵素であるエラスターゼによる分解を受けにくい．した
がって異常なエラスチンが蓄積している．
② 紫外線の反復照射によって角化細胞や線維芽細胞の核内でシグナル伝達が活性
化する．その結果，コラーゲンの分解酵素である MMP の活性化が起こり，膠
原線維や細胞外基質が破壊される．これらの破壊による変性を繰り返し，修復
が不完全となり膠原線維の変性や減少がみられる．

●日光弾性線維症

　日光弾性線維症ではエラスチンとフィブリリンの mRNA の強い増加がみら
れる．したがってエラスチン蛋白の合成が促進していることを意味している．
これは，ヒトエラスチンプロモーターの下流にクロラムフェニコールアセチル
トランスフェラーゼ受容体遺伝子をつないでトランスジェニックマウスを作製
した研究によって裏づけられている[1]．すなわち，UVB によって *in vivo* と *in
vitro* で，UVA によって *in vivo* でそれぞれエラスチンプロモーター活性が上
昇することによって確認された．SPF の高いサンスクリーン剤ほどこの活性
をより強く抑制した．また Takeuchi ら[2]は PUVA の照射によってもエラスチ
ンプロモーター活性が上昇し，UVB と UVA に有効なサンスクリーン剤の使
用によってその活性の上昇を阻害できたと報告している．

　また日光弾性線維症においては，①エラスチンにそのインヒビターであるエ
ラフィンが結合している[3]，②エラスチンが糖化している[4,5]，③エラスチンが
ラセミ化している[3]，ことからエラスターゼによる分解を受けにくいとされて
いる（**3**）．

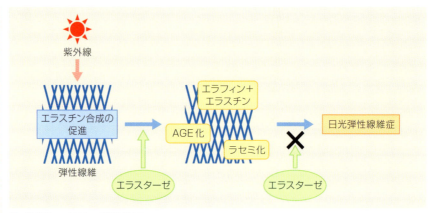

❸ 光老化における弾性線維
日光弾性線維症では，①エラスチンにそのインヒビターであるエラフィンが結合している，②エラスチンが糖化している，③エラスチンがラセミ化している，ことからエラスターゼによる分解を受けにくいとされている．

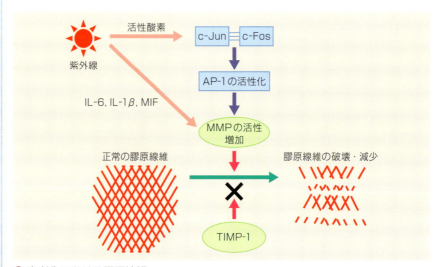

❹ 光老化における膠原線維
光老化皮膚では，活性酸素によるAP-1の活性化，IL-6，IL-1β，MIFなどによりMMPが活性化する．その結果，膠原線維の破壊・減少がみられる．

膠原線維の変化

　膠原線維は紫外線の反復照射によって変性を繰り返し，修復が不完全となり膠原線維の変性や減少がみられる[6]．光老化皮膚においては，紫外線照射によって線維芽細胞の核内でMAPキナーゼのシグナル伝達が活性化する．すなわち，GTP結合制御蛋白であるRacが紫外線によって活性化され，NADPHオキシダーゼを刺激し，その結果スーパーオキシドと過酸化水素が増加する．そして，ERK，JNK，p38の3つのMAPキナーゼがスレオニンとセリンのリン酸化によって活性化する．次いで転写因子のc-Junとc-Fosが発現し，これらがヘテロダイマー化し，さらに転写因子のAP-1が活性化し，その結果，マトリックスメタロプロテアーゼ（MMP）の活性化が起こる．またMMP-1産

MMP：matrix metallo-proteinase

生においては活性酸素以外にも IL-6, IL-1β, マクロファージ遊走阻止因子（MIF）の関与が重要とされている[7]. MMP のインヒビターである組織メタロプロテアーゼ阻害因子（TIMP）-1 の mRNA と蛋白の発現が誘導される. しかし, プロテアーゼインヒビターのアンバランスが生じ, その結果 MMP によって膠原線維（I 型コラーゲン）と細胞外基質の破壊が進む（**❹**）.

（川田　曉）

MIF：macrophage migration factor

TIMP：tissue inhibitor of metalloproteinase

■文献

1) Bernstein EF, et al. Ultraviolet radiation activates the human elastin promoter in transgenic mice：a novel *in vivo* and *in vitro* model of cutaneous photoaging. J Invest Dermatol 1995；105：269-73.
2) Takeuchi T, et al. A novel *in vivo* model for evaluating agents that protect against ultraviolet A-induced photoaging. J Invest Dermatol 1998；110：343-7.
3) 多島新吾. 光老化と皮膚変化. アンチエイジング医学 2009；5：238-42.
4) Yoshinaga E, et al. *Nε*-(carboxymethyl) lysine modification of elastin alters its biological properties：implications for the accumulation of abnormal elastic fibers in actinic elastosis. J Invest Dermatol 2012；132：315-23.
5) 多島新吾. AGEs と皮膚疾患. アンチエイジング医学 2012；8：35-41.
6) Fisher GJ, et al. Pathophysiology of premature skin aging induced by ultraviolet light. N Engl J Med 1997；337：1419-28.
7) 清水忠道. 真皮の光老化の分子メカニズム. 医学のあゆみ 2014；248：587-91.

Q3. 光老化によるシミはどういうものですか？

A3. ① 光老化によるシミとしては老人性色素斑と雀卵斑の一部がある. シミの部分では, 色素細胞の数の増加, チロシナーゼ活性の増加, メラニン排泄の抑制, 角化細胞へのメラニン転送の増加がみられる.
② 老人性色素斑は日光黒子ともよばれる. 中高年の顔面・手背・前腕伸側にみられる, 比較的境界明瞭な, 大小さまざまな褐色色素斑である.

●シミとは？

　シミは, 主に顔面に生じる褐色〜黒色の色素斑の総称として使用されている. 顔面の色素斑としては, 老人性色素斑, 雀卵斑, 肝斑, 炎症後色素沈着, 扁平母斑, 太田母斑などがある. しかし, 光老化によるシミといえるのは老人性色素斑と雀卵斑の一部だけである.

　シミの部分では, 色素細胞（メラノサイト）の数の増加, チロシナーゼ活性の増加, メラニン排泄の抑制, 角化細胞（ケラチノサイト）へのメラニン転送の増加がみられる.

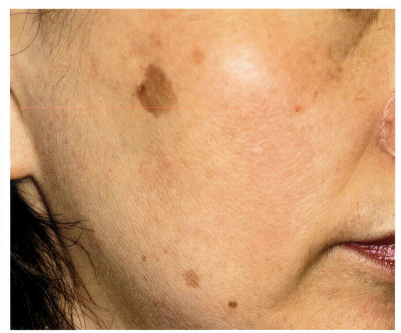

❺ 老人性色素斑の臨床像
比較的境界明瞭な褐色色素斑.

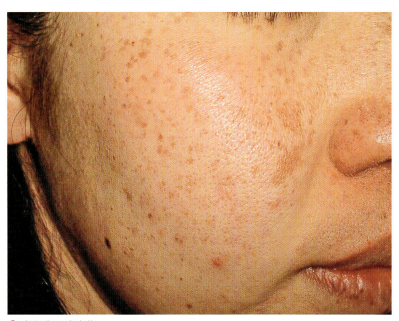

❻ 雀卵斑の臨床像
小型のものが雀卵斑,大型の色素斑は老人性色素斑.

●老人性色素斑とは？

　日光黒子（solar lentigo）ともよばれる．中高年の顔面・手背・前腕伸側にみられる，比較的境界明瞭な褐色色素斑である（❺）．大きさは大小さまざまである．老人性色素斑の局面上に脂漏性角化症や尋常性疣贅が発症する．雀卵斑

2.3 光老化，光発癌予防のスキンケア

（❻）は小児・思春期に発症し，大きさや形が比較的均一である．

老人性色素斑の治療はレーザー（Qスイッチルビーレーザー，Qスイッチアレキサンドライトレーザー）やIPL（intense pulsed light）などの光治療が有効である．

> **POINT**
> 老人性色素斑の治療は，レーザーやIPLなどの光治療が有効．

（川田　暁）

Q4. 光老化によるシミにはどのようなケアがよいですか？

A4.
① 光老化によるシミ（老人性色素斑や雀卵斑）のケアとしては美白化粧品の使用が望ましい．医師が限定的に使用しているハイドロキノン製剤は「化粧品」に含まれるが，副作用も多いため日常のケアには不適切である．
② 主な美白成分には，甘草エキス（グラブリジン），ビタミンC（アスコルビン酸），トラネキサム酸，アルブチンなどがある．
③ 美白化粧品は刺激感，接触皮膚炎，色素沈着などの副作用を生じなければ，継続的に使用してもよいと思われる．同時に紫外線防御を行うことが重要である．

●美白化粧品とは？

光老化によるシミである老人性色素斑や雀卵斑のケアとしては美白化粧品[1,2]の使用が考えられる．化粧品に「美白」と明記されているものは，医薬品医療機器等法上「医薬部外品」であり，かつ許可された美白成分が許可された量で配合されている[3]．一方，医師が限定的に使用しているハイドロキノン製剤は「化粧品」として扱われている．しかしハイドロキノン製剤は効果が高いが副作用も多く[4]日常のケアには不適切であり，使用すべきではない．

> **POINT**
> 光老化によるシミのケアには，美白化粧品の使用が望ましい．

●美白成分

主な美白成分を❼に示した．作用機序としては，色素細胞（メラノサイト）の直接抑制，チロシナーゼ活性阻害によるメラニン合成抑制，エンドセリン活性の抑制，メラニン排泄の促進，角化細胞（ケラチノサイト）へのメラニン転送抑制などがある．

●使用方法

ハイドロキノン製剤は前述したように日常のケアには不適切である．ロドデノール配合製品は皮膚障害の発生により，販売中止となった[*3]．それ以外の成分の配合化粧品を使用することになる．刺激感，接触皮膚炎，色素沈着などの副作用が生じなければ，ある程度継続的に使用してもよいと思われる．同時に紫外線防御を行うことが重要である．また，効果は限定的であることを患者に

> **＊3**
> 2013年に白斑をきたした症例が相次ぎ，社会問題となった．

43

2章　スキンケアの実際

❼ 主な美白成分とメカニズム

美白成分	メカニズム
ハイドロキノン	メラノサイトへの直接抑制，チロシナーゼ阻害
甘草エキス（グラブリジン）	チロシナーゼ阻害
アスコルビン酸	チロシナーゼ阻害，活性酸素抑制
トラネキサム酸	抗プラスミン作用を介したメラニン産生抑制，プロスタグランジン産生抑制による抗炎症作用
トレチノイン	チロシナーゼの誘導抑制，メラニン排泄の促進
アゼライン酸	チロシナーゼ阻害，活性酸素抑制
コウジ酸	チロシナーゼ阻害
アルブチン	チロシナーゼ阻害
ルシノール	チロシナーゼ阻害
カモミラ ET	エンドセリン-I によるメラノサイトの増殖・活性化を抑制
エラグ酸	チロシナーゼ阻害
ロドデノール（販売中止）	チロシナーゼ阻害，チロシナーゼの分解促進

（川田　暁．美白治療の最前線．宮地良樹編．WHAT'S NEW in 皮膚科学 2014-2015．メディカルレビュー社；2014．p.156-7[3] より）

説明する．

（川田　暁）

■ 文献

1) 川田　暁．美白治療．上出良一編．匠に学ぶ皮膚科外用療法─古きを生かす，再診を使う─．全日本病院出版会；2012．p.122-6.
2) 川田　暁．美白外用剤．BEAUTY 2018；1：78-84.
3) 川田　暁．美白治療の最前線．宮地良樹編．WHAT'S NEW in 皮膚科学 2014-2015．メディカルレビュー社；2014．p.156-7.
4) 川田　暁．ハイドロキノンの再評価．Aesthet Dermatol 2015；25：79-83.

Q5. 光老化によるシワはどういうものですか？

A5. 目尻，下眼瞼，口囲，頬部のシワである．

●光老化によるシワとは？

*4
「Q1. 光老化とは何ですか？」の❶（p.38）を参照．

　顔面のなかでも紫外線に曝露されやすい目尻，下眼瞼，口囲，頬部のシワである．初期には浅いが，加齢や露光とともに深いシワが形成される*4．シワの客観的評価としては，日本では日本香粧品学会のもの[1]が，欧米ではFitzpatrick のもの[2]があり，ともに抗シワ化粧品の評価に用いられている．

　シワの治療としては，レーザー，近赤外線，ラジオ波などの光治療，ボトッ

クス®注射，フィラー注射，外科的手術などが有効である．

（川田　暁）

■ 文献

1) 日本香粧品学会化粧品機能評価法検討委員会．新規効能取得のための抗シワ製品評価ガイドライン．香粧会誌 2006；30：316-22.
2) Fitzpatrick RE, et al. Pulsed carbon dioxide laser resurfacing of photo-aged facial skin. Arch Dermatol 1996；13：395-402.

Q6. 光老化によるシワにはどのようなケアがよいですか？

A6. ① 副作用の少ない抗シワ化粧品の使用が望ましい．
② 有効成分としては，トレチノインやレチノールなどの細胞調節物質，ナイアシンアミドやビタミンCなどの抗酸化剤，ニールワンなどの好中球エラスターゼ阻害剤などがある．

● 抗シワ化粧品とは？

　シワの日常ケアとしては，効果は弱いが副作用の少ない抗シワ化粧品の使用が望ましい．有効成分としては，トレチノインやレチノールなどの細胞調節物質と，ナイアシンアミドやビタミンCなどの抗酸化剤に大別される（❽）[1]．2016年に医薬部外品の新規効能として「シワを改善する」が承認された[2]．それを受け2017年に2製品*5が上市された．うち1製品は，好中球エラスターゼの阻害剤である新規成分のニールワン（NEI-L1®）[3]を配合しており，もう1つの製品はレチノールを配合している．

*5
ポーラのリンクルショット メディカル セラムと資生堂のエリクシール シュペリエル エンリッチド リンクルクリーム．

❽ 抗シワ効果をもつ主な成分

細胞制御物質	抗酸化物質
1. ビタミンAおよびその誘導体 　トレチノイン 　レチノール 　パルミチン酸レチノール 　レチナールデヒド 　レチノイン酸レチノール 2. ペプチド 　シグナルペプチド（KTTKS） 　輸送ペプチド（銅ペプチド） 3. 成長因子 　上皮細胞成長因子（EGF） 4. カルノシン 5. 好中球エラスターゼ阻害剤	ナイアシンアミド ビタミンC ビタミンE α-リポ酸 コエンザイムQ10 緑茶ポリフェノール

● トレチノイン

　トレチノイン（all-*trans*-retinoic acid）はビタミンA誘導体（レチノイド）の一つである．Kligmanらは高齢者の光老化皮膚に対して0.05％のトレチノインクリームを使用した．臨床的効果は軽度であったが，組織学的に萎縮表皮の肥厚，異型細胞の消失，メラニンの分散の均一化，膠原線維や血管の新生などを認めた．その後多くの二重盲検法多施設試験やオープン試験によって，組織学的所見のみならず，光老化皮膚の臨床症状に対する効果が明らかにされた．

　作用機序は，トレチノインがシグナル伝達系のc-Jun蛋白を破壊し，その結果MMPの活性を抑制し，膠原線維の変性を抑制すると考えられている．ただ，トレチノインクリームを使用した患者の90％以上に，紅斑，局所の腫脹，皮膚の乾燥，軽度の落屑などの皮膚症状がみられる．トレチノインは日本では認可されていないが，欧米ではRetin-A®やRenova®として広く使用されている．

レチノール含有化粧品

エリクシール シュペリエル エンリッチド リンクルクリームS
（資生堂）

● レチノール

　ビタミンA誘導体として，レチナールデヒドとともに，多くの抗光老化化粧品に配合されている．両者ともトレチノイン類似の作用機序を有する．表皮のターンオーバーを促進して正常化し，角質の剥離が促進され，角質の異常によって生じる浅いシワや，角質に沈着したメラニンによるくすみに有効である．最近では線維芽細胞のエラスチン蛋白合成促進やエラスチン線維の合成促進，ヒト皮膚でのトロポエラスチンのmRNA発現の促進がみられたという報告がある[4]．

　われわれはレチノール含有化粧品の目尻のシワに対する有効性をハーフサイド試験で検討した[5]．医師の判定では33％に中等度改善以上の効果がみられた．副作用として23％に灼熱感と発赤が一時的にみられたが，全例が8週間の試験を終了できた．服部らは二重盲検の左右比較試験でレチノールの有効性を報告している[6]．効果はトレチノインよりもやや弱いが，刺激作用も少ないので，日常的な使用に適している．

ナイアシンアミド含有化粧品

ONE BY KOSÉ ザ リンクレス
（コーセー）

コスメデコルテ iP. Shot アドバンスト

● ナイアシンアミド

　ビタミンB_3ともよばれ，抗酸化作用に加えて，線維芽細胞のコラーゲン増生を刺激し，グリコサミノグリカンの産生を正常化する．皮表脂質の改善による保湿作用や，メラノソームの伝達阻害による色素減少作用もある．ビタミンCと異なり刺激性が少なく，多くの化粧品に配合されている．

　われわれはナイアシンアミド含有化粧品の目尻のシワに対する有効性を，基剤を対照とした二重盲検試験で検討した[7]．医師の判定では60％に中等度改善以上の効果がみられた．副作用として1例のみに灼熱感と発赤が一時的にみられたが，全例が8週間の試験を終了できた．

● ビタミンC（L-アスコルビン酸）

ビタミンCはタイプIとIIIのコラーゲンの産生を誘導し，コラゲナーゼIを阻害し，その結果真皮のコラーゲンを増生する．またエラスチン産生を増強する作用もある．濃度が高い場合は刺激作用がしばしばみられる．最近は安定性が高く刺激性の少ない誘導体が開発されている[8]．

ハーフサイド試験で，10%ビタミンC液を3か月外用して，シワ・はり・質感・黄ばみが改善したという報告がある[9]．また5%ビタミンCクリームの基剤対照の二重盲検試験で，6か月外用してシワ・質感・滑らかさ・はりが改善し，レプリカでシワの改善と，電子顕微鏡で弾性組織の改善が有意にみられたという[10]．

● 好中球エラスターゼ阻害剤

好中球エラスターゼはエラスチンの分解作用のほかに，コラーゲンや細胞外基質の分解作用があることがわかってきた．さらにMMPを活性化する作用もある．

ニールワンは好中球エラスターゼを抑制する物質として新規開発され[11]，抗シワ効果をもつ新規化粧品（リンクルショット メディカル セラム）に配合され，医薬部外品として承認・発売された．

（川田　暁）

ビタミンC含有化粧品

VC100エンリッチセラム
（ドクターシーラボ）

ニールワン含有化粧品

リンクルショット メディカル セラム
（ポーラ）

■文献

1) 川田　暁．化粧品による治療．Monthly Book Derma 2012；192：1-5.
2) 川島　眞．新規効能「シワを改善する」を取得した医薬部外品が登場するまでの経緯．先端医療と健康美容 2017；4：2-6.
3) 横山浩治．外用によるシワ治療―化粧品による抗シワアプローチから医薬品によるシワ治療まで．Bella Pelle 2017；2：104-7.
4) Weihermann AC, et al. Elastin structure and its involvement in skin photoagng. Int J Cosmetic Sci 2017；39：241-7.
5) Kawada A, et al. Evaluation of anti-wrinkle effects of a novel cosmetic containing retinol using the guideline of the Japan Cosmetic Industry Association. J Dermatol 2009；36：583-6.
6) 服部英子ほか．ランダム化二重遮蔽プラセボ対照左右比較試験によるレチノール配合クリームのシワ改善効果の検討．香粧会誌 2008；32：297-305.
7) Kawada A, et al. An evaluation of anti-wrinkle effects of a novel cosmetic containing niacinamide. J Dermatol 2008；35：637-42.
8) 川田　暁．美白外用剤．BEAUTY 2018；1：78-84.
9) Traikovich SS. Use of topical ascorbic acid and its effects on photodamaged skin topography. Arch Otolaryngol Head Neck Surg 1999；125：1091-8.
10) Humbert PG, et al. Topical ascorbic acid on photoaged skin. Clinical, topographical and ultrastructural evaluation：double-blind study vs. placebo. Exp Dermatol 2003；12：237-44.
11) 楊　一幸．医薬部外品薬用化粧品―抗シワ化粧品の研究開発―好中球エラスターゼの役割に注目して．正木　仁ほか編．最新・化粧品開発のための美容理論，処方/製剤，機能評価の実際―化粧品開発のための最新の美容皮膚科学理論と具現化するための最新の処方技術―．技術教育出版社；2018. p.148-57.

2章　スキンケアの実際

Q7. なぜ光老化に発癌が起こるのですか？

A7. 光老化皮膚は慢性に紫外線曝露を受けている．紫外線は各種の細胞の DNA に吸収され，直接および間接に DNA 損傷を生じる．UVA や UVB によって生じた DNA 損傷は本来修復酵素によって修復される．修復されないと表皮細胞における突然変異となり，光発癌の initiation となる．

●紫外線による DNA 障害

　紫外線は各種の細胞の DNA に吸収され，直接および間接に DNA 損傷，とくに signature mutation が生じる[1]．紫外線によるものとして C → T 転換が高頻度にみられる[1]．UVA 照射により活性酸素が産生され，酸化型の DNA 損傷[*6] を起こす[2]．UVB 照射は DNA においてシクロブタン型ピリミジンダイマーやピリミジン (6-4) ピリミドン光生成物を作る[2]．これらの UVA や UVB によって生じた DNA 損傷は本来修復酵素によって修復される．しかし修復されないと表皮細胞における突然変異となり，光発癌の initiation となる．

　最近，悪性黒色腫は，慢性に露光した皮膚 (CSD) に生じるもの (CSD melanoma) と，間欠的に露光した通常の皮膚に生じるもの (non-CSD melanoma) に分類されている[3]．前者では *BRAF* の V600E ではない点変異 (non V600E)，*NF1*，*NRAS*，*KIT* などの遺伝子変異が高頻度にみられるのに対して，後者では *BRAF* の V600E の点変異が中等度にみられ，悪性黒色腫のなかでも多様性がある[3]．

（川田　暁）

*6
たとえば7,8-ジヒドロ-8-オキソグアニン産生.

CSD：chronically sun damaged

■文献

1) Brash DE. UV signature mutations. Photochem Photobiol 2015；91：15-26.
2) Chen H, et al. UV signaling pathways within the skin. J Invest Dermatol 2014；134：2080-5.
3) Shain AH, Bastian BC. From melanocytes to melanoma. Nat Rev Cancer 2016；16：345-58.

Q8. 光老化による発癌にはどういうものがありますか？

A8. 光老化による発癌には，前癌病変である日光角化症と，皮膚癌である有棘細胞癌，基底細胞癌，悪性黒色腫がある．

*7
紫外線感受性が高いタイプ.

●日光角化症 ❾

　表皮角化細胞由来の前癌病変である．白人でも日本人でもスキンタイプ I[*7]

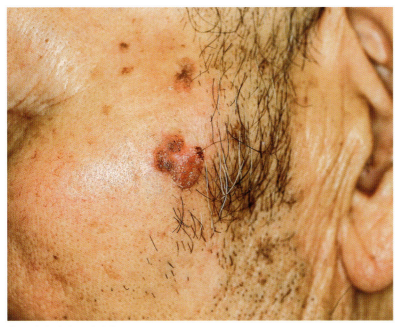

❾ 日光角化症の臨床像
90歳，男性．左頬部に紅褐色の局面がみられる．
（川田　暁ほか．よくわかる皮膚病理アトラス．金原出版；2008[1]より）

の人に多い．高齢者の顔面，耳介，手背，四肢に好発する．紅褐色の小局面か結節としてみられる．鱗屑や角化を伴うことが多い．時に悪性化し，有棘細胞癌となる．

治療は外科的切除，ベセルナ®（イミキモド）外用，冷凍凝固術がある．

●有棘細胞癌❿

表皮角化細胞由来の皮膚癌である．紫外線・ヒ素・タール・放射線が発症に関与する[1]．発生母地として日光角化症，ボーエン病，外傷，熱傷瘢痕，色素性乾皮症などがある．高齢者の頭部，顔面，四肢に好発する．紅色〜褐色の結節で乳頭状や肉芽腫様になる．

治療は外科的切除が基本である．転移した場合は放射線治療や化学療法を行う．

●基底細胞癌⓫

表皮角化細胞由来の皮膚癌である．発生母地として紫外線障害，慢性放射線皮膚炎，脂腺母斑，色素性乾皮症などがある[1]．中高年の顔面や体幹に好発する．黒色の結節で中央が潰瘍化することが多い．

●悪性黒色腫⓬

色素細胞（メラノサイト）または母斑細胞由来の，きわめて予後不良の悪性

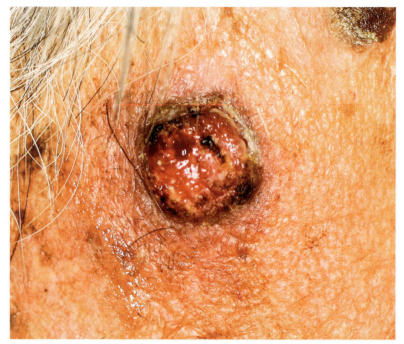

❿ 有棘細胞癌の臨床像
89歳, 女性. 左頰部に紅褐色の結節がみられる.
(川田 暁ほか. よくわかる皮膚病理アトラス. 金原出版;2008[1] より)

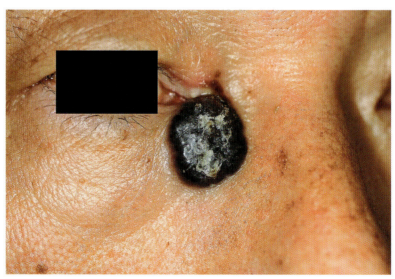

⓫ 基底細胞癌の臨床像
64歳, 男性. 内眼角に黒色の結節がみられる.
(川田 暁ほか. よくわかる皮膚病理アトラス. 金原出版;2008[1] より)

腫瘍である. 発生母地として悪性黒子, 神経皮膚黒色症, 母斑細胞母斑, 色素性乾皮症などがある[1]. とくに悪性黒子では紫外線がリスク因子として重要である. 30〜60歳代に好発する.

治療は外科的切除が基本である. 化学療法としては免疫チェックポイント製

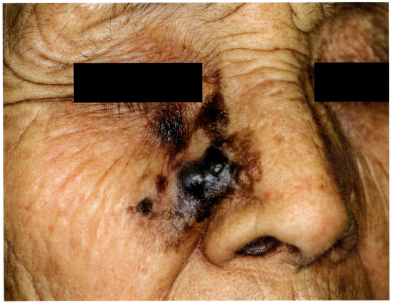

⓬ 悪性黒色腫の臨床像
82歳，女性．右頬部に黒色色素斑と結節がみられる．
（川田　暁ほか．よくわかる皮膚病理アトラス．金原出版；2008[1] より）

剤による治療を行う．

（川田　暁）

■文献

1) 川田　暁，木村雅友．よくわかる皮膚病理アトラス―皮膚科医と病理医による．金原出版；2008．

Q9. どうやって光老化と光老化による発癌を防げばよいですか？

A9. ① サンスクリーン剤による紫外線防御が光老化の予防に有効である．サンスクリーン剤の外用によって，日光角化症と皮膚癌の発生を防いだ報告がある．
② 光老化の予防に対して，サンスクリーン剤を含めた遮光が提唱されている．
③ 紫外線防御の原則は，まず物理的に防御することであり，そのうえでサンスクリーン剤を適切に使用する．

● 光老化皮膚の作用波長

　Bissettら[1]は，UVB（290～300 nm）照射によってマウスのシワが深くかつ多くなり，膠原線維の変化やグリコサミノグリカンの増加，日光弾性線維症が

引き起こされると報告している．Wulf ら[2]は，292，300，307，317，336 nm の5つの波長の反復照射によって，マウスに日光弾性線維症が出現することから，UVBとUVAの両者が作用波長であるとしている．Kligman & Sayre[3]は，マウスの日光弾性線維症の作用波長はUVBとUVAの両者であるが，よりUVBのほうが有効であり，紅斑の作用波長に類似するとしている．これらの報告から，真皮の弾性線維や膠原線維の変化および表皮変化などの作用波長は，UVBとUVAの両者であることがわかる．

●サンスクリーン剤は光老化皮膚の予防に有効か？

　Kligman ら[4]はSkhマウスにUVBを6 MED量，1週間に3回，30週間照射し，その後15週間経過観察したところ，日光弾性線維症，中性および酸性ムコ多糖，メラニン沈着などの真皮変化が改善したという．またSPF 15のサンスクリーン剤を使用することによってこれらの組織学的変化を防ぐことができた．さらにKligman ら[5]はSkhマウスにUVBを1週間に2回，30週間照射し，その後SPF 15のサンスクリーン剤を10～20週間外用した．すると表皮直下において，皮表と平行な膠原線維と細い弾性線維から成る新しい結合組織の新生がみられ，光老化の修復が起きたとしている．その後，広域サンスクリーン剤（UVBにもUVAにも有効）がマウスの真皮の変化を予防することができたという報告が多数なされた[6-9]．

　ヒトの皮膚については，Phillips ら[10]はUVA＋Bの2 MED量を4日間連続照射し，SPF 15のサンスクリーン剤を外用すると，サンバーン細胞・炎症の程度・リゾチームの染色程度の増加と，ランゲルハンス細胞の数の減少を防ぐことができたという．さらにサンスクリーン剤の外用によってヒトで悪性黒色腫以外の皮膚癌のみならず，日光角化症の発生を防ぐことができたという[11,12]．また成人において定期的なサンスクリーン剤の使用によって，露光部位の日光角化症の発症を防いだという無作為試験の報告がある．成人で4.5年間のサンスクリーン剤の毎日の使用によって，基底細胞癌の頻度に差はみられなかったが，有棘細胞癌の頻度が有意に低下したという無作為試験の報告がある[13]．悪性黒色腫に関してはサンスクリーン剤の使用そのものがリスク因子となるという報告が出たが，その後無関係とされた．サンスクリーン剤の日常使用群では，適宜使用群と比較して有意に悪性黒色腫の発生頻度が少なかった[14]．

POINT

サンスクリーン剤の外用によって，悪性黒色腫以外の皮膚癌と日光角化症の発生を防ぐことができたという報告や有棘細胞癌の頻度が有意に低下したという報告がある．

●サンスクリーン剤による光老化の予防

　前述した事実から，光老化の予防にサンスクリーン剤を含めた遮光が提唱されている[15,16]．すでにアメリカでは「SPF 15以上の広域サンスクリーン剤の使用は，適切な他の防御方法を併用すれば皮膚癌や光老化のリスクを減らせる」という効能表現が可能となっている[17]．2006年，日本香粧品学会の化粧品機能評価法検討委員会は「サンスクリーン製品の新規効能表現に関するガイドラ

イン」を作成した[18]．そのなかでSPFが15以上でPAが＋以上のサンスクリーン剤に，新規の効能表現として「日常的に使用することで，長期間の紫外線曝露によって生じるシワやしみ（光老化）を抑える」を表記できると提唱し[18]，サンスクリーン剤の新規効能効果の取得を行政に働きかけた．しかし，「光老化という用語に対する一般認知度が低く，生理的老化と誤認される」「SPF，PAに対しても社会一般の理解はまだ進んでいない」などの指摘があり，非承認となった．

●「光老化」啓発プロジェクト

2016年に光老化とサンスクリーン剤の認知度の向上を目的として，NPO法人 皮膚の健康研究機構「光老化」啓発プロジェクト委員会が設立され，「光老化」啓発プロジェクトがスタートした．そこでは多くの学会発表，市民公開講座，マスメディアへの紹介など，多彩な活動をしている[19,20]．さらにこのプロジェクトの一環として，2017年には日本香粧品学会みらい検討委員会（宮地良樹委員長）は研究者や臨床医向けに，「皮膚の光老化とその予防に関するコンセンサスステートメント」を公表した[21,22]．同委員会は同時に一般の人々に向けて「紫外線によるシミ・シワ（光老化：ひかりろうか）を防ぐために知っておくべきこと」というコンセンサスステートメントも公表した．これらが貴重な情報発信ツールとなることが期待されている．

●光防御の方法

紫外線防御の原則は，まず物理的に防御することであり，そのうえでサンスクリーン剤を適切に使用することである[15]．物理的に防御するためには，紫外線の強い正午前後1時間の外出を避けることと日傘・帽子・眼鏡・長袖・長ズボンを着用することが重要である．光老化の予防に使用すべきサンスクリーン剤は，UVBとUVAの両者に有効であること，SPFは10～20程度でPAは＋か＋＋であること，吸収剤がないか少ないこと，感作能が低いこと，塗り心地が良く白浮きしないこと，などがあげられる．

（川田 暁）

> **POINT**
> 紫外線防御の原則
> ①物理的に防御
> ②サンスクリーン剤を適切に使用

■文献

1) Bissett DL, et al. Wavelength dependence of histological, physical, and visible changes in chronically UV-irradiated hairless mouse skin. Photochem Photobiol 1989；50：763-9.

2) Wulf HC, et al. Narrow-band UV radiation and induction of dermal elastosis and skin cancer. Photodermatol 1989；6：44-51.

3) Kligman LH, Sayre RM. An action spectrum for ultraviolet induced elastosis in hairless mice：quantification of elastosis by image analysis. Photochem Photobiol 1991；53：237-42.

4) Kligman LH, et al. Prevention of ultraviolet damage to the dermis of hairless mice by sunscreens. J Invest Dermatol 1982；78：181-9.

5) Kligman LH, et al. Sunscreens promote repair of ultraviolet radiation-induced dermal damage. J Invest Dermatol 1983；81：98-102.

6) Kligman LH, et al. The contributions of UVA and UVB to connective tissue damage in hairless

mice. J Invest Dermatol 1985；84：272-6.

7）Harrison JA, et al. Sunscreens with low sun protection factor inhibit ultraviolet B and A photoaging in the skin of the hairless albino mouse. Photodermatol Photoimmunol Photomed 1991；8：12-20.

8）Fourtanier A, et al. In vivo evaluation of photoprotection against chronic ultraviolet-A irradiation by a new sunscreen Mexoryl SX. Photochem Photobiol 1992；55：549-60.

9）Kligman LH, et al. Photoirritation：a new photobiologic phenomenon induced by long wavelength UVA radiation in hairless mice treated with broad-spectrum sunscreens. Acta Derm Venereol 1995；75：205-11.

10）Phillips TJ, et al. Effect of daily versus intermittent sunscreen application on solar simulated UV radiation-induced skin response in humans. J Am Acad Dermatol 2000；43：610-8.

11）Thompson SC, et al. Reduction of solar keratoses by regular sunscreen use. N Engl J Med 1993；329：1147-51.

12）Naylor MF, et al. High sun protection factor sunscreens in the suppression of actinic neoplasia. Arch Dermatol 1995；131：170-5.

13）Green AC, et al. Daily sunscreen application and betacarotene supplementation in prevention of basal-cell and squamous-cell carcinomas of the skin：a randomized control trial. Lancet 1999；354：723-9.

14）Green AC, et al. Reduced melanoma after sunscreen use：randomized trial follow-up. J Clin Oncol 2011；29：257-63.

15）川田　暁. サンスクリーン剤をどう使うか. Monthly Book Derma 2007；132：154-9.

16）川田　暁. サンスクリーン剤の使い方. 戸倉新樹ほか編. Environmental Dermatology―環境・職業からみた皮膚疾患. 皮膚科診療プラクティス（20）. 文光堂；2007. p.314-5.

17）川田　暁. サンスクリーンに関する機能評価. 皮膚臨床 2014；56：1734-41.

18）日本香粧品学会化粧品機能評価法検討委員会. サンスクリーン製品の新規効能表現に関するガイドライン. 香粧会誌 2006；30：338-44.

19）川島　眞ほか.「光老化」啓発プロジェクトについて. 臨皮 2016；70：173-5.

20）川島　眞ほか.「光老化」啓発プロジェクトは十分に進んだか？ Bella Pelle 2017；2：178-86.

21）みらい検討委員会. 皮膚の光老化とその予防に関するコンセンサスステートメント. 香粧会誌 2017；41：240-3.

22）みらい検討委員会. 紫外線によるシミ・シワ（光老化：ひかりろうか）を防ぐために知っておくべきこと―太陽の恵みをたっぷり享受し，紫外線の害に泣かないために. 香粧会誌 2017；41：244-5.

2.4 光線過敏症患者に対するスキンケア（遮光指導）

Q1. 光線過敏症とはどのような疾患ですか？

A1.
① 紫外線（あるいは可視光線）の作用により，通常では皮膚に異常をきたさない時間や波長領域の光線曝露により皮膚症状を呈する疾病群が光線過敏症である．光線過敏症には外因性，内因性，遺伝性，代謝性，感染性などさまざまな原因で発症する種々の疾患が含まれる．
② 光線過敏症では皮疹は光線曝露後，露光部に限局して生じる．
③ 光線過敏症の診断は人工光源を用いた各種光線試験に加えて，適宜，血液・尿検査，遺伝学的検査などを実施して行われる．

●光線とは

太陽光線のスペクトラムを❶に示す．地表に到達する光線は紫外線（UV）のなかの UVB（290〜320 nm）[*1] と UVA（320〜400 nm），可視光線（400〜780 nm），赤外線（780〜10^6 nm）であるが，それらの割合はそれぞれ 0.5％，5.6％，51.8％，42.1％である．UVC，真空紫外線など 290 nm より短い波長は，10〜50 km 上空の成層圏に存在するオゾン層により遮断されるため地上への到達は 0％である．

UV：ultraviolet

[*1] UVB の波長は 280〜320 nm だが，オゾン層により，地上に到達する UVB は 290〜320 nm．

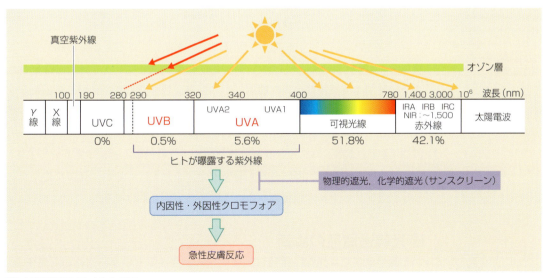

❶ 太陽光線のスペクトラム

2章　スキンケアの実際

❷ 光線関連疾患の分類

光線（紫外線）の曝露により誰にでも生じうる変化（個人差あり）			日光皮膚炎（サンバーン），即時黒化，遅延型黒化（サンタン）
			光老化の進行（シワ，シミ，日光黒子）
			皮膚腫瘍（脂漏性角化症，日光角化症，基底細胞癌，有棘細胞癌など）の発生
光線過敏症	外因性		光接触皮膚炎（光毒性，光アレルギー性） 薬剤性光線過敏症（光毒性，光アレルギー性）
	内因性	特発性	日光蕁麻疹，多形日光疹，慢性光線性皮膚炎
		遺伝性	DNA 修復異常：色素性乾皮症，コケイン症候群など DNA 修復正常：骨髄性プロトポルフィリン症 　　　　　　　　その他の先天性ポルフィリン症
	代謝異常		晩発性皮膚ポルフィリン症，ペラグラ
	EB ウイルス感染		種痘様水疱症
その他（光線による他の疾患の増悪）			SLE，DLE，痤瘡，アトピー性皮膚炎，酒皶，単純性疱疹など
心身症的疾患			身体表現性障害（「紫外線アレルギー」，「電磁波過敏症」などの訴えで来院）

SLE：全身性エリテマトーデス，DLE：円板状エリテマトーデス.

IR：infrared light

　UVA は，皮膚科学的に紅斑反応が非常に少なく細胞や組織の損傷が生じにくい UVA1（340〜400 nm）と，それより短い波長領域の UVA2（320〜340 nm）に分類される．赤外線（IR）は IRA（780〜1,400 nm），IRB（1,400〜3,000 nm），IRC（3,000〜10^6 nm）に分類され，そのなかで 1,500 nm 以下の赤外線はとくに近赤外線（near-IR：NIR）とよばれる．さらに，地上では波長が 1 mm から 20 m の太陽電波が観測されるが，生体への影響はない[1)]．

● 光線過敏症とは

　光線による皮膚への生物作用は，まず最初にクロモフォアとよばれる皮膚内生体分子への光線の吸収が必要である[2)]．紫外線，可視光線では波長が長いほど皮膚の深くまで浸透し，光線が到達した場所に存在する細胞[*2]内のクロモフォアを介した種々の皮膚症状が出現する．

*2
表皮なら角層細胞，有棘細胞，色素細胞，ランゲルハンス細胞，真皮では線維芽細胞，血管内皮細胞など．

　紫外線（あるいは可視光線）の作用により皮膚にさまざまな異常が出現する疾患を「光線性皮膚症」と総称する．そのなかで，通常では皮膚に異常をきたさない時間や波長領域の光線曝露により皮膚症状を呈する疾病が光線過敏症である．光線過敏症には外因性，内因性，遺伝性，代謝性，感染性などさまざまな原因で発症する種々の疾患が含まれる（❷）[3)]．これらのなかで，外因性，内因性（多形日光疹）の光線過敏症は日常臨床で比較的よく経験する疾患である．遺伝性などその他の原因による光線過敏症はまれではあるが，適切な遮光を怠れば皮膚症状，予後の悪化につながる皮膚外症状が進行する[4)]．

● 光線過敏症の診断[5)]

　光線過敏症では光線曝露後に皮膚症状が出現するという時間軸が存在する．皮疹は多様[*3]であり，露光部皮膚に限局する．したがって，日常診療におい

*3
紅斑，浮腫，膨疹，丘疹，小水疱，色素斑，小瘢痕など．

❸ 光線過敏症の検査

検査	診断
光線照射テスト	最少紅斑量測定にて UVB に対する過敏の程度を確認，UVA（可視光線）照射後の紅斑の有無を判定して UVA に対する過敏があるかどうかを確認
光パッチテスト	光線過敏を起こす外因の同定
皮疹誘発テスト	日光蕁麻疹，多形日光疹，種痘様水疱症に特徴的な皮疹が即時反応，遅延反応，反復照射により出現するかどうか
尿・血中ポルフィリン体定量	先天性・後天性ポルフィリン症
DNA 修復能	色素性乾皮症，コケイン症候群
EB ウイルス抗体価検査	種痘様水疱症
遺伝子検査	色素性乾皮症，骨髄性プロトポルフィリン症

て「外出した後に露光部に限局して皮疹が生じた」「日焼けをしやすくなった」などの主訴で来院した患者の場合には，年齢にかかわらず光線過敏症を念頭におく必要がある．

皮疹の分布（顔面，項部，手背など），光線曝露と皮疹出現の関連から光線過敏症が疑われたら，❸のような検査を実施して光線過敏症の確定診断を目指す．必要があれば適宜光線過敏症の専門施設に紹介する．

（森脇真一）

■文献

1) 森脇真一．太陽光線について．Bella Pelle 2017；2：188-91.
2) Goldsmith LA, et al. Section 16. Disorders due to ultraviolet radiation. In：Fitzpatrick's Dermatology in General Medicine. 8th ed. McGraw-Hill Education；2012. p.797-834.
3) 森脇真一．光線過敏症．Monthly Book Derma 2018；268：66-74.
4) Bradford PT, et al. Cancer and neurologic degeneration in xeroderma pigmentosum：long term follow-up characterizes the role of DNA repair. J Med Genet 2011；48：168-76.
5) 森脇真一．総説　光線過敏症～確定診断へのアプローチ～．皮膚科の臨床 2014；56：723-9.

Q2. 光線過敏症患者への対応はどのようにしますか？

A2. ① 光線過敏症の確定診断後，各疾患に適した遮光指導を実施する．
② 外因性光線過敏症では，外因の発見と除去が根治には必須である．
③ 内因性光線過敏症，遺伝性光線過敏症では，皮疹を生じさせる波長領域の光線の直接曝露を避けるよう指導する．
④ 遺伝性光線過敏症では，厳重な遮光が必要で，それを怠れば皮膚症状，皮膚外症状ともに進行するため，患者，患者家族，教員などにも遮光の重要性を理解させることが必要である．

2章　スキンケアの実際

POINT
確定診断のもと，各疾患に適した遮光指導を実施する．

光線過敏症かどうか，そうであるならどのような光線過敏症かなど，正しい確定診断のもとで，患者に対して各疾患ごとの適切な遮光指導を実施することが原則である[1]．

皮疹への対応

いずれの疾患であれ，光線過敏症で生じた皮疹，瘙痒に対してはステロイド外用薬，非鎮静性抗ヒスタミン内服薬が有効である．水疱形成がみられる場合は細菌感染に注意して，熱傷に準じた局所治療を行う．皮疹が広範囲にわたるなど重症例ではステロイド，非ステロイド性抗炎症薬の全身投与が行われる[2]．

外因性光線過敏症への対応

ARB：angiotensin II receptor blocker

外因性光線過敏症の場合は，光線過敏症状を生じさせる外因（薬剤，化粧品などの光感受性物質）が判明すればその外因を避けるよう指導する．外因が明らかな場合にはそれを同定し除去できれば，多くの場合，皮疹の再発はなく完治する．近年，アンジオテンシンII受容体拮抗薬（ARB）とサイアザイド系利尿薬の合剤による薬剤性光線過敏症が増加しているので，高血圧のある患者では薬剤についての問診が重要である．

外因によっては，直接に皮疹を起こす原因となった物質（薬剤）のみならず，交差反応を起こしやすい物質（薬剤）との接触も避けることが必要になる[3]＊4．

＊4
たとえばケトプロフェンテープによる光アレルギー性接触皮膚炎➡スプロフェン，チアプロフェン酸，オキシベンゾン，オクトクリレン，フェノフィブラートなどによる光接触皮膚炎あるいは薬剤性光線過敏症．

内因性光線過敏症への対応

内因性光線過敏症では作用波長を同定し，皮疹を生じさせる波長領域の光線の直接曝露を避けるよう指導する．日光蕁麻疹では自然治癒を期待して抗ヒスタミン薬の長期投与を行う．重症例，QOL低下が著しい場合にはナローバンドUVB療法の有効例が報告されており，UVA急速減感作療法が，限られた施設ではあるが試みられている[4-6]．慢性光線性皮膚炎の難治例には作用波長の光線の遮光の徹底と同時にタクロリムス（プロトピック®など）外用，シクロスポリン（ネオーラル®など）全身投与を試みる[7,8]．

遺伝性光線過敏症への対応

＊5
色素性乾皮症では色素異常と皮膚癌．

＊6
骨髄性プロトポルフィリン症では肝機能障害，色素性乾皮症では脳神経症状．

遺伝性光線過敏症の場合も内因性光線過敏症と同様に，皮疹を生じさせる波長領域の光線からの直接曝露を避けるよう指導する．遺伝性の場合は皮膚症状の悪化＊5とともに，皮膚外症状＊6も増悪するため，遮光は厳重に行う必要がある．その際，患者（患児）本人のみならず，その家族（親），学校などで一緒に過ごす時間の長い教員などへの遮光教育も重要である．

（森脇真一）

■文献

1）Medeiros VL, Lim HW. Sunscreens in the management of photodermatoses. Skin Therapy Lett 2010；15：1-3.

2）Gozali MV, et al. Update on treatment of photodermatosis. Dermatol Online J 2016 Feb 17；22（2）. pii：13030/qt1rx7d228.

3）Foti C, et al. Photodermatitis caused by oral ketoprofen：two case reports. Contact Dermatitis 2011；64：181-3.

4）Levi A, Enk CD. Treatment of solar urticaria using antihistamine and leukotriene receptor antagonist combinations tailored to disease severity. Photodermatol Photoimmunol Photomed 2015；31：302-6.

5）Wolf R, et al. Solar urticaria：long-term rush hardening by inhibition spectrum narrow-band UVB 311 nm. Clin Exp Dermatol 2013；38：446-7.

6）Mori N, et al. Successful treatment with UVA rush hardening in a case of solar urticaria. Eur J Dermatol 2014；24：117-9.

7）Baldo A, et al. A case of chronic actinic dermatitis treated with topical tacrolimus. J Dermatolog Treat 2005；16：245-8.

8）Paek SY, Lim HW. Chronic actinic dermatitis. Dermatol Clin 2014；32：355-61.

Q3. 具体的な遮光指導を教えてください

A3.　① 光線を知る（紫外線の時間・季節・天気による変動），化学的遮光（サンスクリーンの使用），物理的遮光（日中の外出制限，日傘，帽子，長袖の衣類などを使った遮光）の3点が遮光の大原則である．

② サンスクリーンは時間をかけて十分量を塗布しないとその効果は減弱する．適宜，塗り直しを検討する．

③ 重篤な遺伝性光線過敏症（色素性乾皮症，骨髄性プロトポルフィリン症）に罹患している場合は，日中の外出制限や室内灯への配慮が必要となる．厳重な遮光や外出制限に伴って QOL がきわめて低下する場合があることに留意する．

●遮光の方法

　光線を知る（紫外線の時間・季節・天気による変動，紫外線の強度測定，気象庁が毎日予測する紫外線情報のチェック），化学的遮光（サンスクリーンの使用[*7]），物理的遮光（日中の外出制限，日傘，帽子，長袖の衣類などを使った遮光）の3点が原則である[1]．

　光線過敏症患者では SPF40 以上，PA＋＋＋以上のサンスクリーンの使用が推奨される．サンスクリーンは適切な塗布量，塗布範囲に留意し，適宜，塗り直しが推奨される[*8]．外因が明らかな場合にはそれを同定し除去できれば，多くの場合，皮疹の再発はなく光線過敏症状は完治する．

　外因が不明で難治性，重篤な場合（内因性，遺伝性光線過敏症）には，日中外出時のサンスクリーンの使用や長袖衣服・帽子の着用を指示して化学的・物

＊7
「2.2 紫外線ケア」の❷（p.29）を参照．

＊8
サンスクリーンの効果は，塗布に要した時間に比例し，汗や摩擦の影響を受けやすく，また推奨量以下の塗布量では効果が低下する．

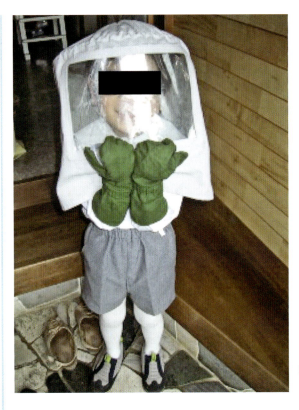

❹ 色素性乾皮症患児の外出時の物理的遮光

理的遮光に留意させる．作用波長が紫外線から可視光線まで広範囲に及ぶ場合（慢性光線性皮膚炎）や重篤な遺伝性光線過敏症（色素性乾皮症，骨髄性プロトポルフィリン症）に罹患している場合は，日中の外出制限や室内灯への配慮が必要となる．厳重な遮光や外出制限に伴ってQOLがきわめて低下する場合があり，その際は患者，家族に光線の曝露で発症していることをよく説明し，遮光の重要性を十分理解させる[2,3]．

●色素性乾皮症（XP）患者への対応

XP：xeroderma pigmentosum

色素性乾皮症は紫外線性DNA損傷の修復異常で発症する重篤な単一遺伝性光線過敏症である．紫外線誘発皮膚癌リスクが健常人の数千倍であるため，患者は生涯にわたり厳重な紫外線防御（紫外線性DNA損傷を生じさせる波長340 nm以下の紫外線の防御）を余儀なくされる．紫外線対策としては外出時のサンスクリーン使用（SPF40以上，PA＋＋＋以上，2〜3時間ごとに塗布）や長袖・長ズボン，帽子，UVカット眼鏡の着用，紫外線防護服（❹）の使用，屋内では窓ガラスや蛍光灯へのUVカットフィルムの貼付，遮光カーテンの使用などがあげられる[2,4]．

（森脇真一）

2.4　光線過敏症患者に対するスキンケア（遮光指導）

■ 文献

1) Gozali MV, et al. Update on treatment of photodermatosis. Dermatol Online J 2016 Feb 17；22
　　（2）. pii：13030/qt1rx7d228.
2) Moriwaki S, et al. Xeroderma pigmentosum clinical guideline. J Dermatol 2017；44：1087-96.
3) Teramura T, et al. Prevention of photosensitivity with action spectrum adjusted protection for
　　erythropoietic protoporphyria. J Dermatol 2018；45：145-9.
4) Moriwaki S, Kraeemr KH. Disorders of DNA repair. In：Krieg T, et al. eds. Therapy of Skin
　　Diseases. Springer；2010. p.589-95.

Q4.　光線過敏症患者では過度の遮光によりビタミン D 欠乏が起こらないですか？

A4.　UVB を過度に遮光するとビタミン D 不足に陥る可能性がある．ただし，日常生活で十分な食事摂取をしていれば，ビタミン D 栄養状態は正常レベル内に維持されている．

　太陽光線の皮膚曝露はビタミン D 合成の最初のステップである．とくに 290〜305 nm の UVB がビタミン D 合成の最初のステップに必須であるため，UVB の遮光はビタミン D 不足，ひいては癌，感染症，免疫疾患などの疾病リスクを高めることが懸念される．

　しかしながら，体内のビタミン D 量維持のためには食事によるビタミン D 摂取も重要なルートであり，一般的には過度に紫外線を怖がらずに健康的な食生活を送っている限りビタミン D 欠乏状態は生じないとされている．色素性乾皮症など生涯にわたって厳重な紫外線防御が必要な重篤な光線過敏症患者でない限り，主治医から遮光指導を受けている光線過敏症患者であってもビタミン D 栄養状態は正常レベル内に維持されているものと推測される[1,2]．

（森脇真一）

■ 文献

1) Kuwabara A, et al. High prevalence of vitamin D deficiency in patients with xeroderma
　　pigmetosum（XP）―A under strict sun-protection. Eur J Clin Nutrit 2015；69：693-6.
2) 森脇真一．光老化対策とビタミン D．皮膚科の臨床 2018；60（臨時増刊）：918-9.

2.5

清潔ケア

Q1. どうしたら皮膚をきれいにできますか？

A1.
① 汚れは皮膚の表面に付着し皮表脂質膜の中に取り込まれる．また，皮表脂質成分や汗成分が常在菌の作用により分解され，におい成分が生じることも知られている．

② 汚れが付着しやすく，においの発生しやすい，脂漏部位（頭頸部，上背部，前胸部），アポクリン汗腺分布部位（腋窩，外陰など），間擦部，足をきれいにすることがポイントである．

③ 皮膚を洗浄する際には，汚れや生体に不要となった皮膚代謝物のみ除去し，必要な生体成分を維持するように愛護的に行うことが重要である．

● 汚れの種類

皮膚をきれいに保つために，皮膚に付着した汚れを落とすために行うスキンケアが清潔ケアである．落とすべき皮膚の汚れとして，①皮膚の代謝物ならびに体から排出されて皮膚に付着するものと，②外界から皮膚に付着するものがある．過剰な皮脂，脱落せずに残留する角化物（垢，角栓，肥厚した角質），汗や腺分泌物ならびにそれらが皮膚常在菌に分解されて発生するにおい，排泄物，外部から付着したホコリや汚れ，メイクアップ化粧品や外用剤の残留汚れなどがある．

● きれいにしたい部位

脂漏部位

頭部，顔面，頸部，前胸部，上背部などには，皮脂腺が発達し皮脂分泌の多い毛包が分布している．これらのうち，頭部の毛包は硬い長い毛髪を有する終毛性毛包，頭部以外は短い毛をもつ脂腺性毛包といわれる．終毛性毛包では長い毛を伝って皮脂が毛包外に排出されやすいが，脂腺性毛包では皮脂が毛包外に排出されにくい．毛包内の皮脂貯留と毛包漏斗部の過角化が生じると尋常性痤瘡の発症につながる．

小児では，新生児期に一時的に母体由来の男性ホルモンによる皮脂分泌がみられるものの，思春期になるまで皮脂腺は未熟であり皮脂分泌は少ない．思春期になって男性ホルモンが増加すると，その作用により皮脂腺は発達し皮脂分

泌量が増加する．女性では 50 歳代以降，皮脂分泌が減少する[1]が，男性では老年になっても皮脂分泌が多く維持される[2]．

皮脂は毛包の開口部から皮表に排出され，皮表に達した角質細胞間脂質と皮膚を通して蒸散する水分や汗とともに弱酸性の皮表脂質膜を形成し，抗菌バリアとして機能するとともに，角層水分保持にも寄与している．一方，皮表脂質は，時間がたつと酸化され，また外界からのホコリなどの汚れがその中に取り込まれるため，皮表に排出されて時間が経過した皮脂をそのまま放置していると皮膚に刺激症状を起こす可能性がある．過剰な皮脂は脂漏性皮膚炎[*1]やフケの悪化因子となる．

「加齢臭」のにおい成分として報告されているノネナール[3]は，皮表脂質膜にあるω-7 不飽和脂肪酸であるパルミトオレイン酸が過酸化脂質や皮膚常在菌により酸化，分解されて生じる．過酸化脂質やω-7 不飽和脂肪酸は 40 歳以降増加し，におい成分のノネナールも加齢とともに増加する[3]．また，40 歳を中心とした男性の頭部のにおい「ミドル脂臭」には，ジアセチルというにおい成分が報告されている[4]．

> *1
> 脂漏性皮膚炎は新生児期と成年以降に脂漏部位に好発する炎症性皮疹で，その治療には薬物療法に加えて患者の洗浄ケアが重要である．

アポクリン汗腺分布部位

汗器官には，アポクリン汗腺とエクリン汗腺がある．エクリン汗腺は体表全体に広く分布し体温調節に重要な役割を果たす．一方，アポクリン汗腺は，腋窩や乳房，乳暈，外陰，会陰，肛囲など限られた部分にだけ存在し，体温調節に関与しない．思春期とともに急激に発達し，分泌物には特有のにおい物質を含む．洗浄剤での洗浄が望ましい部位である．

間擦部

腋窩，乳房下，陰股部，肛囲，趾間など皮膚と皮膚が擦り合わされる部位を間擦部という．肥満者では耳介後部や腹部の皮膚の折りたたまれた部位も間擦部になる．首が短い乳幼児では頸部が，太った乳幼児では肘窩，膝膕なども間擦部になることがある．間擦部位では常に皮膚が湿っており，皮膚同士が擦り合わされることにより間擦疹[*2]といわれる皮膚炎を起こすことがある．

> *2
> 糖尿病患者や免疫低下患者などでは，カンジダ菌が病原となりカンジダ性間擦疹となることもある．

足，手

足蹠は発汗が多く角層が厚い部位であることから，常在菌が角層中のアミノ酸を分解してイソ吉草酸アルデヒドなどのにおい物質を発生させると推定されている[5]．趾間は汗や汚れが貯留しやすい間擦部位でもあるので，清潔に留意すべきである．

手は日常生活においてさまざまなものに触れるため汚れが付着しやすい部位であり，丁寧に洗うべき部位である．ただし，通常の社会生活を送っていれば手洗いを一日のうちに数回行っているので，むしろ頻回の手洗いによる手荒れに悩む場合すらある．

❶ 洗浄剤を用いてきれいにすべき部位と洗浄剤を用いすぎないほうがよい部位

洗浄剤を用いてとくにきれいにすべき部位	● 新生児期と成人の脂漏部位：頭部，顔面，頸部，前胸部，上背部 ● アポクリン汗腺分布部位：腋窩，鼠径部，臍窩，陰部，肛門周囲 ● 足，足趾，趾間 ● 手，手指，指間 ● 間擦部：腋窩，乳房下部，肥満者の腹部，乳幼児の頸部，など ● 陰股部，肛囲 ● 滲出液の付着部位（傷や滲出性皮疹などの周囲）
洗浄剤を用いすぎないほうがよい部位	● 乾燥皮膚：腹部，腰臀部，上腕，前腕，大腿，下腿など

その他の部位

　腹部，腰部や上肢・下肢は，皮脂分泌が少なく乾燥皮膚の生じやすい部位である．とくに小児や高齢者，秋から冬にかけての大気が乾燥し室内暖房を行う時期には，乾燥皮膚となる傾向がある．毎日入浴し湯船につかる古くからの日本人の慣習に加えて，洗浄剤を用いて体を洗う近代の入浴習慣が皮膚の乾燥を悪化させている可能性がある．洗浄剤を用いずとも，ある程度の角化物や汗，皮表脂質は除去可能である．乾燥皮膚の場合は，洗浄剤を用いない洗浄を行うこともあってよい．

　洗浄剤を用いてきれいにすべき部位と洗浄剤を用いすぎないほうがよい部位を❶に示す．

🔵 どのように洗えばよいか

POINT
皮膚を洗浄する際には，除去すべき汚れやにおいだけ落とし，必要な生体成分は残すようにする．

　除去すべき汚れやにおいだけ落として，必要な生体成分は残すようにすべきである．つまり，皮脂膜を除去しすぎず，角層を損傷しないように留意しなければならない．そして，洗浄剤成分が生体に残留することによる皮膚障害を起こさないようにすることが必要である．

　洗浄剤に触れる前にあらかじめ皮膚を水で濡らしておくと界面活性剤の皮膚への吸着を少なくすることができる．固形や液状の洗浄剤を適量とり，適量の水またはぬるま湯を加えて，手のひらや泡立てネットを用いて泡立てる．均一の細かい泡を多くつくることにより，多くの界面活性剤を泡の中（気液界面）に取り込むことができ，汚れの除去効率が良くなり，また皮膚に浸透し皮膚刺激を惹起する可能性のある遊離の界面活性剤の量を少なくできる．そして，泡立てた洗浄剤を皮膚表面の汚れとなじませて汚れを落とす．その際，皮膚表面を強く擦ったりせず愛護的に行う．

　その後，洗浄剤が残留しないようにぬるま湯で十分にすすぐ．洗浄剤の残留は皮膚の乾燥や刺激性皮膚炎を起こすことにつながる可能性がある．首や四肢の屈曲部など皮膚と皮膚が密着している部位に洗浄剤が残らないように念入りにすすぐ．

　洗浄剤を原液に近い状態で用いたり，必要以上に多量の洗浄剤を用いること

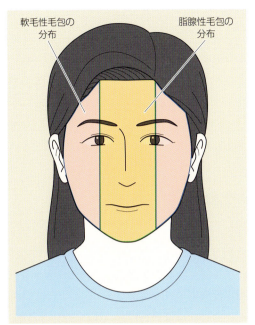

❷ 顔面の軟毛性毛包と脂腺性毛包の分布
皮脂分泌が多い脂腺性毛包は顔面の正中に多く分布する．

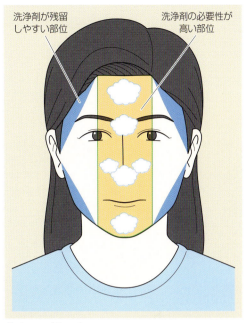

❸ 顔面の洗い方
脂腺性毛包の多く分布する顔面の正中ほど洗浄剤の必要性が高い．こめかみや耳前部から顎にかけてはすすぎ残しに注意する．

も，刺激性皮膚炎や皮膚乾燥を起こす可能性がある．すすぎ後に水滴を拭き取る場合も，タオルで皮膚を擦らないように愛護的に行う．

　湿潤性の湿疹や傷のある場合は，通常の「石鹸」での洗浄はしみて痛いものである．病変周囲の健常皮膚を低刺激性洗浄剤で洗い，その洗浄剤を洗い流すときに病変部を水やごくぬるいお湯で手早く洗い流してきれいにするとよい．

●顔面皮膚の洗い方

皮表脂質量と洗い方

　顔面は正中ほど毛包密度が高く皮脂分泌量が多い脂腺性毛包が分布している[6]．額，鼻とその周囲，口の周囲から顎のいわゆるTゾーンは皮表脂質量が多く，頬の外側部分であるいわゆるUゾーンは皮表脂質量が少ない（❷）[*3]．汚れは皮表脂質に混じって存在するので，皮表脂質量が多い顔面の正中付近ほど洗浄剤を用いて丁寧に洗うとよい．

　前額部やこめかみの髪の生え際や，耳前部から顎にかけての顔面の縁は，洗浄剤の残留がないようにすすぎを丁寧に行う（❸）．また，顔面の皮膚は，体幹・四肢の皮膚と比べ角層水分量が多く皮膚に潤いがあるが，バリア機能に劣り[7]，バリア損傷が起こりやすいため，強く擦らないように注意する．

*3
なお，脂腺の発達の程度は個人差があり，男性や脂漏皮膚の場合は，顔面の外側まで広く脂腺性毛包が分布することもある．

洗顔料の使用回数

尋常性痤瘡の患者では，1日2回の洗浄剤を用いた洗顔が推奨されている[8]．一方，健常人では，洗浄剤の使用は皮脂分泌量を考慮するとよい．思春期以降から壮年の男性は皮脂分泌量が多いので，1日2回洗浄剤を用いて洗顔しても顔面皮膚の乾燥が生じにくいが，小児や，皮脂分泌の少ない女性，とくに50歳代以降の女性では，皮脂分泌量が少ないため，洗浄剤を使用して洗顔するのは1日1回など少なめにしたほうがよい場合もある．

メイクアップ化粧をしている場合

メイクアップ化粧をしている場合は，ファンデーション，アイブロウ，アイシャドウ，アイライン，頬紅，口紅などのメイクアップ料を適宜除去しないと皮膚への刺激となる可能性がある．メイクアップ料は通常の界面活性剤型の洗浄剤のみでは落ちないため，溶剤型の洗浄剤[*4]を必要とする．

メイクアップ料に含まれる油分を，クレンジング料の液状油に溶解して除去する．少量の界面活性剤を含むクレンジング料は，水添加により油中水型（O/W型）エマルジョンに変化し水で洗い流すことができる．洗い流せないタイプのものは，化粧用コットンを用いて優しく拭き取り，その後通常の洗浄剤を用いて洗浄する．溶剤型と界面活性剤型の両方を用いて洗顔することをダブルクレンジングという．

（菊地克子）

＊4
メイクアップ化粧を落とすための溶剤型の洗浄剤は「化粧落とし」や「メイククレンジング」といわれ，オイル状，クリーム状，乳液状，ローション状などの種類がある．

■ 文献

1) 沼上克子ほか．いわゆる敏感肌についての皮膚機能の検討を含めた健常成人女性の加齢に伴う皮膚の機能的変化．香粧会誌 2000；24：7-13.

2) Tur E. Physiology of the skin—differences between women and men. Clin Dermatol 1997；15：5-16.

3) Haze S, et al. 2-Nonenal newly found in human body odor tends to increase with aging. J Invest Dermatol 2001；116：520-4.

4) 原　武史，松井　宏.「ミドル脂臭」に着目したデオドラント技術の開発．Fragrance Journal 2015；43：18-23.

5) Ara K, et al. Foot odor due to microbial metabolism and its control. Can J Microbiol 2006；52：357-64.

6) Pagnoni A, et al. Determination of density of follicles on various regions of the face by cyanoacrylate biopsy：correlation with sebum output. Br J Dermatol 1994；131：862-5.

7) Kobayashi H, Tagami H. Distinct locational differences observable in biophysical functions of the facial skin：with special emphasis on the poor functional properties of the stratum corneum of the perioral region. Int J Cosmet Sci 2004；26：91-101.

8) 林　伸和ほか．日本皮膚科学会ガイドライン　尋常性痤瘡治療ガイドライン 2017．日皮会誌 2017；127：1261-302.

2.5 清潔ケア

Q2. どのような石鹸やボディシャンプーを使えばよいですか？

A2.
① 固形や液状の洗浄剤は，適量の水で泡立ててから用いるが，あらかじめ泡立ててあるフォーム型のものはそのまま使用できるので簡便である．
② 石鹸やボディシャンプーの主成分は陰イオン性の界面活性剤である．洗浄力が強い界面活性剤は皮表脂質膜を除去する力も強い．
③ 皮膚に残留しやすい界面活性剤は，皮膚の乾燥を起こしやすく刺激性皮膚炎の原因になることもある．

●洗浄剤の種類

溶剤型と界面活性剤型

洗浄剤には溶剤型と界面活性剤型がある．溶剤型は油汚れと相溶性の良い液状油により汚れを溶解して，それを拭き取るかあるいは洗い流して除去するもので，クレンジング料がそれに相当する．界面活性剤型に相当するのは一般的な泡立ち型の洗浄剤で，固形，クリーム・ペースト型，液状，フォーム（泡）型がある．クリーム・ペースト型は洗顔料に多い．体を洗う洗浄剤には，固形，液状，フォーム型がある．

石鹸とボディシャンプー

化学的用語としての「石鹸」は，高級（長鎖）脂肪酸を水酸化ナトリウムで鹸化して生成した塩であり，陰イオン性の界面活性剤の代表的なものである．一般にいう「石鹸」は固形の洗浄剤をさすことが多く，高級脂肪酸塩をはじめ種々の界面活性剤を主成分とする洗浄剤である．一方，「ボディシャンプー」は液体の洗浄剤で，これも種々の界面活性剤を主成分としている．界面活性剤の種類により洗浄力や皮膚への刺激性も異なる．

界面活性剤の4型

界面活性剤は，1分子中に親水性部分と親油性部分を有する．油/水界面に吸着し，油/水の表面張力を低下させ，皮膚（固体表面）/水界面に吸着することでその界面張力を低下させ，同時に油/皮膚界面の反撥力を増加させて汚れを離脱させる（❹）．水溶液中での親水基の解離状態により以下の4型に分類される．
① −に解離する：陰イオン（アニオン）性．油脂の可溶化作用や表面張力低下作用に優れ皮膚の汚れをよく落とすため，皮膚洗浄剤の主剤として最も多く使用される．高級脂肪酸のナトリウム塩である「石鹸」もこれに含まれる．
② ＋に解離する：陽イオン（カチオン）性．洗浄力はほとんどなく，リンスや柔軟仕上げ剤に使用される（柔軟効果および帯電防止効果）．

67

❹ 皮膚（肌）の洗浄過程の概念図

親水性部分（●）と親油性部分（ー）を有する界面活性剤は，油（汚れ）/水界面の表面張力を低下させ，同時に油（汚れ）/皮膚界面の反撥力を増加させる．その結果，汚れ・界面活性剤複合体となり汚れが離脱する．
（坂本一民．粧技誌 2012[9] より）

③＋とーを併せもつ：両イオン性（両性）．増泡剤などとして使用される．

④どちらにも解離しない：非イオン性．洗浄剤や増泡剤として使用される．

●皮膚に優しい洗浄剤とは

皮膚に優しい洗浄剤とは，①汚れを取り込んだ皮表脂質成分を除去するが角質細胞間脂質は残す選択洗浄性をもち，②皮膚に残留しにくく，③皮膚刺激や角層障害性が少ないもの，といえる．

選択洗浄性

選択洗浄性をもつ洗浄剤の設計は困難であるため，処方中にあらかじめ残すべき脂質成分を添加しておくことで有用成分の過剰な溶出を抑制するという考えに基づいたものを皮膚に優しい洗浄剤としている[1,2]．

残留性

陰イオン系界面活性剤のうち脂肪酸塩，すなわち「石鹸」が比較的皮膚に残留しやすく，そのなかでもアルキル鎖長によっても差があり，C12, 14 に比べて水溶性の低い C16, 18 のほうが残留量が多いと報告されている．皮膚に吸着し残留するものほど皮膚刺激性が高く[2]，皮膚乾燥も起こりやすい．痤瘡患者や敏感肌をもつ患者を対象として，余分な皮脂や汚れには吸着するが皮膚には吸着しにくい洗顔料の有用性が示された報告[3,4]がある．

pH

皮膚表面は，角層成分ならびに汗，皮脂などにより弱酸性に保たれ（酸外套）[*5]，感染防御に重要な役割を果たしている．また，角層中は表層は弱酸性で深層では中性に近くなる pH 変化があり，この pH 変化が角質細胞間脂質生

*5
洗浄剤のpHに関しては，「石鹸」はアルカリ性であるので，このようなアルカリ性の洗浄剤を用いて皮膚を洗った直後は皮表pHがやや増加するものの，健常な皮膚では緩衝作用により時間が経過すると皮表は弱酸性に復帰するので，通常は問題になることは少ない．

成に関係する酵素の働きや落屑を起こす酵素の働きに影響し角層バリア機能維持に関係している.

界面活性剤が同じであれば,pHが高いほど角層細胞の膨化が大きく,角層障害性が高くなる[1].また,角層細胞の天然保湿因子の一つであるアミノ酸は,洗浄剤のpHが6付近で最も溶出が少なく,pHが上昇するほど溶出しやすくなるとの報告がある[2]一方で,pHとアミノ酸溶出は界面活性剤の種類によって異なる場合もあり,pHのみでのアミノ酸溶出の議論は難しい.アトピー性皮膚炎では皮膚表面が中性に近くアルカリ中和能が低下しており,pH緩衝能も低いので,弱酸性の洗浄剤が有用である可能性もある.

●「抗菌石鹸」と「抗真菌洗浄剤」

頭皮など脂漏部位の毛包に常在するマラセチア[*6]が脂漏性皮膚炎や頭皮のフケ症の発症にかかわるとされている.脂漏性皮膚炎の治療には,炎症症状が強いときにはステロイド外用を行うが,炎症症状が強くないときは抗真菌薬の外用が有用である.スキンケアとしては,適切な洗浄により皮表脂質を減らすことや,有効成分として抗真菌薬や抗菌薬,抗炎症薬を含むシャンプーや洗浄剤を用いることが有用である.ピロクトンオラミン,ミコナゾール,ケトコナゾール,ジンクピリチオンを含有するシャンプーの有用性が報告されている[5-7].頭皮を洗浄する際に,角栓除去目的で強いブラッシングを行うことは,角層を傷害し皮膚炎を増悪させるおそれもあるため避ける.

抗菌成分トリクロサンを含む「抗菌石鹸」は,抗菌成分を含まない「石鹸」に比べて除菌効果に差がないこと,ならびにトリクロサンやトリクロサンとの交差性のある抗菌薬に対する耐性菌が生じる可能性が指摘されている[8].したがって,除菌を目的として「抗菌石鹸」を用いたほうがよいというエビデンスはなく,抗菌成分を含まない通常の洗浄剤での洗浄で問題ない.

（菊地克子）

*6
マラセチアについては,「3.4 皮膚真菌症のスキンケア」の「マラセチア」(p.161)を参照.

■文献

1) Ananthapadmanabhan KP, et al. Cleansing without compromise : the impact of cleansers on the skin barrier and the technology of mild cleansing. Dermatol Ther 2004 ; 17 Suppl 1 : 16-25.

2) 山下裕司, 坂本一民. 皮膚の洗浄と刺激性に関する研究・開発の動向. Derma 2014 ; 8 : 31-9.

3) Isoda K, et al. Efficacy of the combined use of a facial cleanser and moisturizers for the care of mild acne patients with sensitive skin. J Dermatol 2015 ; 42 : 181-8.

4) Isoda K, et al. Effects of washing of the face with a mild facial cleanser formulated with sodium laureth carboxylate and alkyl carboxylates on acne in Japanese adult males. Skin Res Technol 2015 ; 21 : 247-53.

5) Gupta AK, Bluhm R. Ciclopirox shampoo for treating seborrheic dermatitis. Skin Therapy Lett 2004 ; 9 : 4-5.

6) Gupta AK, Nicol KA. Ciclopirox 1% shampoo for the treatment of seborrheic dermatitis. Int J Dermatol 2006 ; 45 : 66-9.

7) Lorette G, Ermosilla V. Clinical efficacy of a new ciclopiroxolamine/zinc pyrithione shampoo in scalp seborrheic dermatitis treatment. Eur J Dermatol 2006 ; 16 : 558-64.

8) Giuliano CA, Rybak MJ. Efficacy of triclosan as an antimicrobial hand soap and its potential

impact on antimicrobial resistance：a focused review. Pharmacotherapy 2015；35：328-36.

9）坂本一民．やさしい洗浄の基礎．粧技誌 2012；46：7-16.

疾患別のスキンケア

3章

3.1

アトピー性皮膚炎のスキンケア

Q1. アトピー性皮膚炎ではなぜドライスキンになるのですか？

A1. ①アトピー性皮膚炎では，遺伝的素因と皮膚炎による二次的な要因によってドライスキンになると考えられる．

②遺伝的素因としては，分解されると天然保湿因子の主成分になるフィラグリンの遺伝子変異などが知られている．

③皮膚炎の局所で産生されるサイトカイン，なかでも IL-4 などの 2 型サイトカインは，皮膚バリア機能を低下させドライスキンを招く．

④皮膚炎の治療に用いるステロイド外用薬は，炎症を制御して炎症による皮膚バリア機能を改善させるが，健常皮膚に外用すると皮膚バリア機能を低下させる．

●アトピー性皮膚炎にみられるドライスキン

アトピー性皮膚炎患者の皮膚は，カサカサしたドライスキン（❶）と湿疹病変が特徴である．角層を介する経表皮水分蒸散量は，健常者の皮膚に比べてアトピー性皮膚炎の非病変部では 2 倍，皮疹部では 4 倍と増加している[1]ことから，アトピー性皮膚炎患者の皮膚はもともとドライスキンであり，湿疹（皮膚炎と同義）病変が出現するとさらにドライスキンが悪化することが示唆され

POINT
アトピー性皮膚炎患者の皮膚はもともとドライスキンで，湿疹病変が出現するとさらにドライスキンが悪化する．

❶ アトピー性皮膚炎の患者にみられた乾燥皮膚

る．すなわち，アトピー性皮膚炎の患者にドライスキンがみられる理由としては，遺伝的素因と皮膚炎による二次的な要因が考えられる．

● アトピー性皮膚炎でみられるドライスキンの遺伝的背景

フィラグリンは，分解されると遊離アミノ酸，ピロリドンカルボン酸などの天然保湿因子として皮膚バリアに関係するほか，同じく分解産物であるウロカイン酸が角層の弱酸性の維持に働く[2]．日本人では健常者の数％にみられるフィラグリンをコードする遺伝子（*FLG*）の機能喪失型変異が，アトピー性皮膚炎患者では約3割にみられた[3]ことから，これらの患者では先天的に天然保湿因子の成分が減少し，角層の水分量が減少することがドライスキンになる要因の一つと考えられる．

角質細胞同士を接着するコルネオデスモゾームが KLK-5，KLK-7 などの組織カリクレインとよばれるセリンプロテアーゼによって分解されると，角層の剝離が起こる．通常はこれらのセリンプロテアーゼが過剰に働かないように，リンパ上皮 Kazal 型関連阻害因子（LEKTI）などのセリンプロテアーゼ阻害因子が作用して，角層の剝離が調節されている[4]．アトピー性皮膚炎患者の皮膚では，KLK-5 や KLK-7 の活性が増強していること[5]，KLK-7 をコードする *KLK7* 遺伝子の機能獲得型変異がイギリスのアトピー性皮膚炎患者で多いこと[6]，LEKTI をコードする遺伝子 *SPINK5* の機能喪失型変異が日本人を含むアジア人のアトピー性皮膚炎患者で多いことが報告されている[7-9]．すなわち，アトピー性皮膚炎患者の角層ではプロテアーゼが優位で角層が剝離しやすい状態になり，皮膚バリア機能の低下に深く関与している[4,10]と考えられる．また，KLK-5 は PAR2 を活性化させる[11]が，PAR2 は層板顆粒の分泌を抑制することによって角層の脂質前駆体を減少させる[12]ことから，LEKTI の減少による KLK-5 優位な状態は角層のセラミドの減少につながると考えられる．

クローディンや ZO-1 などタイトジャンクションは体内の水分やイオン，可溶性蛋白が，表皮顆粒層から角層に喪失するのを防ぐ機能も併せもっている．クローディン-1 をコードする *CLDN1* 遺伝子の多型とアトピー性皮膚炎の発症や重症度に関連がみられることが報告された[13]．

● 皮膚の炎症に伴うドライスキン

セラミドをはじめとする角質細胞間脂質やフィラグリンは，表皮の顆粒層で産生される．ドライスキンやアトピー性皮膚炎の病変部では，表皮角化細胞のターンオーバーが亢進する[14]ことから，セラミドやフィラグリンなどの保湿因子を産生する時間も減少し，これらの因子の産生量が低下していることが示唆される．アトピー性皮膚炎では，皮膚バリア機能が低下しているため，石鹸のすすぎ残しなどの刺激が角層のより深くまで作用すると考えられるが，このような刺激によってもフィラグリンの産生は低下する[15]．

フィラグリンの分解産物であるウロカイン酸は，角層 pH の弱酸性維持に働

KLK：kallikrein-related peptidases

LEKTI：lympho-epi-thelial Kazal-type-related inhibitor

PAR2：proteinase-activated receptor-2

POINT
ドライスキンやアトピー性皮膚炎の病変部では，セラミドやフィラグリンなどの保湿因子の産生量が低下している．

3章　疾患別のスキンケア

いていると考えられ，フィラグリン低下マウスに角層pH上昇刺激を加えた際のpH回復能は低下していた[16]．また角層pHは掻破や洗浄剤などの外的な刺激によっても上昇する[17]．角層のpH上昇は，セラミドの産生を増強するβ-グルコセレブロシダーゼの活性低下[18]や，セリンプロテアーゼ活性上昇に続くPAR2の活性化を介した層板顆粒の分泌抑制による脂質前駆体の減少[12,19]を招き，いずれもセラミドの減少につながる．また，アルカリ刺激は天然保湿因子を減少させることも明らかになっている[20]．

POINT
IL-4やIL-13などの2型サイトカインは，皮膚バリア機能を低下させ，ドライスキンを招く．

アトピー性皮膚炎の病変部では，IL-4やIL-13などの2型サイトカインが重症度に相関して多く産生され，病態形成に深くかかわっている[21,22]．これらの2型サイトカインは，セラミドをはじめとする角質細胞間脂質の産生を低下させる[23,24]．また，IL-4やIL-13は表皮角化細胞のフィラグリン産生量を減少させる[25]．上皮におけるタイトジャンクションの発現もIL-4やIL-13によって減弱することが示されている[26]．フィラグリンの産生については，IL-17，IL-22，IL-25，IL-31，腫瘍壊死因子（TNF）αなど多くのサイトカインによっても減少することが知られている[27-31]．KLK-7の発現もIL-4やIL-13によって増強することが報告されている[32]．

TNF：tumor necrosis factor

アトピー性皮膚炎患者の皮膚では，ヒスタミンの量の増加や肥満細胞の増加が知られている[33-35]．ヒスタミンはヒスタミンH$_1$受容体を介して表皮角化細胞のフィラグリンの発現を低下させることが報告された[36]．アトピー性皮膚炎では黄色ブドウ球菌が皮表に増加することが知られているが[37,38]，黄色ブドウ球菌が産生するプロテアーゼによって皮膚バリアが傷害され，経表皮水分蒸散量が増加する[39]ことが報告されている．

そのほか，機序は明らかでないが，アトピー性皮膚炎患者の皮膚では，皮脂腺の低形成や数の減少，脂腺細胞の増殖能低下，皮脂の減少[40]がみられる．また，アトピー性皮膚炎患者の皮膚では，スフィンゴミエリンからスフィンゴシルホスホリルコリンを生成するスフィンゴミエリンデアシラーゼ活性が高まっているためにセラミド合成経路と競合する反応が生じることが，セラミドの減少の一因と考えられている[41]．

●アトピー性皮膚炎の治療に用いられる薬剤と皮膚バリア機能

現時点において，アトピー性皮膚炎の炎症を十分に沈静し有効性と安全性が多くの臨床研究で検討されている薬剤として，ステロイド外用薬とタクロリムス外用薬が世界的に広く用いられている[42]．アトピー性皮膚炎の病変部では，皮膚の炎症と炎症局所で産生される2型サイトカインをはじめとする種々のサイトカインや掻破の刺激などが，皮膚バリア機能をさらに低下させ，汗や衣服との摩擦などの非特異的刺激に対する被刺激性の亢進を招き，アレルゲンに対する経皮感作につながる[42]．言い換えると，コントロールされていない皮膚炎の存在がアトピー性皮膚炎の最大の悪化因子の一つと考えられる．

3.1 アトピー性皮膚炎のスキンケア

　ステロイド外用薬は，角層の脂質を減少させ，経表皮水分蒸散量を増加させ
るなど，皮膚バリア機能の低下やドライスキンを招く[43-45]．一方，タクロリム
ス外用薬では，このような変化はみられなかった[46]．したがって，治療開始時
や皮疹が悪化した際にはステロイド外用薬を十分に用いて皮疹を寛解に導入す
ることで，炎症による皮膚バリア機能の低下を改善させ，寛解に導入した後は
タクロリムス外用薬に切り替えるかステロイド外用薬の外用回数を減じるなど
の方策によって[42]，ステロイド外用薬による皮膚バリア機能の低下というデメ
リットも含め局所性副作用を招かないように配慮することが肝要である．

　デュピクセント®皮下注（抗IL-4受容体α抗体デュピルマブ）は，IL-4と
IL-13のシグナルをブロックすることでアトピー性皮膚炎に奏効する生物学的
製剤である[47]．これらの2型サイトカインは皮膚バリア機能を低下させドライ
スキンを招くことから，デュピルマブはアトピー性皮膚炎でみられる皮膚バリ
ア機能の低下を改善することによっても効果を発揮することが期待される．

（加藤則人）

> **POINT**
> 治療開始時や皮疹が悪化した際にはステロイド外用薬を用い，寛解後はタクロリムス外用薬に切り替えるかステロイド外用薬の外用回数を減らす．

■文献

1) Proksch E, et al. Skin barrier function, epidermal proliferation and differentiation in eczema. J Dermatol Sci 2006；43：159-69.

2) Thyssen JP, Kezic S. Causes of epidermal filaggrin reduction and their role in the pathogenesis of atopic dermatitis. J Allergy Clin Immunol 2014；134：792-9.

3) Akiyama M. FLG mutations in ichthyosis vulgaris and atopic eczema：spectrum of mutations and population genetics. Br J Dermatol 2010；162：472-7.

4) Cork MJ, et al. Epidermal barrier dysfunction in atopic dermatitis. J Invest Dermatol 2009；129：1892-908.

5) Komatsu N, et al. Human tissue kallikrein expression in the stratum corneum and serum of atopic dermatitis patients. Exp Dermatol 2007；16；513-9.

6) Vasilopoulos Y, et al. Genetic association between an AACC insertion in the 30UTR of the stratum corneum chymotryptic enzyme gene and atopic dermatitis. J Invest Dermatol 2004；123：62-6.

7) Walley AJ, et al. Gene polymorphism in Netherton and common atopic disease. Nat Genet 2001；29：175-8.

8) Kato A, et al. Association of SPINK5 gene polymorphisms with atopic dermatitis in the Japanese population. Br J Dermatol 2003；148：665-9.

9) Zhao L, et al. Association of SPINK5 gene polymorphisms with atopic dermatitis in Northeast China. J Eur Acad Dermatol Venereol 2012；26：572-7.

10) Ali SM, Yosipovitch G. Skin pH：from basic science to basic skin care. Acta Derm Venereol 2013；93：261-7.

11) Stefansson K, et al. Activation of proteinase-activated receptor-2 by human kallikrein-related peptidases. J Invest Dermatol 2007；128：18-25.

12) Hachem JP, et al. Serine protease signaling of epidermal permeability barrier homeostasis. J Invest Dermatol 2006；126：2074-86.

13) De Benedetto A, et al. Tight junction defects in patients with atopic dermatitis. J Allergy Clin Immunol 2011；127：773-86. e1-7.

14) van Neste D, et al. Atopic dermatitis：a histologic and radioautographic study（after ^{3}H-thymidine labelling）of epidermal and dermal lesions. Ann Dermatol Venereol 1979；106：327-35.

15) Torma H, et al. Skin barrier disruption by sodium lauryl sulfate exposure alters the expressions of involucrin, transglutaminase 1, profilaggrin, and kallikreins during the repair phase in human skin in vivo. J Invest Dermatol 2008；128：1212-9.

16) Sakai T, et al. Defective maintenance of pH of stratum corneum is correlated with preferential

75

emergence and exacerbation of atopic-dermatitis-like dermatitis in flaky-tail mice. J Dermatol Sci 2014；74：222-8.

17）波多野豊．皮膚バリア機能とその障害メカニズム．アレルギー・免疫 2013；20；836-44.

18）Mauro T, et al. Barrier recovery is impeded at neutral pH, independent of ionic effects：implications for extracellular lipid processing. Arch Dermatol Res 1998；290：215-22.

19）Hachem JP, et al. Sustained serine proteases activity by prolonged increase in pH leads to degradation of lipid processing enzymes and profound alterations of barrier function and stratum corneum integrity. J Invest Dermatol 2005；125：510-20.

20）Angelova-Fischer I, et al. Skin barrier integrity and natural moisturising factor levels after cumulative dermal exposure to alkaline agents in atopic dermatitis. Acta Derm Venereol 2014；94：640-4.

21）Gittler JK, et al. Progressive activation of Th2/Th22 cytokines and selective epidermal proteins characterizes acute and chronic atopic dermatitis. J Allergy Clin Immunol 2012；130：1344-54.

22）Hijnen D, et al. CD8[+] T cells in the lesional skin of atopic dermatitis and psoriasis patients are an important source of IFN-γ, IL-13, IL-17, and IL-22. J Invest Dermatol 2013；133：973-9.

23）Hatano Y, et al. Interleukin-4 suppresses the enhancement of ceramide synthesis and cutaneous permeability barrier functions induced by tumor necrosis factor-alpha and interferon-gamma in human epidermis. J Invest Dermatol 2005；124：786-92.

24）Sawada E, et al. Th1 cytokines accentuate but Th2 cytokines attenuate ceramide production in the stratum corneum of human epidermal equivalents：an implication for the disrupted barrier mechanism in atopic dermatitis. J Dermatol Sci 2012；68：25-35.

25）Ahdieh M, et al. Lung epithelial barrier function and wound healing are decreased by IL-4 and IL-13 and enhanced by IFN-gamma. Am J Physiol Cell Physiol 2001；281：C2029-38.

26）Howell MD, et al. Cytokine modulation of atopic dermatitis filaggrin skin expression. J Allergy Clin Immunol 2007；120：150-5.

27）Cornelissen C, et al. IL-31 regulates differentiation and filaggrin expression in human organotypic skin models. J Allergy Clin Immunol 2012；129：426-33.

28）Deleuran M, et al. IL-25 induces both inflammation and skin barrier dysfunction in atopic dermatitis. Chem Immunol Allergy 2012；96：45-9.

29）Gutowska-Owsiak D, et al. Interleukin-22 downregulates filaggrin expression and affects expression of profilaggrin processing enzymes. Br J Dermatol 2011；165：492-8.

30）Gutowska-Owsiak D, et al. IL-17 downregulates filaggrin and affects keratinocyte expression of genes associated with cellular adhesion. Exp Dermatol 2012；21：104-10.

31）Kim BE, et al. TNF-alpha downregulates filaggrin and loricrin through c-Jun N-terminal kinase：role for TNF-alpha antagonists to improve skin barrier. J Invest Dermatol 2011；131：1272-9.

32）Morizane S, et al. Th2 cytokines increase kallikrein 7 expression and function in patients with atopic dermatitis. J Allergy Clin Immunol 2012；130：259-61.

33）Ruzicka T, Glück S. Cutaneous histamine levels and histamine releasability from the skin in atopic dermatitis and hyper-IgE-syndrome. Arch Dermatol Res 1983；275：41-4.

34）Damsgaard TE, et al. Mast cells and atopic dermatitis. Stereological quantification of mast cells in atopic dermatitis and normal human skin. Arch Dermatol Res 1997；289：256-60.

35）Imayama S, et al. Epidermal mast cells in atopic dermatitis. Lancet 1995；346：1559.

36）Gschwandtner M, et al. Histamine suppresses epidermal keratinocyte differentiation and impairs skin barrier function in a human skin model. Allergy 2013；68：37-47.

37）Aly R, et al. Microbial flora of atopic dermatitis. Arch Dermatol 1977；113：780-2.

38）Kong HH, et al. Temporal shifts in the skin microbiome associated with disease flares and treatment in children with atopic dermatitis. Genome Res 2012；22：850-9.

39）Hirasawa Y, Tet al. Staphylococcus aureus extracellular protease causes epidermal barrier dysfunction. J Invest Dermatol 2010；130：614-7.

40）Shi VY, et al. Role of sebaceous glands in inflammatory dermatoses. J Am Acad Dermatol 2015；73：856-63.

41）Hara J, et al. High-expression of sphingomyelin deacylase is an important determinant of ceramide deficiency leading to barrier disruption in atopic dermatitis. J Invest Dermatol 2000；115：406-13.

42）日本皮膚科学会アトピー性皮膚炎診療ガイドライン作成委員会．アトピー性皮膚炎診療ガイドラ

イン 2016 年版. 日皮会誌 2016；126：121-55.

43) Sheu HM, Chang CH. Alterations in water content of the stratum corneum following long-term topical corticosteroids. J Formos Med Assoc 1991；90：664-9.

44) Sheu HM, et al. Depletion of stratum corneum intercellular lipid lamellae and barrier function abnormalities after long-term topical corticosteroids. Br J Dermatol 1997；136：884-90.

45) Kao JS, et al. Short-term glucocorticoid treatment compromises both permeability barrier homeostasis and stratum corneum integrity：inhibition of epidermal lipid synthesis accounts for functional abnormalities. J Invest Dermatol 2003；120：456-64.

46) Danby SG, et al. The effect of tacrolimus compared with betamethasone valerate on the skin barrier in volunteers with quiescent atopic dermatitis. Br J Dermatol 2014；170：914-21.

47) Seegräber M, et al. Dupilumab for treatment of atopic dermatitis. Expert Rev Clin Pharmacol 2018；11：467-74.

Q2. ドライスキンになるとアトピー性皮膚炎の悪化にどのような影響があるのですか？

A2. ① ドライスキンになると，表皮角化細胞による前炎症性サイトカインの産生亢進や物質の透過性亢進などによって，皮膚への刺激に対する皮膚炎を起こしやすくなる.

② ドライスキンになると，通常は真皮内にとどまる皮膚の神経線維が表皮内に伸長するため，かゆみを感じやすくなる.

③ ドライスキンになると，表皮の抗原提示細胞であるランゲルハンス細胞の樹状突起が角質層まで伸長してアレルゲンを取り込みやすくなり，しかも抗原提示能が増強することから，経皮感作が起こりやすくなる.

④ ドライスキンによる角層 pH の上昇は，黄色ブドウ球菌を増加させ，アトピー性皮膚炎の悪化に関係する.

●ドライスキンになると皮膚への刺激に対して皮膚炎を起こしやすくなる

　アトピー性皮膚炎でみられるドライスキン（❷）と深く関係する角質の保湿因子の減少[1-4]や，表皮のタイトジャンクションの発現低下[5]は，皮膚のバリア機能低下につながる. アセトンによる処理をして皮膚バリア機能を低下させると，表皮角化細胞の IL-1α，IL-1β，腫瘍壊死因子（TNF）などの前炎症性サイトカインの産生が亢進することが示されていることから[6]，ドライスキンはいわば"炎症準備状態"にあるといえよう. そして，皮膚バリア機能が低下すると角層の物質透過性が高まり，物質が角層深くまであるいはタイトジャンクションを越えて表皮顆粒層にまで浸透すると考えられる. たとえば，フィラグリン遺伝子欠損マウスでは角層表面の物質が角層の深くまで浸透し[7]，刺激に対する皮膚の反応の閾値が低下する[8].

3章　疾患別のスキンケア

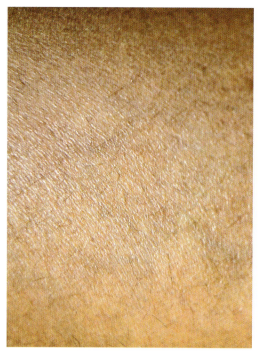

❷ アトピー性皮膚炎患者にみられたドライスキン
軽度のドライスキン.

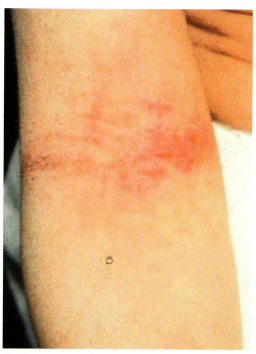

❸ 汗によるアトピー性皮膚炎の湿疹の悪化
肘窩のしわに湿疹が強くみられる.

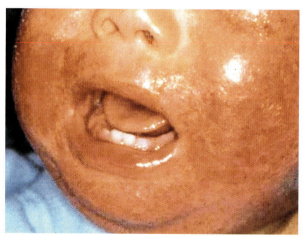

❹ 唾液によるアトピー性皮膚炎の湿疹の悪化
皮脂が多い鼻周囲には湿疹がみられない.

> **POINT**
> 汗，唾液，洗浄剤のすすぎ残しなど，皮膚の表面に付着するさまざまな物質の刺激によってアトピー性皮膚炎が生じ，悪化する.

　実際，アトピー性皮膚炎患者では非病変部や臨床的にドライスキンを呈する部位で，界面活性剤による刺激に対する皮膚の反応が強くなることが報告されている[9,10]．日常生活においては，汗（❸）や唾液（❹），洗浄剤のすすぎ残しなど，皮膚の表面に付着するさまざまな物質の刺激によってアトピー性皮膚炎の湿疹（皮膚炎と同義）が生じ，悪化する．職業上の刺激によるアトピー性皮膚炎患者の手湿疹も広く知られている[11]．

3.1 アトピー性皮膚炎のスキンケア

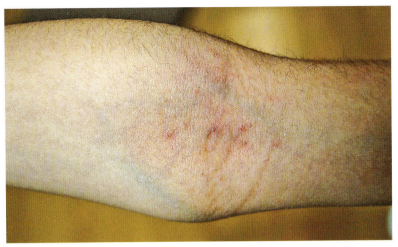

❺ **搔破による湿疹の発症**
ドライスキンを搔破した部位に湿疹病変が出現している．

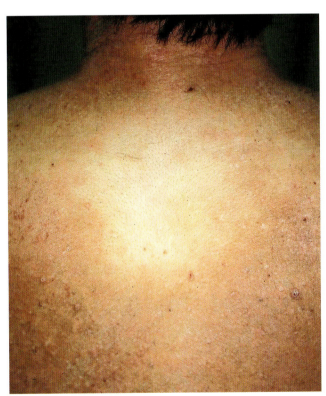

❻ **搔破による湿疹の悪化**
搔破できない部位には湿疹がみられない．

● ドライスキンになるとかゆみを感じやすくなる

　アトピー性皮膚炎患者は，湿疹病変だけでなくしばしばドライスキンのかゆみを訴える．かゆみに対して皮膚を搔く刺激は湿疹の誘因（❺）となり，また湿疹の悪化（❻）に直結する．ドライスキンでは，温まるとかゆくなる，ウー

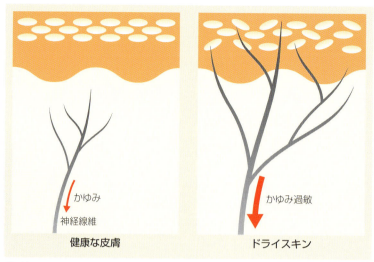

❼ ドライスキンでみられる神経線維の伸長
ドライスキンのかゆみ過敏の一因と考えられている．

ル製の衣服を着るとかゆくなるなど，かゆみ閾値が低下し軽微な刺激でかゆみが誘発されるアロネーシス（alloknesis）という現象，いわゆる「かゆみ過敏」がみられる[12]．

ドライスキンでは，正常皮膚では表皮真皮境界部にとどまる皮膚の神経線維が，表皮内，とくに角層直下まで侵入し増数しており（❼），表皮内に侵入している神経線維の約2割の神経線維（ガストリン放出ペプチド含有神経）がかゆみ伝達に関与していることから，ドライスキンでみられるかゆみ過敏のメカニズムの一つとして，表皮内への神経線維の伸長，増加が重要な役割を有していると考えられている[12-14]．また，アセトン処理によってドライスキンを作成したマウスの表皮内には神経線維の伸長がみられるが，保湿剤を外用すると神経線維の伸長が抑制される[15]．

● ドライスキンでは経皮感作が起こりやすい

食物や環境中のアレルゲン

アトピー性皮膚炎の悪化因子の一つに，食物や環境中のアレルゲンに対するアレルギーがある[16]．マウスの皮膚をテープストリッピングによって皮膚バリア機能を低下させたドライスキンモデルでは，表皮の抗原提示細胞であるランゲルハンス細胞の活性化と抗原提示能の増強がみられた[17]．また，同様に皮膚バリア機能を低下させた皮膚では，通常はタイトジャンクションを越えないランゲルハンス細胞の樹状突起が，タイトジャンクションを越えて角質層まで伸長していることが示された[18]．したがって，ドライスキンではアレルゲンを取り込みやすく，しかも抗原提示細胞が抗原をリンパ球に提示する働きも強まっていることから，経皮的に侵入したアレルゲンに感作（経皮感作）されやすい

POINT
ドライスキンでは，通常は真皮内にとどまる皮膚の神経線維が表皮内に伸長するため，かゆみを感じやすくなる．

POINT
食物や環境中のアレルゲンはアトピー性皮膚炎の悪化因子の一つ．

状況にあると考えられる.

また,テープストリッピングで皮膚バリアを破壊した皮膚を介して卵白アルブミンで感作したマウスは,アジュバントとともに卵白アルブミンを腹腔内投与して感作したマウスよりも,明らかに高い卵白アルブミン特異IgEが誘導されることが報告された[19].経皮感作後に卵白アルブミンを単回吸入させると喘息発作が誘発された[19]ことから,バリアを破壊した皮膚からの経皮感作はアジュバントとともにアレルゲンを腹腔内投与するよりも強く全身性のアレルギー反応を誘導することが示唆される.

フィラグリンの減少

皮膚の天然保湿因子の一つであるフィラグリンの減少はドライスキンの一因になる.フィラグリン遺伝子(FLG)の機能喪失型変異が,多くのアトピー性皮膚炎患者にみられるのに加え,FLG変異は喘息の発症や重症度と強い関連がみられることが報告された[20,21].フィラグリンは気道粘膜には発現していないことから,フィラグリンの減少によってバリア機能が低下した皮膚から侵入したアレルゲンに対する感作が,喘息の発症や重症化と関連している可能性が示唆される.

イギリスのコホートで生後1年以内の家塵中のピーナッツとの曝露と8歳と11歳時のピーナッツアレルギーの有無を検討したところ,家塵中のピーナッツ量がピーナッツアレルギーの感作と有意に相関した[22].また,ピーナッツアレルギーはFLG変異と強く相関した[*1]ことから,皮膚におけるフィラグリンの発現低下に伴う皮膚バリア機能の低下(ドライスキン)が,家塵中のピーナッツに対する経皮感作と関連していることが示唆される.また,3か月児を対象とした検討では,牛乳,卵白,小麦,ピーナッツの4つの食物アレルゲンのいずれかにプリックテストが陽性を示すことと関連したものとして,湿疹がない部位の経表皮水分蒸散量が15以上と高いことをあげており,ドライスキンと食物アレルギーの関連をサポートする結果と考えられる[23].

*1
乳児期のアトピー性皮膚炎の有無で補正.

TSLPおよびIL-33

抗原に対して,インターフェロン-γを主とする1型の過敏反応が誘導されるか,IL-4,IL-13を主とする2型の過敏反応が誘導されるかは,感作の際の微小環境が重要で,たとえば表皮角化細胞などの上皮細胞が産生するTSLPやIL-33は2型の免疫反応を誘導するサイトカインとして知られている[24,25].われわれの検討では,アトピー性皮膚炎の角質層中のTSLPの発現は,アトピー性皮膚炎の重症度や皮膚バリア機能の低下,ドライスキンのスコアに関連して増強していた[26].また皮膚への外傷もTSLPの発現を増強させることから[24],ドライスキンによるかゆみに伴う掻破によっても表皮角化細胞のTSLP発現が増強することが示唆される.同様に血清中のIL-33値は,アトピー性皮膚炎の重症度やドライスキンのスコアに関連して増加していた[27].ドライスキンで

TSLP:thymic stromal lymphopoietin

は，TSLP や IL-33 が多く産生され，2 型サイトカインによる過敏反応の成立に関与していることが示唆される．

アレルギーマーチ

アレルギー疾患の患者では，複数のアレルギー疾患が合併していることが多い．とくに小児においては，乳児期にアトピー性皮膚炎を発症し，続いて複数の食物アレルゲンに対して特異 IgE 抗体価が上昇し，さらに成長すると気管支喘息を発症する，という経過をたどる症例が日常的に経験される[28,29]．このような現象はアレルギーマーチとよばれ広く認知されているが，アレルギーマーチの出発点として，ドライスキンからの経皮感作の意義は大きいといえよう[28,29]．

● ドライスキンと黄色ブドウ球菌

正常な皮膚の角層は皮脂が乳化した表面脂肪酸によって弱酸性に保たれており，酸外套とよばれる殺菌作用を有する膜が形成されている[30]．一方，アトピー性皮膚炎患者の皮膚はアルカリ性にシフトしており，細菌が増加しやすい状況にある[31]．その機序の一つに，アトピー性皮膚炎患者の数割にみられる *FLG* 遺伝子の変異によってフィラグリンの分解産物であるウロカイン酸が減少すると角層 pH が上昇する[31,32] ことがあげられる．皮脂の減少や *FLG* 遺伝子の変異による天然保湿因子の減少は，ともにドライスキンを招くことから，少なくとも一部のドライスキンでは角層 pH が上昇し，皮膚表面の黄色ブドウ球菌の増加と関連している可能性が示唆される．興味深いことに，アトピー性皮膚炎患者の皮膚の経表皮水分蒸散量は，黄色ブドウ球菌が陽性を示す患者のほうが陰性の患者より高いことが示されている[33]．

皮膚表面の黄色ブドウ球菌の増加がアトピー性皮膚炎の重症度と関連していることは，多くの臨床研究で示されており[34-36]，黄色ブドウ球菌による湿疹病変の悪化のメカニズムを検討した研究も数多くみられる．たとえば，黄色ブドウ球菌が産生する toxic shock syndrome toxin-1 やブドウ球菌エンテロトキシンなどのスーパー抗原は，T 細胞を抗原非特異的に活性化し多量のサイトカインの産生を誘導することにより，湿疹病変の悪化に関係すると考えられる[37,38]．スーパー抗原はアレルゲンとして特異 IgE を介するアレルギー反応を惹起することも知られている[39]．さらに，スーパー抗原を含む黄色ブドウ球菌が産生する毒素は，表皮角化細胞に対して細胞傷害性を示すとともに TNF-α を遊離させ，皮膚の炎症にかかわると考えられる[40]．また，黄色ブドウ球菌が産生する δ-トキシンは，アレルゲンのない状態でも IgE による肥満細胞の脱顆粒を誘導して，かゆみや皮膚組織の浮腫を惹起するとともに，アレルゲンによるアレルギー性皮膚炎を増強させ，抗原特異 IgE を増加させることがマウスを用いた実験で示された[41]．

POINT

ドライスキンによる角層 pH の上昇は，黄色ブドウ球菌を増加させ，アトピー性皮膚炎の悪化に関係する．

● ドライスキンとアトピー性皮膚炎の発症

　生後2日目と2か月目の経表皮水分蒸散量の高さと1歳時のアトピー性皮膚炎の発症に相関がみられるというアイルランドにおける臨床研究からも，ドライスキンとアトピー性皮膚炎の発症の関連が示唆される[42]．この研究では，*FLG*遺伝子の変異の有無と経表皮水分蒸散量には生後2日目では差がなかったが，2か月目の検査では*FLG*遺伝子の変異があるほうが経表皮水分蒸散量が高かった．一方，石垣島での小児のコホートでは，*FLG*遺伝子の変異の頻度はアトピー性皮膚炎の有無によって有意な差がみられなかった[43]．以上のことから，遺伝的要因だけでなく出生後の環境が，ドライスキンやアトピー性皮膚炎の発症に重要なことが示唆される．

（加藤則人）

■ 文献

1) Thyssen JP, Kezic S. Causes of epidermal filaggrin reduction and their role in the pathogenesis of atopic dermatitis. J Allergy Clin Immunol 2014 ; 134 : 792-9.

2) Akiyama M. FLG mutations in ichthyosis vulgaris and atopic eczema : spectrum of mutations and population genetics. Br J Dermatol 2010 ; 162 : 472-7.

3) Shi VY, et al. Role of sebaceous glands in inflammatory dermatoses. J Am Acad Dermatol 2015 ; 73 : 856-63.

4) Hara J, et al. High-expression of sphingomyelin deacylase is an important determinant of ceramide deficiency leading to barrier disruption in atopic dermatitis. J Invest Dermatol 2000 ; 115 : 406-13.

5) De Benedetto A, et al. Tight junction defects in patients with atopic dermatitis. J Allergy Clin Immunol 2011 ; 127 : 773-86. e1-7.

6) Wood LC, et al. Cutaneous barrier perturbation stimulates cytokine production in the epidermis of mice. J Clin Invest 1992 ; 90 : 482-7.

7) Kawasaki H, et al. Altered stratum corneum barrier and enhanced percutaneous immune responses in filaggrin-null mice. J Allergy Clin Immunol 2012 ; 129 : 1538-46.

8) Scharschmidt TC, et al. Filaggrin deficiency confers a paracellular barrier abnormality that reduces inflammatory thresholds to irritants and haptens. J Allergy Clin Immunol 2009 ; 124 : 496-506.

9) Nassif A, et al. Abnormal skin irritancy in atopic dermatitis and in atopy without dermatitis. Arch Dermatol 1994 ; 130 : 1402-7.

10) Tupker RA, et al. Susceptibility to irritants : role of barrier function, skin dryness and history of atopic dermatitis. Br J Dermatol 1990 ; 123 : 199-205.

11) Lammintausta K, Kalimo K. Does a patient's occupation influence the course of atopic dermatitis? Acta Derm Venereol 1993 ; 73 : 119-22.

12) 高森建二．ドライスキンとかゆみ．香粧会誌 2014 ; 38 : 92-5.

13) Tominaga M, et al. Intraepidermal nerve fibers increase in dry skin of acetone-treated mice. J Dermatol Sci 2007 ; 48 : 103-11.

14) Tominaga, M, et al. Histological characterization of cutaneous nerve fibers containing gastrinreleasing peptide in NC/Nga mice : An atopic dermatitis model. J Invest Dermatol 2009 ; 129 : 901-5.

15) Kamo A, et al. Topical application of emollients prevents dry skin-inducible intraepidermal nerve growth in acetone-treated mice. J Dermatol Sci 2011 ; 62 : 64-6.

16) 日本皮膚科学会アトピー性皮膚炎診療ガイドライン作成委員会．アトピー性皮膚炎診療ガイドライン 2016 年版．日皮会誌 2016 ; 126 : 121-55.

17) Katoh N, et al. Acute cutaneous barrier perturbation induces maturation of Langerhans' cells in hairless mice. Acta Derm Venereol 1997 ; 77 : 365-9.

18）Kubo A, et al. External antigen uptake by Langerhans cells with reorganization of epidermal tight junction barriers. J Exp Med 2009；206：2937-46.

19）Spergel JM, et al. Epicutaneous sensitization with protein antigen induces localized allergic dermatitis and hyperresponsiveness to methacholine after single exposure to aerosolized antigen in mice. J Clin Invest 1998：101：1614-22.

20）Palmer CN, et al. Common loss-of-function variants of the epidermal barrier protein filaggrin are a major predisposing factor for atopic dermatitis. Nat Genet 2006；38：441-6.

21）Palmer CN, et al. Filaggrin null mutations are associated with increased asthma severity in children and young adults. J Allergy Clin Immunol 2007；120：64-8.

22）Brough HA, et al. Peanut allergy：effect of environmental peanut exposure in children with filaggrin loss-of-function mutations. J Allergy Clin Immunol 2014；134：867-75.

23）Flohr C, et al. Atopic dermatitis and disease severity are the main risk factors for food sensitization in exclusively breastfed infants. J Invest Dermatol 2014；134：345-50.

24）Allakhverdi Z, et al. Thymic stromal lymphopoietin is released by human epithelial cells in response to microbes, trauma, or inflammation and potently activates mast cells. J Exp Med 2007；204：253-8.

25）Savinko T, et al. IL-33 and ST2 in atopic dermatitis：expression profiles and modulation by triggering factors. J Invest Dermatol 2012；132：1392-400.

26）Sano Y, et al. Thymic stromal lymphopoietin expression is increased in the horny layer of patients with atopic dermatitis. Clin Exp Immunol 2013；171：330-7.

27）Tamagawa-Mineoka R, et al. Increased serum levels of interleukin 33 in patients with atopic dermatitis. J Am Acad Dermatol 2014；70：882-8.

28）馬場　実．私のアレルギー史．アレルギー 2008；57：562-5.

29）加藤則人．アレルギーマーチ・オーバービュー．皮膚アレルギーフロンティア 2017；15：125-8.

30）O'Regan GM, et al. Filaggrin in atopic dermatitis. J Allergy Clin Immunol 2008；122：689-93.

31）Proksch E, et al. The skin：an indispensable barrier. Exp Dermatol 2008；17：1063-72.

32）Kezic S, et al. Levels of filaggrin degradation products are influenced by both filaggrin genotype and atopic dermatitis severity. Allergy 2011；66：934-40.

33）Jinnestal CL, et al. Skin barrier impairment correlates with cutaneous *Staphylococcus aureus* colonization and sensitization to skin-associated microbial antigens in adult patients with atopic dermatitis. Int J Dermatol 2014；53：27-33.

34）Gong JQ, et al. Skin colonization by *Staphylococcus aureus* in patients with eczema and atopic dermatitis and relevant combined topical therapy：a double-blind multicentre randomized controlled trial. Br J Dermatol 2006；155：680-7.

35）Leyden JJ, et al. Staphylococcus aureus in the lesions of atopic dermatitis. Br J Dermatol 1974；90：525-30.

36）Totte JE, et al. Prevalence and odds of Staphylococcus aureus carriage in atopic dermatitis：a systematic review and meta-analysis. Br J Dermatol 2016；175：687-95.

37）Cardona ID, et al. Role of bacterial superantigens in atopic dermatitis：implications for future therapeutic strategies. Am J Clin Dermatol 2006；7：273-9.

38）Zollner TM, et al. Colonization with superantigen-producing *Staphylococcus aureus* is associated with increased severity of atopic dermatitis. Clin Exp Allergy 2000；30：994-1000.

39）Leung DY, et al. Presence of IgE antibodies to staphylococcal exotoxins on the skin of patients with atopic dermatitis. Evidence for a new group of allergens. J Clin Invest 1993；92：1374-80.

40）Ezepchuk YV, et al. Staphylococcal toxins and protein A differentially induce cytotoxicity and release of tumor necrosis factor-alpha from human keratinocytes. J Invest Dermatol 1996；107：603-9.

41）Nakamura Y, et al. Staphylococcus delta-toxin induces allergic skin disease by activating mast cells. Nature 2013；503：397-401.

42）Kelleher M, et al. Skin barrier dysfunction measured by transepidermal water loss at 2 days and 2 months predates and predicts atopic dermatitis at 1 year. J Allergy Clin Immunol 2015；135：930-5.

43）Sasaki T, et al. Filaggrin loss-of-function mutations are not a predisposing factor for atopic dermatitis in an Ishigaki Island under subtropical climate. J Dermatol Sci 2014；76：10-5.

Q3. スキンケアでアトピー性皮膚炎を予防できますか？

A3. ① アトピー性皮膚炎は乾燥素因と環境因子から皮膚バリア破壊が起こり，発症・増悪すると考えられている．

② 皮膚バリア破壊に至るまでに保湿剤を定期塗布することで，ハイリスク新生児のアトピー性皮膚炎の発症リスクが低下するという無作為化比較試験がある．そして，経表皮水分蒸散量が高い（皮膚バリア機能が低いと予想される）児に保湿剤を定期塗布すると，予防がより効果的かもしれない．

③ しかし，皮膚バリア破壊から炎症が惹起されている場合は，保湿剤定期塗布のみでは発症・増悪阻止は困難かもしれない．

●はじめに

アトピー性皮膚炎（AD）は，最も一般的な炎症性皮膚疾患の一つであり，生後6か月までに45%，1歳までに60%が最初の症状を発症したと報告されている[1]．さらに乳児期ADは，重篤であればあるほど，罹患期間が長いほど，他のアレルギー疾患を高率に発症すると報告されている[2]．そのため発症予防に関する関心は高く，近年，スキンケア*2によるAD発症予防に注目が集まっている．なかでも保湿剤定期塗布によりAD発症予防（一次予防）が可能なのではないかという報告が増えている．本項では，スキンケアによるAD一次予防を中心に，近年の報告をもとに私見も含めてまとめてみたい．

AD：atopic dermatitis

*2
スキンケアとは，「皮膚の生理機能を良好に維持，または向上させるために行うケアの総称」である．

●アトピー性皮膚炎は，なぜ発症・増悪するのか？

ADの発症・増悪に関し考察したKabashimaらの総論[3]から筆者が翻訳・改変した図を❽に示す．ADは，フィラグリンの機能低下などの乾燥素因と環境因子（もしくはアレルギー免疫異常）から，バリア機能破壊が惹起され発症に至る．そしてAD自体が，IL-4/13を介して乾燥素因を促進し，IL-31を介し瘙痒を悪化させ，さらに皮膚バリア破壊が起こる，と説明することができる．

この図を，発症予防のターゲットを考えるために単純化したのが❾である．発症予防のターゲットは，①皮膚バリアの保護と②Th2サイトカイン（IL-4/13）の抑制であり，①に対しては保湿剤，②に対しては抗炎症薬を要することになる．つまりADの発症予防は，AD治療の3本柱のうちの2本，すなわち①スキンケア，②薬物療法（抗炎症薬の外用中心）の観点からとらえることができる（❾）．

このことに対する理論的な裏づけとして，最近，数学的モデルを用いてADの発症と増悪を説明したダブルスイッチ数理モデルが発表されており[4]，以下のような機序を提唱している．まず，環境ストレス要因がADの紅斑を誘導しうる最初の可逆性のあるスイッチ1を起動する．それは主に保湿剤による治

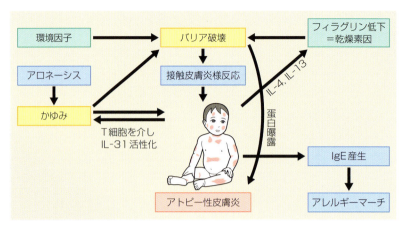

❽ **アトピー性皮膚炎の発症と増悪**
ダニ曝露や黄色ブドウ球菌などの環境因子，フィラグリン遺伝子に代表される乾燥素因から，まず皮膚のバリア破壊が惹起される．バリア破壊は皮膚に付着する蛋白曝露や，ハプテン曝露による接触皮膚炎様反応から，さらなる反復曝露によりアトピー性皮膚炎が発症・増悪する．バリア破壊はかゆみも惹起し，やはりアトピー性皮膚炎を増悪させる．アトピー性皮膚炎はサイトカインなどを介しかゆみをさらに悪化させ，フィラグリン産生低下やIgE増加に働き，IgE増加はアレルギーマーチに関与する．これらにより，増悪のサイクルが回っていく．
（Kabashima K. J Dermatol Sci 2013[3]）を参考に作成）

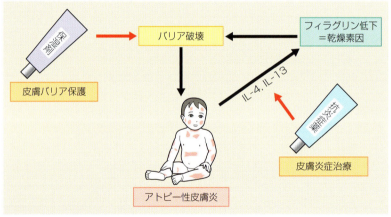

❾ **アトピー性皮膚炎の発症と増悪の機序から考えた介入**
バリア破壊に対しては保湿剤塗布，IL-4/13の抑制に対しては抗炎症薬で発症を予防する．
（Kabashima K. J Dermatol Sci 2013[3]）を参考に作成）

療で改善しうる．しかし，その可逆スイッチ1の入る頻度が高いかもしくは持続すると，不可逆スイッチ2を起動させ，重篤なADを発症させる（❿）．このモデルからすると，可逆スイッチ1はスキンケア，不可逆スイッチ2は薬物療法により戻すことができると考えられ，やはり①保湿剤を中心としたスキンケア，②抗炎症薬を中心とした薬物療法がADの予防・治療の手段になることを示しているといえる．

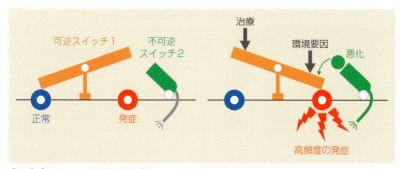

❿ ダブルスイッチ数理モデル
可逆スイッチ1が繰り返し押されることで，不可逆スイッチ2が入り，アトピー性皮膚炎が発症・増悪する．治療（たとえば保湿剤）がその可逆スイッチの頻度を減らす．
（理化学研究所．報道発表資料．2016年12月15日〈http://www.riken.jp/pr/press/2016/20161215_1/〉より）

●スキンケアによるアトピー性皮膚炎の発症予防

「新生児期から保湿剤を定期塗布する」という介入方法による皮膚バリア保護からみたADの一次予防の報告が増えている．主な保湿剤による既報および現在進行中の無作為化比較試験を⓫に示す[5]．

そのうちの一つであるわれわれの研究[6]は，ハイリスク（両親もしくは兄弟にADの既往がある）新生児118人を，生後1週間以内に介入した群59人（乳液タイプの保湿剤を毎日全身に1日1回以上塗布）と対照群59人（悪化部位のみワセリンを塗布）に無作為に割り付けし，生後32週までのAD累積発症率を評価している．結果として，保湿剤を塗布した介入群において，AD発症が32％有意に抑制された（log-rank test, $p=0.012$）⓬．

⓫に示した先行研究はハイリスク群に対する報告であるが，最近日本から，一般新生児227人を対象に生後1か月から保湿ローションによる介入を行い，生後1か月のおむつ皮膚炎が少なく，3か月までの皮膚トラブルも少なかったと報告されている[7]．新生児期からの保湿剤定期塗布によるAD発症予防は，ハイリスク新生児に限らず有用といえるかもしれない．現在いくつかのグループで進行中である大規模介入試験（⓫）の結果により，さらに詳細が明らかになってくることが期待されている．

●薬物療法によるアトピー性皮膚炎の発症予防

一方，皮膚バリア破壊から皮膚の炎症が惹起されてくると，前述のように保湿剤塗布のみでは発症阻止が難しくなってくると考えられる．そのため，抗炎症薬による薬物療法が考慮される．たとえば，臍帯血中のTARC[8]や，生後1か月の好酸球数[9]，生後2か月に皮膚ストリッピングにより得られた皮膚TSLP[10]が，その後のAD発症を有意に予測することが報告されている．しかし，そのバイオマーカーがある一定の「閾値」を超えるとADの発症リスクが予想できるといった値は十分判明していない．

TARC：thymus and activation-regulated chemokine

TSLP：thymic stromal lymphopoietin

⓫ 保湿剤使用によるアトピー性皮膚炎予防研究の，完了した研究と進行中の研究

研究名（試用登録 ID）	サンプルサイズ，国，対象	介入	結果の評価項目	結果または現在の進捗状況
完了した研究				
Horimukai ら（UMIN000004544）	118 人（59 vs 59），日本，AD の家族歴	2e（ドゥーエ）ローションを生後 1 週から 32 週まで毎日塗布	卵白およびオボムコイドに対する特異的 IgE（≧ 0.35 kU A／L）	感作を低下させる直接のエビデンスなし卵白：42% vs 45%，p=0.88オボムコイド：19% vs 6.8%，p=0.17
PEBBLES-フェーズⅡ（ANZCTR12613000472774）	80 人（41 vs 39），オーストラリア，アレルギー疾患の家族歴	EpiCeram 1 日 2 回生後＜3 週〜6 か月	6 および 12 か月時の卵，ピーナッツ，ミルクへの感作	食物感作の低下傾向生後 6 か月：12.8% vs 22.9%，p=0.20生後 12 か月：8.8% vs 19.4%，p=0.31
Simpson ら（ISRCTN84854178）	124 人（64 vs 60），イギリス・アメリカ，アレルギー疾患の家族歴		測定されていない	―
進行中の研究				
BEEP（ISRCTN21528841）	1,400 人，イギリス，アレルギー疾患の家族歴	毎日のダブルベースジェルまたはディプロベースクリーム（生後 1 年）	生後 24 か月の食物アレルギー診断（親からの報告，アレルギー感作，食物負荷試験の組み合わせ）生後 12〜24 か月の喘鳴およびアレルギー性鼻炎	2019 年に結果が利用可能予定
PEBBLES-フェーズⅢ（ACTRN12617001380381p）	760 人，オーストラリア，アレルギー疾患の家族歴	EpiCeram1 日 2 回生後＜2 週〜6 か月	生後 12 か月時に 3 種類の食物抗原の皮膚プリックテスト 1 mm 以上で負荷試験を実施	リクルート中2021 年完了予定
PREVENTADALL（NCT02449850）	2,500 人，ノルウェー，一般人口	バスオイルと，Ceridal フェイスクリームを週に 5 回以上（生後 0.5〜9 か月）および同時の介入としての早期食導入	生後 6 か月時と以降毎年の皮膚プリックテスト食物アレルギーは 12，36，48 か月毎年の，喘息およびアレルギー性鼻炎	2014 年 12 月に開始
Shimojo ら（UMIN000010838）	800 人，日本，一般人口	スキンケアとシンバイオティクス階乗設計	生後 9 か月の食物アレルゲンと生後 12 か月の食物アレルゲン感作	試験終了し，解析中
PACI（UMIN000028043）	650 人，日本，AD に罹患した 7〜13 か月乳児	抗炎症外用薬によるアトピー性皮膚炎の積極的な管理	28 週における負荷試験で証明された IgE 依存性卵アレルギー	2017 年 7 月に開始

　さらに，抗炎症薬を早期に開始することで炎症の進行を抑え，AD 発症リスクを減らすかどうかを検討した無作為化比較試験もきわめて少ない．最近，生後 3〜18 か月の AD 患児 1,091 人に対し，免疫抑制薬であるピメクロリムス外用（日本未発売）を発症早期に塗布するという無作為化比較試験が報告されている[11]．しかし介入方法が保護者判断であるうえ症状出現時のみの使用である

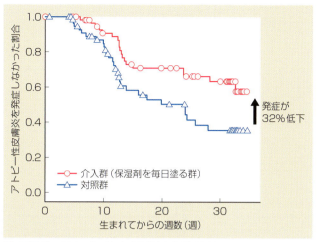

⓬ 保湿剤のアトピー性皮膚炎発症予防効果
保湿剤を全身に毎日塗る群（○）と対照群（△）のアトピー性皮膚炎累積発症率を比較した．保湿剤を塗った群は対照群に比べ32％発症が少なかった（log-rank test，$p=0.012$）．
（Horimukai K, et al. J Allergy Clin Immunol 2014[6]）より）

こと，保湿剤はあくまで「推奨」にとどまっていること，ピメクロリムス群のAD患児のうち45.7％が中等症だったことなどから，十分な予防効果があるといえる結果ではなかった．

現在日本で，発症早期にステロイド外用薬を間欠的・定期的に塗布することでADの進行やアレルゲン感作を予防するかを検討するPACIスタディが進行中であり，結果が期待されている[12]．

●スキンケアによるアトピー性皮膚炎発症予防に関する疑問点

スキンケア，とくに新生児に対する保湿剤定期塗布によるAD発症予防には，疑問点・問題点も残されている．

誰に保湿剤を塗るのか？

皮膚バリア機能低下を示す指標として，経表皮水分蒸散量（TEWL），角質水分量，皮膚pHなどがあるが，とくに皮膚バリア機能を反映するTEWLに対する報告が多い．

アイルランド出生の1,903人の乳児における出生コホート研究において，出生2日目，2か月での前腕内側のTEWLと生後12か月でのAD発症率の関連を検討した報告がある．結果として，TEWLが上位25％（12.3 g・water/m^2/h）の群は，下位25％（7.0 g・water/m^2/h）の群より7.9倍ADを発症しやすいと報告されている[13]．

われわれは，前述の新生児に対する保湿剤定期塗布において，生後1週間以

TEWL：transepidermal water loss

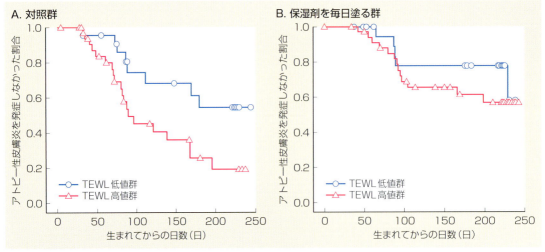

⓭ 保湿剤塗布の有無と経表皮水分蒸散量とアトピー性皮膚炎発症予防の関係
対照群（A）と保湿剤塗布群（B）のアトピー性皮膚炎累積発症率を，経表皮水分蒸散量（TEWL）低値群（＝バリア機能良好を示唆）と高値群（＝バリア機能低下を示唆）において比較した．対照群（A）では TEWL 高値群が有意にアトピー性皮膚炎を発症した（log-rank test, $p=0.016$）が，保湿剤塗布群（B）では有意差が消失した（log-rank test, $p=0.368$）．
（Horimukai K, et al. Allergol Int 2016[14] より）

内の前額部 TEWL，角質水分量，下腿外側の TEWL と角質水分量，さらに頬部 pH のうち，どの指標が最も AD の発症を予測するかを検討している．結果として前額部の TEWL 高値群と TEWL 低値群の AD 累積発症率に有意差が認められ（$p<0.05$），TEWL 高値群では TEWL 低値群より AD 発症率が高いことを報告した．さらに，TEWL 高値群のみ，毎日保湿剤を使用することにより AD 発症率は有意に低下したことを明らかにした[14]（⓭）．このことは，皮膚バリア機能が低い群に，より保湿剤定期塗布という介入が有効であることを示唆していると考えられる．

👉 POINT
皮膚バリア機能が低い新生児には，保湿剤定期塗布という介入が有効．

何を塗るのか？

現時点では無作為化比較試験が不足しており，結論は出ていない．

治療の観点から，保湿剤ごとのコストを比較した報告がある[15]．軽症～中等症の AD 患者 39 人に対し，グリチルリチンを含む保湿クリーム，セラミドを含む保湿クリーム，ワセリン系の保湿剤を比較して効果に差はなく，コストはワセリン系の保湿剤が最も安価，という結果であった．一方，セラミドが有効かもしれないという，「理論的な」報告は少なからずある[16]．そして，発症した AD の増悪を防ぐためには保湿成分が含有されていたほうがよいという無作為化比較試験もあり[17]，筆者は保湿成分を含むほうがより効果的だろうと考えている．ただし，保湿剤に食品成分が含有されている場合，感作されて食物アレルギーの原因になる可能性が指摘されており[18]，注意を要する．

保湿剤の代わりに天然オイルを使用することも念頭においておくべきテーマ

3.1 アトピー性皮膚炎のスキンケア

であろう。新生児 115 人をオリーブオイル群，ヒマワリオイル群，オイルなし群に無作為化して 1 日 2 回 4 週間塗布し皮膚構造を評価した報告[19]では，皮膚の正常構造を示す脂質ラメラ構造の発達は，オイルなし群よりもオリーブオイル群で低下したと報告している[*3]。一方，ココナッツオイルは，抗菌・抗炎症効果があるラウリン酸を多く含むと報告されている[20]。そこで早産超低出生体重児 74 人をココナッツオイル塗布群と塗布しない群に無作為化し，7 日間の TEWL を検討した報告では，塗布群の TEWL が 46％低下した（＝皮膚バリアが改善した）という報告がある[21]。このように，一部の天然オイルに関しては，皮膚の成熟を遅らせるような成分も含まれうると考えられるため，使用には慎重であるべきかもしれない。

> **＊3**
> オリーブオイルが悪影響を及ぼす理由として，主成分であるオレイン酸に起因するのではないかと考察されている。

量はどれくらいが適切か？

前述のわれわれの研究では，介入群には保湿剤を 1 日あたり約 7 g 使用し，対照群ではワセリンを 1 日あたり約 0.1 g 使用しており，AD の発症リスクに有意差が認められている[6]。一方，オーストラリアで実施された PEBBLES スタディ（フェーズ II）では，保湿剤を 1 回 6 g[*4]で 1 日 2 回，さらに週 5 日以上使用した群においては，感作も予防しうるかもしれないと報告しており[22]，十分な塗布量が必要と考えられる。

> **＊4**
> 1 回 6 g という量はいわゆる FTU（finger tip unit）以上の量であるため，そこまで保湿剤塗布のアドヒアランスを高めるのは困難かもしれない。

洗浄は発症に対する悪化要因か？

洗浄は潜在的に皮膚バリア機能を低下させるため，「洗いすぎ」が問題視されることがある[23]。しかし，予防だけでなく治療においても洗浄を推奨するかどうかは意見が分かれる[24]。最近行われたメタアナリシスでは，AD 治療における洗浄が有効な群は 29.1％と報告されている[25]。そして最近行われた，新生児を洗浄製品を使用した入浴群 159 人と水のみの入浴群 148 人に無作為化し生後 14 日，28 日の TEWL を比較した検討では，2 群間に有意差は認められていない[26]。そして，介入終了時に保護者の感じる児の「におい」には有意差があり，このスキンケアを続けるかという質問に対して水のみの洗浄群のほうが変更を希望した保護者が多かったとしている。

ハイリスクでなければ，洗浄自体は否定されるものではなく，保湿剤を積極的に塗布することでリスクを減らせるのではないかと思われる。

●まとめ

AD 一次予防に関し，保湿剤定期塗布によるバリア機能保護が有望であることが判明してきている。しかし，皮膚バリア機能と皮膚炎症は相互に密接に関連し，AD 発症に至っていると考えるのが自然であろう。そして，バリア機能保護のみでは予防困難な症例も存在し，二次予防の観点からも炎症が惹起されている場合はステロイド外用薬を早期に使用するなど，さらに多面的に AD の予防を考えていく必要がある。また，その指標となるバイオマーカーの検討

も必要になると考えられる.

(堀向健太)

■文献

1）Illi S, et al. The natural course of atopic dermatitis from birth to age 7 years and the association with asthma. J Allergy Clin Immunol 2004；113：925-31.

2）Lowe AJ, et al. Age at onset and persistence of eczema are related to subsequent risk of asthma and hay fever from birth to 18 years of age. Pediatr Allergy Immunol 2017；28：384-90.

3）Kabashima K. New concept of the pathogenesis of atopic dermatitis：interplay among the barrier, allergy, and pruritus as a trinity. J Dermatol Sci 2013；70：3-11.

4）Dominguez-Huttinger E, et al. Mathematical modeling of atopic dermatitis reveals "double-switch" mechanisms underlying 4 common disease phenotypes. J Allergy Clin Immunol 2017；139：1861-72. e7.

5）Lowe AJ, et al. The skin as a target for prevention of the atopic march. Ann Allergy, Asthma Immunol 2018；120：145-51.

6）Horimukai K, et al. Application of moisturizer to neonates prevents development of atopic dermatitis. J Allergy Clin Immunol 2014；134：824-30.

7）Yonezawa K, et al. Effects of moisturizing skincare on skin barrier function and the prevention of skin problems in 3-month-old infants：A randomized controlled trial. J Dermatol 2018；45：24-30.

8）Miyahara H, et al. Elevated umbilical cord serum TARC/CCL17 levels predict the development of atopic dermatitis in infancy. Clin Exp Allergy 2011；41：186-91.

9）Rossberg S, et al. Elevated blood eosinophils in early infancy are predictive of atopic dermatitis in children with risk for atopy. Pediatr Allergy Immunol 2016；27：702-8.

10）Kim J, et al. Epidermal thymic stromal lymphopoietin predicts the development of atopic dermatitis during infancy. J Allergy Clin Immunol 2016；137：1282-5.

11）Schneider L, et al. Study of the atopic march：Development of atopic comorbidities. Pediatr Dermatol 2016；33：388-98.

12）PACI Study. http://paci-study.jp/index.html

13）Kelleher M, et al. Skin barrier dysfunction measured by transepidermal water loss at 2 days and 2 months predates and predicts atopic dermatitis at 1 year. J Allergy Clin Immunol 2015；135：930-5.

14）Horimukai K, et al. Transepidermal water loss measurement during infancy can predict the subsequent development of atopic dermatitis regardless of filaggrin mutations. Allergol Int 2016；65：103-8.

15）Miller DW, et al. An over-the-counter moisturizer is as clinically effective as, and more cost-effective than, prescription barrier creams in the treatment of children with mild-to-moderate atopic dermatitis：a randomized, controlled trial. J Drugs Dermatol 2011；10：531-7.

16）Sugarman JL, Parish LC. Efficacy of a lipid-based barrier repair formulation in moderate-to-severe pediatric atopic dermatitis. J Drugs Dermatol 2009；8：1106-11.

17）Akerstrom U, et al. Comparison of moisturizing creams for the prevention of atopic dermatitis relapse：A randomized double-blind controlled multicentre clinical trial. Acta Derm Venereol 2015；95：587-92.

18）Lack G, et al. Factors associated with the development of peanut allergy in childhood. N Engl J Med 2003；348：977-85.

19）Cooke A, et al. Olive oil, sunflower oil or no oil for baby dry skin or massage：a pilot, assessor-blinded, randomized controlled trial（the Oil in Baby SkincaRE ［OBSeRvE］ study）. Acta Derm Venereol 2016；96：323-30.

20）Huang WC, et al. Anti-bacterial and anti-inflammatory properties of capric acid against Propionibacterium acnes：a comparative study with lauric acid. J Dermatol Sci 2014；73：232-40.

21）Nangia S, et al. Topical coconut oil application reduces transepidermal water loss in preterm very low birth weight neonates：A randomized clinical trial. Pediatrics 2008；121（Suppl）：S139.

22）Lowe A, et al. A randomised trial of a barrier lipid replacement strategy for the prevention of atopic dermatitis and allergic sensitisation：The PEBBLES Pilot Study. Br J Dermatol 2018；

178：e19-e21.

23) Xian M, et al. Anionic surfactants and commercial detergents decrease tight junction barrier integrity in human keratinocytes. J Allergy Clin Immunol 2016；138：890-3. e9.

24) Cardona ID, et al. Bathing frequency recommendations for children with atopic dermatitis：Results of three observational pilot surveys. Pediatr Dermatol 2015；32：e194-6.

25) Sarre ME, et al. Are baths desirable in atopic dermatitis? J Eur Acad Dermatol Venereol 2015；29：1265-74.

26) Lavender T, et al. Randomized, controlled trial evaluating a baby wash product on skin barrier function in healthy, term neonates. J Obstet Gynecol Neonatal Nurs 2013；42：203-14.

Q4. アトピー性皮膚炎では伝染性膿痂疹（とびひ）や伝染性軟属腫（水いぼ）が多いのはなぜですか？

A4. ① アトピー性皮膚炎の易感染性はドライスキンや掻破に伴う皮膚バリア機能障害が大きな要因である．とびひは主にアトピー性皮膚炎の患者に生じる．

② 健常人はバリアの弱い毛包や汗管などの付属器からブドウ球菌やレンサ球菌が侵入して，毛包炎や癤あるいは汗腺炎になる．伝染性膿痂疹ではアトピー性皮膚炎のバリア機能が破綻した角層から直接細菌感染を起こしている．小児に多いブドウ球菌性膿痂疹では発汗や不潔などが介在し，成人の顔面に多いレンサ球菌による膿痂疹では，赤ら顔に伴う掻破も誘因となる．

③ 伝染性軟属腫（水いぼ）は軟属腫ウイルスによる皮膚感染症である．小児ではアトピー性皮膚炎患者に多い．スイミングスクールに通う児童では，伝染性軟属腫を含む皮膚感染症が一般児童に比べて2倍ほど多いとされている．この背景には，高温多湿環境，塩素系消毒薬による脱脂，遊泳による皮膚浸軟，感染の温床になる遊泳道具などがあげられる．

●アトピー性皮膚炎の皮膚バリア機能障害

アトピー性皮膚炎では，ザラザラしたドライスキンをみることが多い（⑭）．これは角層の保湿能が減弱したために角層水分量が減少した結果である．

保湿能を規定するのは皮脂，角質細胞間脂質，天然保湿因子であり，とくに前二者が重要であると考えられている．皮脂は皮脂腺から分泌され，皮表に皮脂膜を作ることにより，水分の蒸散を防ぎ，ドライスキンを回避している．皮脂は思春期以前の小児や高齢者では分泌が少ないため，ドライスキンを呈する．

アトピー性皮膚炎では，表皮細胞間脂質の減少による皮膚保湿能の低下により，角層水分量が減少する．ドライスキンは角層が担う重要な生理機能である皮膚バリア機能の破綻をきたす．皮膚バリア機能の低下は，アレルゲンの皮膚への侵入しやすさにつながる．さらに，角層水分量の減少は，かゆみを感じる知覚神経終末の表皮内伸長をもたらすことでかゆみの閾値をも低下させること

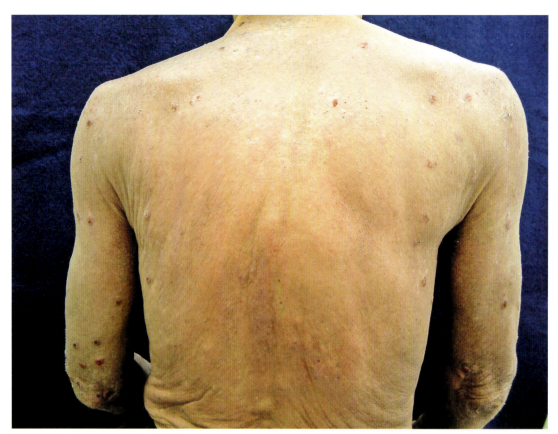

❶アトピー性皮膚炎のドライスキン
ザラザラしたドライスキンがみられる.

が知られている.

現在ではフィラグリン遺伝子変異のアトピー性皮膚炎発症への関与が注目されている.日本人のアトピー性皮膚炎では4人に1人以上はフィラグリンの遺伝子変異を発症因子として有している[1].フィラグリン減少に起因する皮膚バリア機能障害が,ダニなどのハプテン(アレルゲン)の持続的侵入を許し,その結果,感作によるIgE高値と皮膚炎を起こすことが推察されている[2].

伝染性膿痂疹(とびひ)のスキンケア

病因・病態

アトピー性皮膚炎で,掻破部位あるいは十分にスキンケアがなされていない部位に黄色ブドウ球菌あるいはレンサ球菌が感染し,紅斑,水疱,膿疱,びらん,痂皮などを生じてくる.水疱性膿痂疹と痂皮性膿痂疹に大別される.水疱やびらんが主症状であれば水疱性膿痂疹で,黄色ブドウ球菌によることが多い.厚い痂皮にすぐに覆われる痂皮性膿痂疹は,主にA群β溶血性レンサ球菌(化膿レンサ球菌)によって引き起こされる.

POINT
アトピー性皮膚炎で,掻破部位や十分にスキンケアがなされていない部位に黄色ブドウ球菌やレンサ球菌が感染する.

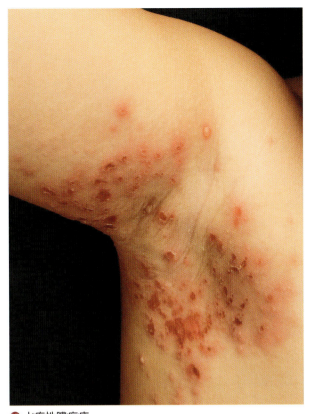

❶❺ 水疱性膿痂疹
アトピー性皮膚炎の乳幼児に多くみられ，水疱やびらんを主症状とする．

(1) 水疱性膿痂疹

アトピー性皮膚炎の乳幼児に多くみられ，夏に発症しやすい．四肢，顔面など露出部に多い．傷ついた皮膚にまず淡い紅斑ができ，その後大小の水疱が生じる．水疱は容易に破れてびらんとなる（❶❺）．皮膚局所で増殖した黄色ブドウ球菌の産生する表皮剥脱毒素がデスモグレイン1を分解するため，表皮の顆粒層で棘融解を起こし，弛緩性の水疱を生じさせる．

(2) 痂皮性膿痂疹

年齢や季節に関係なく発症する．顔面や手など局所の小水疱や膿疱で始まり，滲出液は急速に厚い黄色の痂皮へと変化し，その数は全身に増えていく．発熱・咽頭痛・所属リンパ節腫脹などの全身症状を伴う場合もある．さらに腎障害を認めることもあるため，腎障害の確認は非常に重要である．

診断

破れていない水疱や膿疱の中にある液体を培養し，起炎菌を調べ，検出される細菌の薬剤感受性試験を行い，効果のある抗菌薬を選択する．伝染性膿痂疹の主要な原因菌はメチシリン感受性黄色ブドウ球菌（MSSA）である．しかし，

MSSA：methicillin-susceptible *Staphylococcus aureus*

MRSA：methicil-
lin-resistant *S. aureus*

近年メチシリン耐性黄色ブドウ球菌（MRSA）の分離率が上昇傾向にある[3-6]．

レンサ球菌による痂皮性膿痂疹では，腎障害を確認するために，腎機能，尿検査も必要となる．

治療

（1）外用療法

外用薬として使用される可能性のある抗菌薬の耐性を調べると，アクアチム® 軟膏とフシジンレオ® 軟膏は MSSA のみならず MRSA に対しても耐性はなく最も有効である．すでに汎用されているゲンタシン® 軟膏は抗菌力は明らかに低下している[5]．フシジンレオ® 軟膏は耐性出現の早い薬剤として知られており，本剤の多用は耐性菌を増加させる可能性が示唆されている[7]．

（2）全身療法

水疱性膿痂疹では，ペネム系薬，第3世代経口セフェム系薬，あるいはβ-ラクタマーゼ阻害薬配合ペニシリン系薬から選択する．場合によりニューマクロライド系薬を選ぶこともある．

痂皮性膿痂疹ではペニシリン系薬を第一選択とする．内服薬を使用しても，なかなか治らないときには，抗菌薬に対して細菌が耐性化していると考えられるため，培養後の感受性をみて抗菌薬を変更していく．

注意点

アトピー性皮膚炎などの基礎疾患がある場合には，とびひ治療と同時にステロイド外用薬を用いて皮膚炎の治療を行う必要がある．

薬物治療以外に，石鹸で洗浄しシャワーで洗い流すことによって細菌の増殖を防ぐことも大切である．MRSA による場合，感受性のない抗菌薬治療を受けていることもあるが，改善・治癒することがあるのは，洗浄などの局所処置を行っている場合であり，その有用性が推察される[8]．

● 伝染性軟属腫（水いぼ）のスキンケア

病因・病態

伝染性軟属腫は水っぽく，一見小さな水疱にも見える外観から，俗に "水いぼ" とよばれ，この俗語が一般化されている（⓰）．原因はポックスウイルスの一つである伝染性軟属腫ウイルスで，ヒトに選択的に感染し，表皮細胞内で増量する．小丘疹を圧すると中央臍窩から白色粥状物質[*5]が排出される．アトピー性皮膚炎のように乾燥して掻破が激しい状態では急速に増加し，非常に多発することも少なくない．軟属腫の周囲は乾燥して，湿疹病変を呈することが多く，アトピー性皮膚炎患者の掻破を増強させる原因の一つになり，アトピー性皮膚炎の悪化因子になりうる．

肌と肌の接触時に接種されることによって感染する[*6]．病変は体幹，四肢な

＊5
これは軟属腫小体（molluscum body）とよばれる，ウイルスの感染を受け変性した細胞塊である．

★ POINT
伝染性軟属腫は，アトピー性皮膚炎のように乾燥して掻破が激しい状態では急速に増加する．

3.1 アトピー性皮膚炎のスキンケア

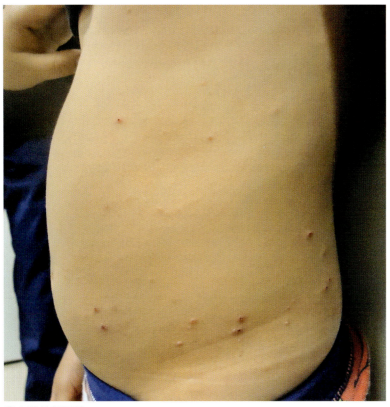

❶⓰ 伝染性軟属腫
水っぽく，一見小さな水疱にも見える外観から，"水いぼ"とよばれる．

ど全身のどこにでも生じる．

治療

　皮膚に接触感染して発症するまで潜伏期が長いため，治療しても，潜伏したウイルスによって再発することがある．発症をみなくなるまで繰り返し治療する場合がある．基本的にはトラコーマ鑷子などにより摘除するが，疼痛を伴うことが難点である．しかし，ペンレス®などのリドカインテープ剤を摘除予定部位にあらかじめ約1時間貼付してから摘除すると疼痛緩和につながる．

　外科的治療以外にもヨクイニンなどの内服療法も試みられている[9]．末梢血のNK細胞活性を上昇させ，疣贅局所の免疫反応が高まり自然消退させるのではないかと推測されている．

注意点

　伝染性軟属腫を増殖させないために，掻き壊さないようにする．衣類・リネンなどを共有しないこと，ウイルスは50℃で活性がなくなるため熱湯消毒することで，感染および感染の拡大を防ぐことができる．

（白濱茂穂）

＊6
戯れて遊んだり，スイミングスクールで皮膚と皮膚の直接接触や共有するビート板やタオルなど介して容易に感染する．

■文献

1) Nemoto-Hasebe, et al. FLG mutation p.Lys4021X in the C-terminal imperfect filaggrin repeat in Japanese patients with atopic eczema. Br J Dermatol 2009；6：1387-90.
2) Nemoto-Hasebe, et al. Clinical severity correlates with impaired barrier in filaggrin-related eczema. J Invest Dermatol 2009；129：682-9.
3) 浜崎せり，佐々木りか子．当科における細菌の小児の皮膚細菌感染症．日小皮誌 2000；19：189-94.
4) George A, Rubin G. A systematic review and meta-analysis of treatments for impetigo. Br J Gen Pract 2003；53：480-7.
5) 白濱茂穂．最近治しにくいトビヒが増えていると思いませんか？　日小皮誌 2009；28：165-8.
6) 藤田和彦ほか．Staphylococcus aureus の耐性獲得に対する各種抗菌剤の比較検討．臨床医薬 2010；26：483-7.
7) 白濱茂穂．伝染性膿痂疹―耐性菌を考えた外用薬選択法．宮地良樹編．そこが知りたい　達人が伝授する日常皮膚診療の極意と裏ワザ．全日本病院出版会；2016．p.235-9.
8) 儀澤雄介ほか．市中獲得型 MRSA 感染症．臨床皮膚科 2005；6：559-62.
9) 神崎　保，溝口志真子．健常人，悪性黒色腫および成人型 T 細胞白血病患者に対するヨクイニンの効果―NK 活性と IFN-γ の変動．西日皮膚 2004；66：490-3.

Q5. アトピー性皮膚炎の汗対策はどうしたらよいですか？

A5. ①汗をたくさんかいた後には汗を放置せず，シャワーなどの流水でよく洗い流す．毎回，石鹸，シャンプーで洗う必要はない．汗で濡れた衣類もまめに替える．

②発汗後すぐにシャワーを浴びたり水道などの流水で洗い流せないときは，濡れタオルで余分な汗を拭いて皮膚から取り除く努力をする必要がある．

③発汗は皮膚の乾燥を予防するという重要な役割があるので「適切な汗をかくこと」は必要である．アトピー性皮膚炎では皮膚の炎症，自律神経失調，不安要因などにより十分な汗をかいていないことが多い．適度な運動，半身浴などで十分汗をかくことができるようにする．

④基本的に「汗をかかないように」という指導は適切でないことが多い．アトピー性皮膚炎の患者は十分な汗をかくことができず不動時に体温上昇，汗が汗腺から漏れ出ることによりかゆみが増すことがある．また，汗に含まれるマラセチアにより皮膚炎が増悪する可能性がある．適切な運動による発汗は必要であるが，運動後に過剰な汗を洗い流したり体温を下げるシャワー浴などが大切である．

●汗腺とは？

　汗腺は体表面に分布して汗を分泌する．汗腺の発生，分布，機能，構造の違いによりエクリン汗腺とアポクリン汗腺の2種類に分類される．エクリン汗腺は体の全表面に分布して主に体温調節の機能を果たしているが，とくに手掌，足底に多く分布している（**⑰**）．アポクリン汗腺は主に腋窩，乳暈，外陰部に分布し，思春期に分泌が活発になり主に体臭を発する．

3.1 アトピー性皮膚炎のスキンケア

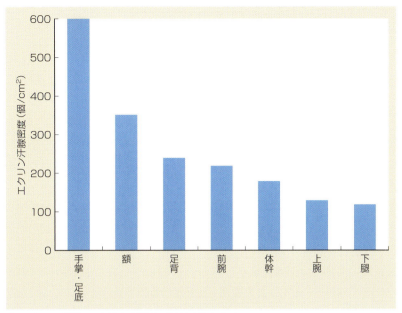

❶ エクリン汗腺の身体各部位における分布密度

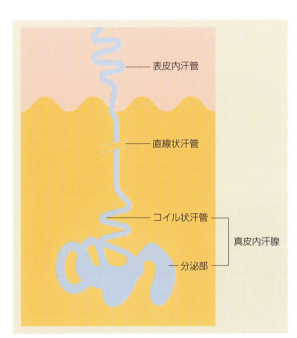

❶ エクリン汗腺の構造

●エクリン汗腺の構造は？

　エクリン汗腺は分泌部と汗管から構成されている．汗管は表皮表面に開口しており，分泌部はコイル状に巻き重なっている（❶）．汗管は真皮内汗管と表皮内汗管に分けることができる．表層細胞と基底細胞の2層から成り，筋上皮細胞はみられない．分泌部は3種類の細胞[*7]で構成されている．エクリン汗

*7
明調細胞，暗調細胞，筋上皮細胞．

99

3章　疾患別のスキンケア

腺からは成人において安静時でも 200〜400 mL の発汗がある．分泌された汗は蒸発するときに気化熱を奪い体温が低下する．

●エクリン汗にはどのような成分が含まれているのか？

イオン

発汗は 2 段階のステップで構成されている．すなわち，①血清と等張性の原汗が分泌部から分泌される段階と，②導汗部における塩化ナトリウムの再吸収の段階である．導管における塩化ナトリウムの再吸収に影響する因子は多くあるが，主に発汗速度により決定される．発汗速度が低いときは導管中の塩化ナトリウムの量も少ないが，急速に大量に発汗するときにはエクリン汗中の塩化ナトリウムの量は増加し 100 mM に達する．エクリン汗中のカリウムの濃度は発汗量に関係なく一定であり 5〜10 mM である．汗腺の機能は夏に向けて徐々に高まるが，これは「暑熱順化」とよばれる[*8]．囊胞性線維症のエクリン汗中の塩化ナトリウム濃度が高いことはよく知られている[1]．最近，汗腺の分泌部からの水の分泌にはアクアポリン 5 が重要な役割を果たすことが明らかになってきた[2]．

＊8
発汗量と塩化ナトリウム再吸収能力が夏季に上昇すること．

乳酸

エクリン汗中の乳酸量は血清中のそれよりも数倍高く，角質層の剝離に貢献していると考えられている．また，発汗速度に関係しており，発汗速度が低いときは 30〜40 mM であるが，高くなるに従い急激に 10〜15 mM と少なくなる[3]．乳酸ナトリウムは天然保湿因子としても重要な役割を果たしている．

尿素

尿素は主に血清中の尿素からできている．角質層の剝離に働いていると考えられている[3]．角層の保湿機能にも役立っている．

アンモニア

汗中のアンモニア濃度は 0.5〜8 mM で血清濃度の 20〜50 倍である．アンモニア濃度は発汗速度とエクリン汗の pH に依存する[3]．

アミノ酸

遊離アミノ酸も汗の中に存在する．セリン，オルソニン，シツリン，アスパラ酸は血漿中のアミノ酸の 10 倍以上である．その他グリシン，グルタミン酸，ヒスチジンなどの濃度も血清中の濃度より高い[3]．

蛋白

多くの種類の蛋白が汗の中に含まれていると考えられている．汗の蛋白量は

100

約 20 mg/dL であるが，主な蛋白は分子量 1 万以下である．汗に含まれる蛋白は IgG，IgA，トランスフェリンなどである．アトピー性皮膚炎の汗からは IgE が認められることもある[4]．最近注目されているのは，細菌などに対する防御機能としての自然免疫の役割を果たす抗菌ペプチドが汗に含まれていることである．ダーモサイジン（dermcidin），デフェンシン（defensin），カセリシジン（cathelicidin）などが汗に含まれる主な抗菌ペプチドである[5]．

蛋白分解酵素

皮膚表面にワセリンを塗布することにより表皮成分が汗の中に混入する可能性を低くする方法を用いて得られた汗の中の蛋白分解酵素の解析により，カリクレイン，プラスミノーゲンアクチベータ，ウロキナーゼ，トリプシン，カテプシン B・H 様のシステイン蛋白分解酵素[5]，システインなどのシステイン蛋白分解酵素阻害物質[6]などが含まれることも明らかにされた．これらの蛋白分解酵素の役割はまだ明らかにされていないが，角層の剥離，もしくは汗管が蛋白により閉塞するのを防ぐなどの役割をもつ可能性が考えられる．ダニ抗原，キウイフルーツ抗原（アクチニジン）はシステイン蛋白分解酵素活性をもち，角層を破壊して皮膚に侵入して炎症を起こすと考えられている[7]．システイン蛋白分解酵素阻害物質はこれらのアレルゲンの侵入を阻止することができると考えられている．

● 汗の役割は？

発汗による体温調節機能，皮膚の保湿効果機能，老廃物・薬剤・金属などの排泄機能，抗菌ペプチドを分泌することによる皮膚の免疫学的な防御機能（表面の悪い細菌を殺す），手足の皮膚に潤いを与えて手・足が滑らないようにする機能，角層の保湿機能，蛋白分解酵素を分泌して垢を取れやすくする機能，システイン蛋白分解酵素阻害物質によるダニ抗原などのアレルゲンの皮膚への侵入を阻害する役割，などがある．

● アトピー性皮膚炎において汗は悪玉？善玉？

アトピー性皮膚炎の悪化因子は年齢により異なる．小児期では食物抗原，乾燥，掻破などが主な因子であるが，成人ではストレス，物理化学的刺激などが主な因子となる．汗はすべての年齢の主要な悪化因子として知られ悪玉とされていた．

大量の汗が皮膚表面に長い時間放置され皮膚が高温多湿な環境になると，汗孔が閉鎖して汗疹が出現するとともに，汗疹部は無汗になることが明らかになっている[8]．成人アトピー性皮膚炎では発汗量減少と発汗潜時の延長が知られている．このような長期間にわたる減汗はアトピー性皮膚炎患者の体温上昇，皮膚の乾燥を引き起こし，病原体への抵抗性が損なわれ，汗に含まれるマラセチアなどによる皮膚症状の増悪を起こし，汗は悪化因子として働く．ま

3章　疾患別のスキンケア

た，汗孔の閉塞により汗腺，汗管から汗の成分が漏れ出ることも，悪化因子として働く機序の一つと考えられている[9,10]．アトピー性皮膚炎患者が減汗となる機序の一つにヒスタミンがアセチルコリン誘導性発汗を抑制することも近年明らかになっている[11]．

　一方，汗には皮膚の乾燥を抑える保湿作用もある．またブドウ球菌などの病原体を殺す抗菌ペプチドも含まれており，汗そのものは善玉として働く．最近の知見から，適度の運動，半身浴などをして汗をかくことは皮膚の恒常性を保つために必要であるが，大量の汗をかいた後に放置しておくことは汗疹，減汗を誘発して皮膚の炎症を悪化させる可能性があるため，まめにシャワーなどで洗い流すことが重要である[12]．

　発汗は皮膚の恒常性維持に必要不可欠であるとともに，発汗後に不要な汗を洗い流すスキンケアも重要である．

（横関博雄）

> **POINT**
> 汗は善玉にも悪玉にもなりうる諸刃の剣.

■ 文献

1) 佐藤賢三ほか．発汗の生理機構に関する最近の進歩．臨床皮膚科 1989；43：795-9.
2) Inoue R, et al. Immunolocalization and translocation of aquaporin-5 water channel in sweat glands. J Dermatol Sci 2013；70：26-33.
3) Sato K. The physiology and pharmacology of the eccrine sweat gland. In：Goldsmith L, ed. Biochemistry and Physiology of the Skin. Oxford University Press；1983.
4) Adachi K, Aoki T. IgE antibody to sweat in atopic dermatitis. Acta Derm Venereol Suppl（Stockh）1989；144：83-7.
5) 日比野利彦．汗の成分．Monthly Book Derma 2007；124：13-9.
6) Yokozeki H, et al. Cysteine protease inhibitor in eccrine sweat is derived from sweat gland. Am J Physiol 1991；260：R314-20.
7) Wan H, et al. Der p 1 facilitates transepithelial allergen delivery by disruption of tight junctions. J Clin Invest 1999；104：123-33.
8) Sulzberger MB, Harris DR. Miliaria and anhidrosis. 3. Multiple small patches and the effects of different periods of occlusion. Arch Derm 1972；105：845-50.
9) Murota H, et al. Sweat, the driving force behind normal skin：an emerging perspective on functional biology and regulatory mechanism. J Dermatol Sci 2015；77：3-10.
10) Shiohara T, et al. Defective sweating responses in atopic dermatitis. Curr Probl Dermatol 2011；41：68-79.
11) Matsui S, et al. Dynamic analysis of histamine-mediated attenuation of acetylcholine-induced sweating via GSK3β activation. J Invest Dermatol 2014；134：326-34.
12) Murota H, Katayama I. Lifestyle guidance for pediatric patients with atopic dermatitis based on age-specific physiological function of skin. Pediatr Allergy Immunol Pulmonol 2016；29：196-201.

COLUMN

アトピー性皮膚炎の学校健診

　1992〜2002年の10年間に行われた皮膚科医の健診によるアトピー性皮膚炎有症率調査に関する文献14編によると，年齢別有症率は，乳児で6〜32％，幼児で5〜27％，学童で5〜15％，大学生で5〜9％と報告により幅があるものの，加齢とともに減少する傾向が認められた[1].

　2016，2017年度に実施した日本臨床皮膚科医会学校保健委員会の調査によれば，皮膚科医によるアトピー性皮膚炎の学校健診が継続して行われている地域は前橋市と広島市安佐地区のみであった[2].

　前橋市では1982年以来，毎年度，皮膚科定期健診を小学1年生と中学1年生を中心に行っており，1985年からは，全国で唯一，皮膚科学校医として健診の事後措置に加え指導・助言などにも従事している[3]. 全疾患調査を行った2010年度の結果をみると，アトピー性皮膚

炎の有病率は小学1年生では10.3％と皮膚疾患中で最も多く，中学1年生でも尋常性痤瘡，毛孔性苔癬に次いで6.4％と3番目に多くみられた[4]（❶）. アトピー性皮膚炎の有病率の推移を❷に示すが，前橋市の皮膚科学校健診の結果をみる限り，小学1年生では，2016年度は健診開始時の1982年度と比較して2.9倍に増加しており，過去15年間ではほぼ横ばいだった. 一方，中学1年生では，2016年度は1982年度と比較して3.8倍に増加しており，過去15年間でもやや増加傾向にあることから，治癒の遷延化傾向が認められる[5].

　広島市でも，1992年以来，安佐地区の小学校3校において皮膚科医によるアトピー性皮膚炎検診が行われているが，2004〜2009年に小学6年生を対象に行ったアンケート調査にて，学校行事のうち，17.7％が水泳，10.9％が運動会，2.4％が屋外活動で皮膚炎が悪化したと回

❶ 前橋市の皮膚科学校健診における上位10疾患の有病率（2010年度）

小学1年生（パイロット校）	（%）	中学1年生（市立全校）	（%）
アトピー性皮膚炎	10.3	尋常性痤瘡	7.8
皮脂欠乏性湿疹	7.1	毛孔性苔癬	6.8
毛孔性苔癬	3.3	アトピー性皮膚炎	6.4
伝染性軟属腫	3.0	汗疱	4.5
尋常性疣贅	3.0	尋常性疣贅	4.4
扁平母斑	2.7	足底黒子	3.2
足底黒子	2.2	多発性黒子	3.1
母斑細胞母斑	1.6	扁平母斑	2.6
擦過傷	1.6	皮脂欠乏性湿疹	2.1
汗疱	1.3	母斑細胞母斑	1.9

健診総数：小学1年生889名，中学1年生3,017名. 健診時期：4〜6月.
（大川　司. 内科学校医が皮膚科の診察をする場合に注意することは何ですか. 学校医Q&A—健康診断と保健活動のポイント集—. 群馬県医師会；2013. p.24-7[4] より改変）

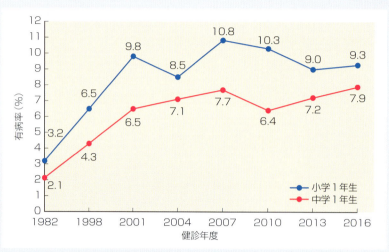

❷ 前橋市の皮膚科学校健診におけるアトピー性皮膚炎の有病率の推移
（大川　司．アトピー性皮膚炎―学校生活における管理と指導―．日本臨床皮膚科医会学校保健委員会編．皮膚科専門校医のための健康教育用教材① 2018年改訂版．2018．〈http://www.jocd.org/member-page/committee/gakkohoken_08.html〉[5] より改変）

答している[6]．

　このように，アトピー性皮膚炎は学校教育の時期に一致して多くみられる皮膚疾患であり，一日のうちの多くの時間を過ごす学校における管理と指導はきわめて重要となる．なかでも学校生活におけるスキンケアの指導は症状の悪化を防ぐうえでも大切である[7]．プールでの塩素対策として，必要に応じて，腰洗い槽の使用を避け，十分なシャワー浴による洗浄で代替させる．また，水泳後にはシャワーでよく落とすように指導する．体育授業や部活動などで多く汗をかいたときの対策としては，体育着を必ず着替えるように指導し，汗による症状の悪化が明らかな場合，濡らしたタオルで体中を拭くように指導する．なお，保健室など裸になって拭いたり保湿剤を塗ったりすることができる場所を確保する配慮も重要である．温水シャワーの設備がある学校では，夏期のシャワー浴が症状の緩和に有効と報告されており，活用を促したい[8,9]．

（大川　司）

■ 文献

1) 森田栄伸．アトピー性皮膚炎患者数の実態．原因・悪化因子に関する資料の解析・生理．平成13年度厚生科学研究費補助金：免疫・アレルギー等研究事業報告書．第2分冊．2002．p.184-6.
2) 島田辰彦ほか．平成28，29年度 学校保健委員会 会長諮問答申「学校保健において必要なアトピー性皮膚炎の最新知識」．日臨皮会誌 2018；35：655-9.
3) 大川　司．皮膚科と学校保健．皮膚病診療 2009；31（増）：46-54.
4) 大川　司．内科学校医が皮膚科の診察をする場合に注意することは何ですか．学校医Q&A―健康診断と保健活動のポイント集―．群馬県医師会；2013．p.24-7.
5) 大川　司．アトピー性皮膚炎―学校生活における管理と指導―．日本臨床皮膚科医会学校保健委員会編．皮膚科専門校医のための健康教育用教材① 2018年改訂版．2018．〈http://www.jocd.org/member-page/committee/gakkohoken_08.html〉
6) 岡野伸二ほか．広島県安佐地区における学童のアトピー性皮膚炎検診について―第4報―．平成22年度 第41回全国学校保健・学校医大会抄録集．日本医師会；2010．p.123-9.
7) 大川　司．アトピー性皮膚炎．園医・校医・小児科医のための学校保健ガイド．小児科 2015；56：1511-20.
8) 望月博之ほか．アトピー性皮膚炎における小学校でのシャワー浴の効果について．日本皮膚アレルギー学会雑誌 2005；13：174-9.
9) 秀　道広ほか．アトピー性皮膚炎に対するシャワー浴の効果に関する調査．広島医学 2007；60：734-40.

3.1 アトピー性皮膚炎のスキンケア

COLUMN

伝染性軟属腫とスキンケア

いわゆる"水いぼ"は，伝染性軟属腫ウイルスによる皮膚感染症である．本ウイルスはポックスウイルスに属し，ヒト感染ウイルスとして，そのビリオンの大きさは最大である．治療は伝染性軟属腫用のトラコーマ鑷子で小丘疹中に存在するウイルス塊をつまみ取ることを原則とする医師が多いものの[1]，本症は小児に好発することから，とくに皮疹多発例では泣き喚く患児を相手に奮闘することとなり容易ではない．近年，リドカインを有効成分とする貼付用局所麻酔薬が保険適用となり随分処置が楽になったが[2]，患児の苦痛は処置による物理的疼痛だけではなく，処置時に押さえつけられるストレスや医療機関という非日常空間におかれたプレッシャーによるところが大きい．

おおむね皮膚科医はつまみ取りを行うと思われるが，他科医師などつまみ取りの技術がない場合，時に免疫反応による自然治癒を期待し放置を指示する．ところが，予想以上に多発すると，方針を一変させ皮膚科に紹介する場合がある．多発した本症ほど摘除に困るものはないし，小児科医ではない皮膚科医は，泣く子には勝てぬのである．早期に皮膚科医を紹介するか，放置を指示するならば初志貫徹を望みたい．

当たり前であるが，最も重要なことはつまみ取る技術を向上させることである．実際には皮疹をトラコーマ鑷子でつまみ取るのではなく，丘疹周囲を押すことで，ウイルス塊を押し出すようにする．うまくやれば患児にそれほどの疼痛を与えることなく処置が終了する．トラコーマ鑷子のリングの大きさには大小あるが，自らの経験で使いやすいほうを選択すればよい．筆者は直径が大きいほうを好む．さらに，当然ではあるが処置時には患児に語りかけ恐怖心を除去することが重要である．水いぼの名医になるためには，戦隊モノやアニメのキャラクターにも精通せねばならず医師は忙しい．加えて，処置終了後にご褒美のキャラクターシールなどをあげる約束をしておくと，案外治療に協力的になるものである．ただし，最近の子どもは高級志向で，シールごときでは満足せず，母親に対し水いぼ取りと引き換えにゲームソフト購入を迫る交渉上手な子どもも散見される．

他方，自然治癒を期待する場合，保湿によるスキンケアの重要性が強調される．アトピー性皮膚炎などで皮膚バリア機能が障害された場合，本症が増悪することはよく知られた事実[3]であり，本症予防のためのスキンケア指導は広く行われるべきである．では，スキンケアにより本症を治癒せしめる方針はどうであろう．当然，スキンケアを行えば少なくとも伝染性軟属腫を自己播種させるリスクは減り，時間経過による自然消褪が期待できるのは事実であるが，エビデンスレベルとしては弱い[4]．さらに，自然消褪する時間は患児によりそれぞれ異なることや，伝染性軟属腫を有するアトピー性皮膚炎患者では，後者の治療として局所免疫に影響を与える副腎皮質ステロイド外用薬を用いることから，スキンケアのみで伝染性軟属腫を治癒させる指導は合理的ではないと考えられる．

伝染性軟属腫におけるスキンケアは発症および増悪の予防ととらえ，プールや入浴など生活指導を十分行うことが重要である．日本臨床皮膚科医会，日本小児皮膚科学会，日本小児感染症学会，日本皮膚科学会では「プールなどの肌

3章　疾患別のスキンケア

の触れ合う場ではタオルや水着，ビート板や浮き輪の共用を控えるなどの配慮が必要です．この疾患のために学校を休む必要はありません」との統一見解を出している．

（安部正敏）

■文献

1) 西井貴美子ほか．学校保健の諸問題に関する会員アンケート調査（2010年）—伝染性軟属腫の治療方針，学校生活管理指導表（アレルギー疾患用），エピペン®の処方

状況，アタマジラミと医療券—．日臨皮会誌 2012；29：404-15.

2) 日野治子ほか．伝染性軟属腫摘除時の疼痛緩和に対するペンレス®テープ 18 mg（リドカインテープ剤）の有効性と安全性に対する検討（小児特定使用成績調査）．日臨皮会誌 2015；32：202-18.

3) Olsen JR, et al. Molluscum contagiosum and associations with atopic eczema in children：a retrospective longitudinal study in primary care. Br J Gen Pract 2016；66：e53-8.

4) Olsen JR, et al. Epidemiology of molluscum contagiosum in children：a systematic review. Fam Pract 2014；31：130-6.

3.2

皮膚瘙痒症

Q1. 皮膚瘙痒症とはどのような疾患ですか？

A1. ① 皮膚にかゆみをきたすような一次的皮膚症状がみられないにもかかわらず，瘙痒を訴える疾患である．このため，高齢者に生ずる本症は，心因性と誤解され適切な加療を受けられない場合も少なくない．
② 皮膚瘙痒症の原因には，皮膚症状として目視できない程度の軽微な皮脂欠乏状態が関係すると考えられている．このため本症では適切なスキンケアが重要となる．

●皮膚瘙痒症とは

「かゆみ」は，皮膚科受診患者の主訴のなかで非常にありふれたものである．しかし，湿疹・皮膚炎群以外の疾患でも少なからず生ずることから，診療を進めていくうえできわめて重要な臨床所見である．瘙痒の原因はさまざまであり，皮膚科医は患者からの病歴聴取とともに，皮疹を分析して診断・治療にあたる．たとえば，接触皮膚炎であれば，接触部位に一致する境界明瞭な紅斑とともに，紅斑上に全体に多発する漿液性丘疹の存在が重要であるし，蕁麻疹であれば一過性に出現する膨疹である．いずれも自覚症状として瘙痒を伴う．しかし皮膚瘙痒症は，瘙痒の訴えを有するが，いかなる皮膚症状もみられないという疾患であり（❶），あくまで患者の訴えが診断根拠の大部分を占める．本症の診断で重要な点は，湿疹・皮膚炎群や蕁麻疹などでみられる皮疹を十分に理解し，それらの皮疹がないことを見極めることである．そのうえで，皮膚瘙痒症においては掻破痕など，二次的に皮疹が生ずることがあることを理解し治療にあたることが重要である（❷）．なお，本症はとくに高齢者において，軽微なドライスキンが原因となることから，適切なスキンケア指導がきわめて重要な疾患である[1-5]．

●本症を疑う愁訴・症状

あくまで皮膚症状の把握が重要である．すなわち，瘙痒の訴えとともに，掻破行動などにより生ずる二次的な皮疹以外の，他疾患でみられる皮疹がないことを確認する．患者が訴える瘙痒は，かなり激烈であることも少なくなく，夜間の睡眠が障害される場合も珍しくない[3]．時として本症では皮疹がみられないことから，とくにコミュニケーション能力が低下した高齢者などでは，その

👍 **POINT**
皮膚瘙痒症とは，かゆみをきたすような一次的皮膚症状がみられないにもかかわらず，瘙痒を訴える疾患．

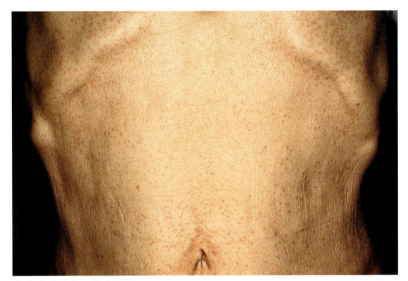

❶ 皮膚瘙痒症の臨床所見
瘙痒を訴えるが，皮膚症状はみられない．

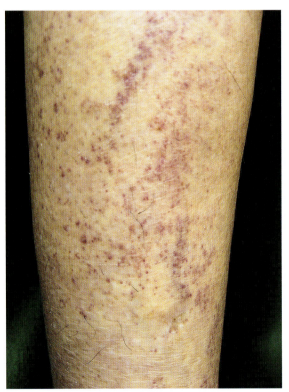

❷ 多数の掻破痕および紫斑を伴う皮膚瘙痒症の臨床所見

　原因が精神的誘因に求められたり，単なる患者の我儘と誤解され放置される場合があるため注意しなければならない．また，薬剤や基礎疾患により本症が誘発されることもあるので，十分に精査する必要がある．

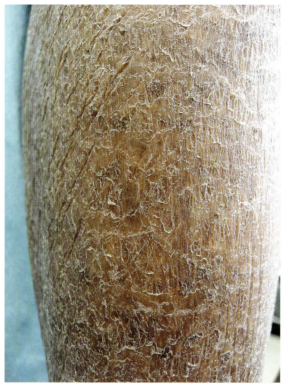
❸ ドライスキンでみられる鱗屑

●初診時に必要な検査

治療効果を判定する目的から，瘙痒の程度を把握しておくべきである．一般的に臨床現場で用いられるのはVAS[*1]を用いた自己評価法である．さらに，基礎疾患が疑われる場合にはその精査を行う．可能であれば，血液生化学的一般検査と糖尿病や甲状腺機能などの血液検査を行うとよい．

●本症の鑑別診断

①皮脂欠乏性湿疹：本症の軽症例が皮膚瘙痒症である可能性があり，発症要因には共通要因が存在すると考えられるが，実際の診断はあくまで皮膚症状により行う．本症は鱗屑を主体とし（❸），湿疹化した場合，紅斑，紫斑，丘疹などを混ずる．

②蕁麻疹：膨疹を主体とする疾患である．膨疹は原則24時間以内に出没を繰り返すため，皮疹がみられない時間帯に患者が受診した場合は鑑別に苦慮する．問診のほか，皮膚描記症をチェックする．

③疥癬：初期の場合，診断に苦慮する．ダーモスコピーなどを用い，指間部や陰部における疥癬トンネルなどの特徴的な皮疹を丹念にチェックすることが肝要である．

（安部正敏）

[*1]
VAS：visual analogue scale
最大のかゆみを10，なしを0と説明し，診察のたびに口頭で確認する．

3章　疾患別のスキンケア

■文献

1）Valdes-Rodriguez R, et al. Chronic pruritus in the elderly：pathophysiology, diagnosis and management. Drugs Aging 2015；32：201-15.
2）Leslie TA. Itch management in the elderly. Curr Probl Dermatol 2016；50：192-201.
3）Berger TG, et al. Pruritus in the older patient：a clinical review. JAMA 2013；310：2443-50.
4）Pereira MP, et al. Chronic pruritus in the absence of skin disease：pathophysiology, diagnosis and treatment. Am J Clin Dermatol 2016；17：337-48.
5）Lavery MJ, et al. Pruritus：an overview. What drives people to scratch an itch? Ulster Med J 2016；85：164-73.

Q2. 皮膚瘙痒症の原因にはどのようなものがありますか？

A2. ①皮膚瘙痒症には汎発性皮膚瘙痒症と限局性皮膚瘙痒症がある．その原因は多彩であり，それぞれにおいて問診や臨床検査を駆使して原因精査を行う．
②汎発性皮膚瘙痒症の原因としては，軽微なドライスキンをはじめ，腎疾患，肝疾患，悪性腫瘍，神経疾患，代謝疾患，薬剤性や妊娠，心因性などがあげられる．また，食事や栄養補助食品が原因となる場合もある．
③限局性皮膚瘙痒症の原因は，前立腺肥大症や尿道狭窄，卵巣機能低下，便秘，下痢，痔核，蟯虫などである．

●汎発性皮膚瘙痒症

POINT
皮膚瘙痒症を診たら，漫然と診断や治療をしてはならない．

　汎発性皮膚瘙痒症の原因は多岐にわたるため，漫然と診断および治療してはならない[1]．原因としては軽微なドライスキンが最も多いと考えられるが，それ以外に，腎疾患（透析患者を含む），肝疾患（胆汁うっ滞性肝疾患など），悪性腫瘍（悪性リンパ腫など），神経疾患（脳血管障害など），代謝疾患（とくに糖尿病），薬剤性（モルヒネなど）や妊娠，心因性などがあげられる[2]．

腎疾患

　透析患者は，強弱はあるにしろ多くの患者が瘙痒を訴える（❹）．慢性に継続する難治な瘙痒であることが多いが，その原因は単一ではなく，多岐にわたる．瘙痒は透析患者のQOLを大きく損なうものであり，早期発見と治療が肝要である[3]．透析患者における瘙痒制御は薬物療法のみではなく，予防や生活指導など多岐にわたるアプローチが必要である[4]．

　血液透析患者に生ずるかゆみには，中枢性と末梢性の2つの機序があることがよく知られている．中枢性の瘙痒の機序として，血液透析患者の血漿中のβ-エンドルフィンによるオピオイドμ受容体の活性化が推定されており，すでにオピオイドκ受容体作動薬が臨床応用され高い効果をあげている[5,6]．一方，末梢性の瘙痒は皮膚局所における瘙痒であり，その実態は皮脂欠乏症であること

110

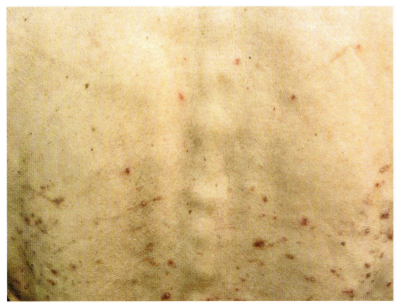
❹ 透析患者にみられた皮膚瘙痒症の臨床所見
掻破痕が目立つ．

が多い．治療には副腎皮質ステロイド外用薬だけでなく，透析患者皮膚の病態生理に応じ保湿剤などを含めた総合的対応が必要となる．

また，透析患者における皮膚の問題点として，乾燥，発汗低下，pH上昇，カルシウムの沈着，マグネシウムの沈着，リンの沈着，神経ペプチドの異常などがあげられる[7]．さらに透析患者においては，透析に付随する諸問題，すなわちカルシウムおよびリン代謝異常による二次的な副甲状腺機能亢進[8]，皮脂欠乏症[8]，汗腺異常[9]，ヒスタミン濃度の上昇[10]などの末梢性因子が関与する．このため，透析の質においても瘙痒出現頻度は異なり，一般に透析に要する時間が短いと瘙痒の出現頻度は格段に上昇する傾向にある[*2]．過去に透析病院に非常勤医師として勤務していた筆者の経験では，透析治療に皮膚科医が参画すると医師やスタッフ間のコミュニケーションが活発となり，問題が解決する方向に向かうことも多い．

肝疾患，薬剤

肝疾患や薬剤（モルヒネなど）が惹起する瘙痒にも同様に中枢性因子として内因性オピオイドの関与が推定されている[11]．肝疾患患者の血漿中ではβ-エンドルフィン濃度が上昇しており，オピオイドμ受容体の活性化が生じている．肝疾患患者の瘙痒に対し抗ヒスタミン薬が無効であることは日常臨床でもよく経験するところであり，オピオイドκ受容体作動薬のナルトレキソン塩酸塩が優れた効果を示す[5,6][*3]．

*2
時に「透析時間が短くて瘙痒がひどくて困る」と訴える患者に遭遇するが，実際問題として透析担当医以外の医師が透析時間に対して異論を挟む余地はなく，患者の訴えを傾聴するにとどまることが多い．

*3
オピオイド受容体には主としてμ，δおよびκ受容体の3つのサブタイプが存在する．これら受容体の特性は異なり，κ受容体はμ受容体と相反する薬理作用を示す．

3章　疾患別のスキンケア

代謝疾患（糖尿病）

糖尿病にみられるさまざまな皮膚病変は，糖尿病による微小循環障害や神経障害が原因となる．当然，血糖コントロールが重要になるため，皮膚症状に対する治療とともに血糖コントロールを行うべきである．ただし，血糖コントロールが良好に推移したとしても，ドライスキンは容易に改善することはないため，外用指導は重要である．

食事

食事や栄養補助食品に関しても時に瘙痒を惹起する場合があるため十分注意を払う必要がある．末梢性かゆみ受容体を活性化させるヒスタミンやコリンのような物質を多量に含む食品[*4]では，摂取量に応じてかゆみを生ずる．また，酒類，とくにビールやワインも原因となる．これら以外の魚介類，卵白などは間接的に末梢性かゆみ受容体を活性化する．

[*4]
サバ，サケ，タラ，イカ，タコ，エビ，アサリ，豚肉，ソバ，イモ，タケノコ，サトイモ，ナス，ホウレンソウなど．

●限局性皮膚瘙痒症

限局性皮膚瘙痒症はプライベートパーツに多くみられ，主に外陰部瘙痒症と肛囲瘙痒症がある．このうち外陰部瘙痒症の原因としては，男性では前立腺肥大症や尿道狭窄，女性では卵巣機能低下，白帯下などがある．なお，生理用品などによる瘙痒は主として接触皮膚炎であり，臨床的には区別されるべき病態である．また，白癬などの表在性皮膚真菌感染症も当然除外される．

限局性皮膚瘙痒症は原則皮疹がみられないことに加え，患者自身が羞恥心のため受診せず，市販薬などで対処している場合も多い．臨床現場で限局性皮膚瘙痒症患者に遭遇した際には，必要に応じて泌尿器科や婦人科にコンサルテーションし基礎疾患精査の依頼を行うべきであろう．

他方，肛囲瘙痒症の原因としては便秘，下痢，痔核，蟯虫，便[*5]などに含まれる化学物質などがあげられる．通常の外用療法に加え，適切な洗浄方法と衛生用具の使用を指導すべきであろう．

[*5]
厳密には便による接触皮膚炎は臨床的に区別されるべき病態であるが対処法は同じである．

（安部正敏）

■文献

1）佐藤貴浩ほか．汎発性皮膚瘙痒症診療ガイドライン．日皮会誌 2012；122：267-80.

2）Rowe B, Yosipovitch G. Malignancy-associated pruritus. Eur J Pain 2016；20：19-23.

3）Kfoury LW, Jurdi MA. Uremic pruritus. J Nephrol 2012；25：644-52.

4）Szepietowski JC, et al. Quality of life in patients with uraemic xerosis and pruritus. Acta Derm Venereol 2011；91：313-7.

5）Kumagai H, et al. Efficacy and safety of a novel κ-agonist for managing intractable pruritus in dialysis patients. Am J Nephrol 2012；36：175-83.

6）Inui S. Nalfurafine hydrochloride to treat pruritus：a review. Clin Cosmet Investig Dermatol 2015；8：249-55.

7）Manenti L, et al. Uraemic pruritus：clinical characteristics, pathophysiology and treatment. Drugs 2009；69：251-63.

3.2 皮膚瘙痒症

8) Massry SG, et al. Secondary hyperparathyroidism in chronic renal failure. The clinical spectrum in uremia, during hemodialysis, and after renal transplantation. Arch Intern Med 1969；124：431-41.

9) 横関博雄. 腎不全と発汗異常. Visual Dermatology 2004；3：464-7.

10) Stockenhuber F, et al. Increased plasma histamine levels in uraemic pruritus. Clin Sci（Lond）1990；79：477-82.

11) Raslan HM, et al. Skin manifestations of chronic hepatitis C virus infection in Cairo, Egypt. East Mediterr Health J 2009；15：692-700.

Q3. 皮膚瘙痒症患者のスキンケアはどのように行うのですか？

A3. ① 汎発性皮膚瘙痒症の原因として軽微なドライスキンが多いことから，保湿剤の使用は多くの患者で有用性が高いと考えられ，日本のガイドラインでもその推奨度は高い．ただし，保湿剤のみで本症を制御することは困難なことが多い．
② 高齢者においてはドライスキンのリスクが高い．このため汎発性，限局性を問わず，保湿剤使用はあくまで本症の予防的スキンケアと考えることができる．たとえ瘙痒がなくとも保湿剤使用の励行は本症の発症予防に重要であると考えられる．

● 適切な保湿が重要

汎発性皮膚瘙痒症は軽微なドライスキンが原因となることが多いので，保湿剤使用や洗浄方法指導など科学的根拠に基づいたスキンケアは本症をコントロールするうえできわめて重要な柱となる．日本皮膚科学会による「汎発性皮膚瘙痒症診療ガイドライン」においても，保湿剤の推奨度は高い[1]．ドライスキンが皮膚バリア機能を低下させ，さまざまな皮膚障害をもたらすことは周知の事実であり[2]，近年はドライスキンが食物アレルギーを惹起させることも報告[3,4]され，保湿剤はますますその重要性が認識されてきた．一般市民にも保湿の重要性は広く周知されたと思われるが，当然むやみに保湿剤を使用すればよいというわけではなく，浸軟した皮膚では余分な水分を補正することも必要となる．つまり，表皮のスキンケアは適切な水分量を保持することが重要であり，そのためには保湿剤の理解が必須となる．

現在保湿剤は多種多様な製品が使用可能であり，医師から処方箋で供される外用薬から，市中で購入可能な製品まで幅が広い．とくにOTC製剤は，さまざまな成分の保湿剤が発売されており，筆者も患者から「どのような保湿剤を使用すればよいのか？」との質問を受けたときには，まず確実に塗布することが重要であることを述べ，そのうえで製品を選ぶポイントなどを説明している．その際，決してエビデンスレベルの高い根拠があるわけではないが，製品に何が含有されているのか，あるいは基剤が何なのかを総合的に勘案して指

POINT
汎発性皮膚瘙痒症の原因には軽微なドライスキンが多いので，保湿剤の使用は有用性が高い．

113

3章　疾患別のスキンケア

❺ 保湿目的に用いる外用薬

保湿剤	長所	短所
油脂性軟膏 （白色ワセリン，プラスチベース®，亜鉛華軟膏，親水軟膏）	● コストが安い ● 刺激感が少ない	● べたつく
ヘパリン類似物質 （ヒルドイド®，ヒルドイド®ソフト，ヒルドイド®ローション）	● 保湿効果が高い ● べたつきが少ない ● 塗りやすい	● 時ににおいがする
尿素クリーム，ローション （ウレパール®，ケラチナミン，パスタロン®など）	● 保湿効果が高い ● べたつきが少ない	● 時に刺激感がある
セラミド （キュレル，AKマイルドクリーム）	● 皮膚の保湿機能を担う 　角質細胞間脂質	● コストが高い ● 保険適用がない
入浴剤 （グリセリン，キシリトール，米糠，米発酵エキスなど）	● 刺激感が少ない ● 使用が容易	● コストが高い ● 保険適用がない ● 転倒事故などに注意

導することが重要である．皮膚科外来では保険適用を有する優れた保湿剤が存在するのだからそれを使用するよう指導すればよいと考える向きもあるが，OTC製剤には保険適用剤にはない特徴を有する製品も多い．本症の発症予防として保湿剤を使用する場合には，必ずしも保険適用剤でなければならない理由はなく，OTC製剤でも十分である．

　高齢の皮膚瘙痒症患者の皮膚を注意深く観察すると，その表面は一見光沢を失い，細かな鱗屑を付す乾燥局面であることが多い．したがって，適切に保湿を図るとともに，生活環境を整えることを含めて「スキンケア」ととらえることが重要である．近年の機密性の高い住居とエアコンディショニングの完備という生活環境の変化や，過度な清潔概念の普及による石鹸（とくに液体石鹸）の過度な使用は，若年層の「ドライスキン」の増加を促している．

　保湿は理論上，皮脂膜・天然保湿因子・セラミドを補えばよく，モイスチャライザー（水分と結合）効果[6]およびエモリエント（被膜をつくる）効果[7]をもった保湿剤を用いる．ただし，この2つの効果は厳密に分類できるものではなく，両者を有する製品も多数存在する．保湿剤は皮膚科診療に供されるさまざまな外用薬と同様の構造と考えれば理解しやすい．皮脂膜を補うのは脂つまり基剤であり，天然保湿因子やセラミドは保水成分であることから，配合剤と考えるとよい．

●治療および予防目的に用いる保湿剤

　皮膚瘙痒症の治療および予防目的に用いる保湿剤として以下の外用薬があげられる．❺に代表的な保湿剤を提示する．

ワセリン

　ワセリンは，石油から得た炭化水素類の混合物を精製したもので，水あるいはエタノールにほとんど溶けない．黄色ワセリンとこれを脱色した白色ワセリ

*6
皮膚に水分を与えることで，皮膚バリア機能を保つ皮膚生理作用のこと．皮膚に対してモイスチャライザー効果を示すものをモイスチャライザー剤とよぶ．皮膚の正常な解剖学的構造を保持するために主に角質レベルで水分を与えることと考えるとよい．

*7
皮膚からの水分蒸散を防止し，皮膚を柔軟にするという皮膚生理作用のこと．皮膚に対してエモリエント効果を示すものをエモリエント剤とよぶ．皮膚の正常な解剖学的構造を保持するために，皮膚表面で皮脂膜を補強すると考えるとよい．

ンがあり，両者はとくに区別なく使用してよいが，現在では白色ワセリンの使用頻度が高い．融点は38〜60℃で，加温により透明な液となる．中性で刺激がなく，ほとんどすべての薬物と変化なく配合しうるので，種々の軟膏基剤として広く用いられるほか，それ自体でも肉芽形成，表皮再生および創傷治癒促進作用を示す．また，若干であるが水を吸収する．

プロペト®
(丸石製薬)

ワセリンには過酸化物などの不純物が含まれており，時に皮膚を刺激する．このため，その不純物を除いたプロペト®を使用するほうがより安全である．プロペト®は眼科用軟膏の基剤であり，「皮膚保護」の保険適用が明記されているので保湿剤として使用しても問題ない．また，薬価もワセリンと大きな違いはなく，塗布しやすいのもメリットである．ただし，抗酸化物も除去されており，遮光保存するほうが好ましい．また，プロペト®よりさらに純度が高いワセリンとしてサンホワイト®P-1があるが，「皮膚保護」の保険適用がない．

サンホワイト® P-1
(日興リカ)

プラスチベース®

プラスチベース®とは，流動パラフィンにポリエチレンを5%の割合で混合しゲル化した，炭化水素ゲル基剤であり，温度の変化を受けることが少ない．伸びも良く重宝する基剤である．

プラスチベース®
(大正製薬)

ラノリン

高級アルコールと高級脂肪酸エステルが主成分であり，羊毛に付着する脂肪様分泌物から得られる．ラノリンは水を吸収することから乳剤性基剤に分類される．しかし，ラノリンに含まれるラノリンアルコールによる接触皮膚炎がしばしば問題となり，使用時には注意深い観察が必要である．

ヘパリン類似物質

ヘパリン類似物質[*8]含有外用薬（ヒルドイド®など）は，保湿効果が高く有効性が高い．剤形も豊富で，塗りやすい油中水型クリームや水中油型ローションに加え，最近では水性のフォーム剤も登場し，使用感も良好である．

なお，本薬は添付文書に「禁忌（次の患者には使用しないこと）：(1) 出血性血液疾患（血友病，血小板減少症，紫斑病等）のある患者〔血液凝固抑制作用を有し，出血を助長するおそれがある〕，(2) 僅少な出血でも重大な結果を来すことが予想される患者〔血液凝固抑制作用を有し，出血を助長するおそれがある〕」と書かれているため，時に使用を躊躇する医療従事者がいる．添付文書の記載が気になるのは当然であるが，この注意喚起は開発時にヘパリンという文言が問題となっただけで，実際にはほぼ問題にならない副作用であり，過去に報告されたこともない．

*8
ヘパリン類似物質の原料となる物質は魚のウロコに存在する．魚がベトベトする感覚は誰しも知っており，患者指導の際に一言付け加えると患者の理解が深まる．

ヒルドイド®ソフト軟膏

ヒルドイド®フォーム
(マルホ)

尿素

尿素含有外用薬も保湿効果が高い．一般向けにOTC製剤として市販もさ

ケラチナミンコーワクリーム
(興和)

*9
2013年に販売名が軟膏からクリームに変更された.

ウレパール®クリーム
(大塚製薬)

パスタロン®ソフト軟膏
(佐藤製薬)

ザーネ®軟膏
(エーザイ)

キュレルモイスチャーバーム
(花王)

コラージュDメディパワー保湿ジェル
(持田ヘルスケア)

*10
スフィンゴ脂質とはスフィンゴ塩基から構成される脂質群の総称である. スフィンゴシン, セラミド, スフィンゴ糖脂質, スフィンゴシン1-リン酸, セラミド1-リン酸やスフィンゴミエリンなどがある.

れており, ハンドクリームなどとして用いられる. 尿素含有外用薬にも多数の剤形があるほか, 尿素の濃度も異なる. ケラチナミンは尿素20%のクリーム*9である. 一方, ウレパール®は尿素10%で, クリームとローションがある. パスタロン®には水中油型と油中水型両者の乳剤性軟膏に加え, ローションがあり, さらに乳剤性軟膏には尿素10%と20%が用意されている. なお, 尿素には角質溶解作用があるが, 保湿剤として用いる限りにおいては, 濃度の差は大きな問題ではない.

ビタミンA

ビタミンA含有のザーネ®軟膏は, 表皮のケラチン形成抑制作用を有し, 皮膚乾燥防止作用が得られ, 保湿剤としても用いられる. 商品名は軟膏であるが, 水中油型の乳剤性軟膏であり, 基剤としても保湿作用を有する薬剤である.

セラミド

キュレルモイスチャーバームやコラージュDメディパワー保湿ジェルなどのセラミド含有外用薬も多数市販されており, 理論に沿った外用薬といえる. ただし, 保険適用がないためコストがかかる.

セラミドはスフィンゴ脂質*10の合成・代謝における中心的脂質であり, 生物学的には細胞の生死などの細胞応答を制御するシグナル伝達分子として機能する[5]. しかし, よく知られた機能は保湿能であり, 現在は多数の市販の保湿剤や化粧品に含有されている.

セラミドにも種類があり, 現在ヒトでは7種類と報告されている. なかでもセラミド2は保湿に重要な役割を果たす.

その他

天然保湿因子はセリンやグリシンなどのアミノ酸類, ピロリドンカルボン酸, 尿素, ミネラル塩類, 有機酸, などの低分子蛋白により構成される. 近年はアミノ酸構造が類似したセリシンなどを配合する保湿剤が発売されており有用性が高い.

米糠などを用いた入浴剤は, 入浴により保湿効果が得られるためきわめて手軽であり患者の負担も少なくて済む. しかし, 保険適用がないためコストがかかる. また, 保湿用入浴剤を用いた入浴では滑りやすいため, 転倒事故などに十分注意すべきである.

(安部正敏)

■ 文献

1) 佐藤貴浩ほか. 汎発性皮膚瘙痒症診療ガイドライン. 日皮会誌 2012；122：267-80.
2) Sugiura A, et al. Reevaluation of the non-lesional dry skin in atopic dermatitis by acute barrier disruption：an abnormal permeability barrier homeostasis with defective processing to generate

ceramide. Arch Dermatol Res 2014；306：427-40.
3) Leung DY, Guttman-Yassky E. Deciphering the complexities of atopic dermatitis：shifting paradigms in treatment approaches. J Allergy Clin Immunol 2014；134：769-79.
4) De Benedetto A, et al. Skin barrier disruption：a requirement for allergen sensitization？J Invest Dermatol 2012；132：949-63.
5) Cha HJ, et al. Intercellular and intracellular functions of ceramides and their metabolites in skin （Review）. Int J Mol Med 2016；38：16-22.

Q4. スキンケア以外に皮膚瘙痒症の治療はどうするのですか？

A4.
① 汎発性，限局性を問わず，治療目標は何より瘙痒消失である．基礎疾患がある場合，そのコントロールが重要となる．
② 抗ヒスタミン薬内服は，治療アドヒアランスも良く，実際幅広く用いられている．本症は，高齢の患者も少なくないことから，鎮静作用の少ない第2世代の抗ヒスタミン薬を選択する．ナルフラフィン塩酸塩内服も有用な場合があり，考慮すべきである．
③ 搔破行動などにより二次的に生じた湿疹には，ステロイド外用薬を用いる．このほか，難治な場合は紫外線療法やカプサイシン軟膏外用，抗不安薬内服が選択される．

　皮膚瘙痒症における治療目標としては，何より瘙痒消失を目指す．これは汎発性，限局性を問わず同様である．むろん，基礎疾患がある場合はそのコントロールが重要となるため，基礎疾患の有無により治療方針を考えることが重要となる．軽微なドライスキンは肝・腎・代謝疾患患者に広くみられることから，保湿は必須であり，「汎発性皮膚瘙痒症診療ガイドライン」の推奨度も高い（推奨度B）[1]．

●薬物療法

抗ヒスタミン薬

　抗ヒスタミン薬内服は，ガイドラインでの推奨度は高くないものの（推奨度C1），汎発性皮膚瘙痒症においては外用アドヒアランスが良くないこともあり，実際は幅広く用いられている[1]．最近は鎮静作用の少ない第2世代の抗ヒスタミン薬も多数存在し，本症が好発する高齢者にも比較的安全に使用可能である．ただし，治療抵抗性であることも多く，増量が可能な抗ヒスタミン薬を使用している場合には適時増量や薬剤変更や追加などを考慮する．近年発売された抗ヒスタミン薬は1日1回投与で，さらに空腹時の投与が可能な薬剤も登場し，患者のアドヒアランス向上が期待できる．とくに汎

発性皮膚瘙痒症において，夜間など特定の時間帯に瘙痒の訴えが多い場合には，症状出現前に内服させるとよい．

オピオイドκ受容体作動薬

近年，血液透析患者や慢性肝疾患患者の瘙痒に対し，オピオイドκ受容体作動薬であるナルフラフィン塩酸塩の有用性が知られている．血液透析患者や慢性肝疾患患者においては，内因性オピオイドのβ-エンドルフィンの血中濃度が高くなっていることが知られている．このため，β-エンドルフィンによるオピオイドμ受容体の活性化が瘙痒を惹起すると考えられる．このμ受容体を介して発現する瘙痒は，μ受容体と相反する薬理作用を示すκ受容体の活性化により抑制される[2,3]．

ステロイド外用薬

掻破行動などにより二次的に生じた湿疹には，ステロイド外用薬を用いる．病変に応じた適切な薬剤を選択することが肝要であり，全身の瘙痒の訴えのみで過度に強力な外用薬を選択すべきではない．ステロイド外用薬は，皮膚科領域で最も重要な外用薬である．副腎皮質ステロイドの皮膚への作用はおおむね以下のとおりである．

- 血管収縮作用
- 膜透過性抑制作用
- 炎症性ケミカルメディエーター遊離抑制作用
- アラキドン酸低下作用
- 免疫抑制作用
- 細胞分裂抑制作用

ステロイド外用薬はその強さにより5ランクに分けられる（❻）．ステロイド外用薬の副作用は熟知しておく必要があり，主な副作用を❼に示す．皮膚萎縮や酒皶様皮膚炎，感染症などの副作用を生じさせないために，症状の軽快とともに，より弱いランクのステロイド外用薬に適時レベルダウンするべきである．徐々に塗布回数を減ずるか，強さをレベルダウンして，患者の皮膚が良好に推移するよう配慮したい．また，ステロイド外用薬使用時に懸念されるのが，全身性の副作用である（❽）．外用は内服に比較し吸収が悪く，下垂体・副腎皮質機能抑制は軽度であると考えられるが，それでも使用する外用薬のレベルにより長期に連用していると副腎機能抑制がかかる．

なお，ステロイド外用薬は原則「皮膚瘙痒症」の保険適用を有しないので注意すべきである．

その他

このほか，カプサイシン軟膏外用や抗不安薬内服などが行われる場合があるが，ガイドラインでも推奨度は高くない（推奨度はともにC1〜C2）．

3.2 皮膚瘙痒症

❻ ステロイド外用薬

分類	代表的商品名	一般名	軟膏	クリーム	ローション	テープ
strongest	デルモベート	0.05%クロベタゾールプロピオン酸エステル	○	○	○	
	ダイアコート, ジフラール	0.05%ジフロラゾン酢酸エステル	○	○		
very strong	アンテベート	0.05%ベタメタゾン酪酸エステルプロピオン酸エステル	○	○	○	
	マイザー	0.05%ジフルプレドナート	○	○		
	フルメタ	0.1%モメタゾンフランカルボン酸エステル	○	○	○	
	トプシム	0.05%フルオシノニド	○	○	○	
	リンデロン-DP	0.064%ベタメタゾンジプロピオン酸エステル	○	○		
	ビスダーム	0.1%アムシノニド	○	○		
	ネリゾナ	0.1%ジフルコルトロン吉草酸エステル	○	○		
	パンデル	0.1%酪酸プロピオン酸ヒドロコルチゾン	○	○	○	
strong	メサデルム	0.1%デキサメタゾンプロピオン酸エステル	○	○	○	
	トクダーム	吉草酸ベタメタゾン				○
	エクラー	0.3%デプロドンプロピオン酸エステル	○	○	○	
	リンデロン-V	0.12%ベタメタゾン吉草酸エステル	○	○	○	
	フルコート	0.025%フルオシノロンアセトニド	○	○	○	
medium	ロコイド	0.1%ヒドロコルチゾン酪酸エステル	○	○		
	キンダベート	0.05%クロベタゾン酪酸エステル	○			
	リドメックスコーワ	0.3%プレドニゾロン吉草酸エステル酢酸エステル	○	○	○	
	レダコート	0.1%トリアムシノロンアセトニド	○			
	アルメタ	0.1%アルクロメタゾンプロピオン酸エステル	○			
weak	オイラゾン	0.1%デキサメタゾン		○		
	ドレニゾン	フルドロキシコルチド				○
	プレドニゾロン	0.5%プレドニゾロン	○	○		
合剤	リンデロン-VG	0.12%ベタメタゾン吉草酸エステル・0.1%ゲンタマイシン硫酸塩	○	○	○	
	フルコートF	0.025%フルオシノロンアセトニド・0.35%フラジオマイシン硫酸塩	○			
	ベトネベートN	0.12%ベタメタゾン吉草酸エステル・0.35%フラジオマイシン硫酸塩	○	○		
	テラ・コートリル	1%ヒドロコルチゾン・3%オキシテトラサイクリン塩酸塩	○			
	テトラ・コーチゾン	1%ヒドロコルチゾン酢酸エステル・3%テトラサイクリン塩酸塩	○			
	強力レスタミンコーチゾンコーワ	1%ヒドロコルチゾン酢酸エステル・0.1%ジフェンヒドラミン塩酸塩・0.35%フラジオマイシン硫酸塩	○			
	エキザルベ	0.25%ヒドロコルチゾン・混合死菌浮遊液含有	○			
	オイラックスH	0.25%ヒドロコルチゾン・10%クロタミトン		○		
	グリメサゾン	0.1%デキサメタゾン・0.2%脱脂大豆乾留タール	○			

（添付文書より作成）

❼ ステロイド外用薬の主な副作用

皮膚萎縮
酒皶様皮膚炎
皮下出血
接触皮膚炎
口囲皮膚炎
痤瘡
感染症（細菌・真菌・ウイルス）
多毛
続発性副腎機能不全
リバウンド

❽ ステロイド全身投与の主な副作用

続発性副腎機能不全	筋力低下
糖尿病	消化管潰瘍
高血圧	白内障
満月様顔貌	緑内障
中心性肥満	中枢神経症状
高脂血症	多毛
精神症状	脱毛
骨粗鬆症	不眠
感染症	痤瘡
無菌性骨頭壊死	皮下出血
白血球増多	

紫外線療法

紫外線療法は，ガイドラインでも比較的推奨度が高く（推奨度 B～C1），難治性の場合は試みてもよい[1]．発癌性の少ないナローバンド UVB 療法が近年主流となり，高い有効性が期待できる[4]．ただし，現在のところ皮膚瘙痒症は保険適用ではない*11．

フォローアップ，生活指導

治療法によっても異なるが，少なくとも 2 週ごとには診察し，VAS の変化などを参考に治療効果の評価を行う．さらに，瘙痒を悪化させる刺激性のある食物やアルコール，入浴方法などの生活指導も繰り返し行うことが重要である．

（安部正敏）

> *11
> 紫外線療法の保険適用疾患は乾癬，類乾癬，掌蹠膿疱症，菌状息肉症，悪性リンパ腫，慢性苔癬状粃糠疹，尋常性白斑，アトピー性皮膚炎のみである．

■文献

1）佐藤貴浩ほか．汎発性皮膚瘙痒症診療ガイドライン．日皮会誌 2012；122：267-80.

2）Simonsen E, Komenda P. Treatment of uremic pruritus：A systematic review. J Kidney Dis 2017；70：638-55.

3）Mettang T, Kremer AE. Uremic pruritus. Kidney Int 2015；87：685-91.

4）森田明理．紫外線治療．瀧川雅浩，渡辺晋一編．皮膚疾患最新の治療 2013-2014．南江堂；2013. p.288-9.

3.3

ニキビのスキンケア

Q1. ニキビはどうしてできるのですか？

A1. ① ニキビ（尋常性痤瘡：以下，痤瘡）の本質は，面皰（コメドともよぶ）にある.
② 面皰は，皮脂の分泌亢進と毛包漏斗部の角化異常を伴う閉塞によって，毛包内に皮脂が貯留した状態である.
③ 面皰内で痤瘡桿菌が増菌して炎症を生じると，紅色丘疹や膿疱になる.
④ 炎症が治まると，赤みが残り（炎症後紅斑），その後茶色くなって（炎症後色素沈着），次第に色が淡くなって治癒する.
⑤ 炎症の程度が強かったり，自分でつぶしたりすると，組織の破壊で，陥凹したニキビあと（萎縮性瘢痕）や隆起したニキビあと（肥厚性瘢痕）を残してしまうことがある.
⑥ 実際の痤瘡では，これらの症状が混在している.

● 痤瘡の疫学

痤瘡は90％以上の人が思春期に経験するありふれた疾患である．思春期の痤瘡は，男女ともに13歳ごろに発症し，高校生のころに最も症状が悪化し[1]，20歳前後になると治まってくる．女性では思春期を過ぎてから発症したり，思春期の痤瘡が成人しても継続したりする症例があり，思春期後痤瘡とよばれている．思春期後痤瘡では，痤瘡の症状が月経周期と関連することがあり，多くは月経前に悪化する.

思春期の男女あるいは成人の女性に好発し，顔面の症状が主体であることから，とくに感情面での生活の質（QOL）に大きく影響する疾患[2]であり，また瘢痕を残すことがある点からも，積極的な治療と適切なスキンケア指導が重要となる.

QOL：quality of life

● 痤瘡のできるメカニズム（❶）

痤瘡は，顔面，前胸部，上背部などに分布する脂腺性毛包に生じる．思春期になると性ホルモン（とくに男性ホルモン）の分泌がさかんになり，皮脂の分泌が亢進する．さらに，毛包漏斗部が角化異常によって狭窄すると，毛包内への皮脂の貯留が起こる．この症状を面皰とよぶ．面皰内は皮脂が豊富で酸素が少ないため，好脂性通性嫌気菌である痤瘡桿菌（*C. acnes*）が増殖しやすい環境にあり，菌が増数することで炎症が起きて，紅色丘疹や膿疱などの炎症性皮疹

C. acnes：*Cutibacterium acnes*[3]，旧称*Propionibacterium acnes*

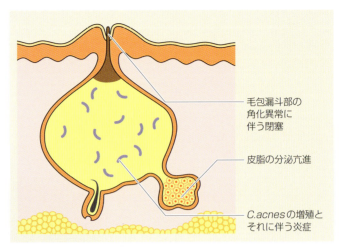

❶ 痤瘡の発症メカニズム
皮脂の分泌が亢進し，毛包漏斗部が角化異常によって狭窄すると，毛包内への皮脂の貯留が起こる．この状態を面皰とよび，面皰内で痤瘡桿菌が増菌して炎症を生じると，紅色丘疹や膿疱になる．

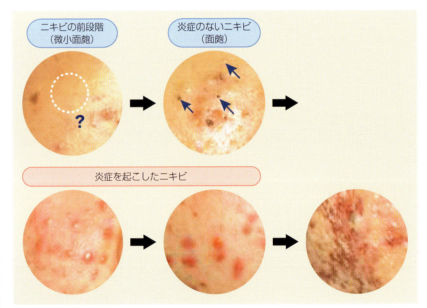

❷ 痤瘡の個疹の経過
尋常性痤瘡は，微小面皰から，非炎症性皮疹（面皰）〜炎症性皮疹（紅色丘疹/膿疱）へと進展していき，それらが一人の患者で混在している皮膚疾患．
（ジャパンアクネボード監修．尋常性ざ瘡の発症機序より改変）

を生じる．炎症が治まると，炎症後紅斑となり，時に炎症後色素沈着を経て治癒する．しかし，炎症の程度が強かったり，自分でつぶしたりすると，強い組織の破壊が起こり，陥凹したニキビあと（萎縮性瘢痕）や隆起したニキビあと（肥厚性瘢痕）を残すことがある．これらの症状は，個々の皮疹の推移（❷）であり，実際の活動性のある痤瘡の全体の臨床像では，炎症のない面皰と炎症性

3.3 ニキビのスキンケア

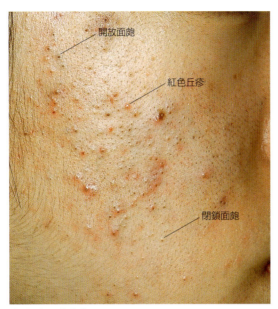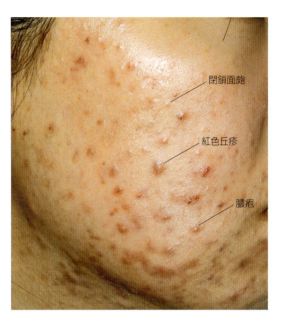

❸ 座瘡の臨床像
炎症のない面皰と炎症性の紅色丘疹や膿疱などが混在している．

の紅色丘疹や膿疱，炎症が軽快した炎症後紅斑などが混在している．重要な点は，面皰が初発疹であり，座瘡には必ず面皰が混在していることである（❸）．

また，臨床的な症状である面皰になる前に，病理学的に皮脂が毛包内に貯留した状態を生じる．この状態を微小面皰（マイクロコメド）とよぶ．微小面皰は，単に小さな面皰ではなく，臨床的には認識できない面皰の前段階をさす．

座瘡の診断と鑑別診断

座瘡は，脂腺性毛包の分布部位に生じる面皰，紅色丘疹，膿疱などの皮疹が混在している症状から診断する．鑑別診断としては，顔面や前胸部，上背部などに丘疹や膿疱を生じる疾患があがり，毛包炎，マラセチア毛包炎，酒皶，顔面播種状粟粒性狼瘡，結節性硬化症の血管線維腫，汗管腫，毛孔性苔癬などがある．

- 毛包炎，マラセチア毛包炎：毛包内で細菌あるいは真菌が増殖して生じたもので，いずれも面皰を伴わない点が異なる．
- 酒皶：紅斑が頬などにあり，そのうえに丘疹や膿疱を認めるが，面皰は伴わない．
- 顔面播種状粟粒性狼瘡，血管線維腫，汗管腫：いずれも顔面に生じるが，毛包と一致しない丘疹で，面皰もない．
- 毛孔性苔癬：両上腕外側が好発部位で体幹に生じることもある．毛孔一致性の角化性丘疹が多発しているが，面皰を混じない．

（林　伸和）

POINT
座瘡には必ず面皰が混在している．

3章　疾患別のスキンケア

■文献
1）林　伸和ほか. 本邦における尋常性痤瘡のアンケートによる疫学的調査成績. 日皮会誌 2001；
111：1347-55.
2）Hayashi N, et al. A cross-sectional analysis of quality of life in Japanese acne patients using the Japanese version of skindex-16. J Dermatol 2004；31：971-6.
3）Scholz CF, Kilian M. The natural history of cutaneous propionibacteria, and reclassification of selected species within the genus Propionibacterium to the proposed novel genera Acidipropionibacterium gen. nov., Cutibacterium gen. nov. and Pseudopropionibacterium gen. nov. Int J Syst Evol Microbiol 2016；66：4422-32.

Q2. ニキビにはどのように対処すればよいですか？

A2.
① 痤瘡は，毛包脂腺系の慢性炎症性疾患であり，瘢痕予防のためにも早期からの積極的な治療を行う.
② 炎症軽快後には，炎症の再発を予防するために，面皰あるいは微小面皰に対する維持療法を継続する.
③ スキンケアも重要だが，それだけでは瘢痕形成の予防は難しい.

●痤瘡は生理的な現象ではなく，皮膚の疾患である

　日本では 2008 年まで面皰に対する積極的な治療法がなかったため，医療機関では抗菌薬を中心とした炎症性皮疹に対する治療が主体となっていた．このため，炎症がなければ治療の対象となる疾患ではなく，思春期の生理的な現象であり，スキンケアによる対処で十分と考えられていた．しかし，QOL への影響や瘢痕を残すことに加え，アダパレンや過酸化ベンゾイルが承認され，面皰の治療や維持療法が確立したことで，積極的な治療を要する疾患として認識されるようになった（❹）.

POINT
痤瘡には積極的な治療が必要.

❹ 日本における推奨度の高い治療の変遷

年	主たる治療法の変化	日本皮膚科学会の「尋常性痤瘡治療ガイドライン」
2008 年まで	内服抗菌薬，外用抗菌薬	
2008 年	アダパレンの登場	初版
2015 年	過酸化ベンゾイル，クリンダマイシンと過酸化ベンゾイルの配合剤の登場	2016 年改訂版
2016 年	アダパレンと過酸化ベンゾイルの配合剤の登場	2017 年改訂版

3.3 ニキビのスキンケア

早期からの積極的な治療が望ましい

痤瘡瘢痕のある痤瘡患者と，ない患者を比較すると，痤瘡の発症年齢は同じであるが，医療機関を受診した時期は瘢痕のある患者では3年遅いことがわかっている[1]．痤瘡瘢痕のある患者の初期の対応は，市販薬や化粧品によるものであり，医療機関を受診するものは少ない[1]．このことは，早期の医療機関による治療介入が痤瘡瘢痕を予防しうることを示唆している．思春期の学生を対象とした調査では，痤瘡の対処としてスキンケアや洗顔を第一にあげ，医療機関を受診する患者は1割程度であるという結果[2]や，痤瘡の中高生やその親を対象とした調査では中等症以上にならないと受診しないという結果[3]が示されている．

早期の受診を促すためには，医療者から痤瘡の発症時期である中高生やその親に対して啓発活動を行っていくことが今後の課題となる[*1].

> **＊1**
> 日本学校保健会，日本臨床皮膚科医会の学校保健委員会などが，啓発活動を後援や監修などの形でサポートしている．

炎症軽快後の対応

炎症が軽快すると，治療を中断してしまう患者が少なくない．しかし，面皰が残っていれば炎症が再発する．その際に，抗菌薬を使って炎症への対症療法のみを行い，断続的に抗菌薬を使用すると，後述の薬剤耐性 *C. acnes* を誘導してしまう．また，面皰が軽快していても，病理学的な微小面皰が残っている．そのため，炎症が軽快しても，面皰に対する治療を継続する維持療法への移行が重要である．

スキンケアと治療は車の両輪である

誤ったスキンケアによって面皰が多発し，痤瘡が悪化することが知られている．このため，痤瘡治療においてスキンケアは重要な意味がある．しかし，スキンケアでは痤瘡の治療はできない．痤瘡の臨床試験では，多くの場合プラセボでも症状の軽快がみられる．これは，無治療でも適切なスキンケアが行われるためと考えられている．

特定の化粧品を用いた臨床試験においては，非使用群あるいは基剤群との比較で有意差を示した試験もあるが，医薬品との比較試験が行われているわけではない．医薬品と同等以上の効果や安全性が示されていないことから，治療として用いる場合には有効性と安全性を慎重に判断する必要がある．一方で，承認された医薬品は厳密な臨床試験により，有効性と安全性が確認されている．

認可された治療はプラセボと比較して有意に効果が高く，有効性が確立している．適切なスキンケアが行われることによって，治療効果が高くなると考えるべきである．実際の治療に際しては，治療とスキンケアは車の両輪と考え，両者を上手に制御することが医師に求められている．

> **POINT**
> 適切なスキンケアと認可された治療の両者を上手に使う．

（林　伸和）

3章　疾患別のスキンケア

■文献

1) Hayashi N, et al. Prevalence of scars and "mini-scars", and their impact on quality of life in Japanese patients with acne. J Dermatol 2015；42：690-6.
2) 林　伸和ほか. 本邦における尋常性痤瘡のアンケートによる疫学的調査成績. 日皮会誌 2001；111：1347-55.
3) 林　伸和ほか. 痤瘡に罹患している中高生とその母親を対象とした意識調査. 日臨皮会誌 2012；29：528-34.

Q3. ニキビの治療はどうすればよいですか？

A3.
① 治療のステージを急性炎症期と維持期に明確に分けて，ステージに適した治療法を選択する.

② 急性炎症期には，アダパレン，過酸化ベンゾイル，内服・外用抗菌薬のいずれかを組み合わせた併用療法，あるいは配合剤の使用が第一選択となる. 抗菌薬の単独使用は，薬剤耐性菌対策の観点から，できる限り行わない. また，3か月程度で維持療法に移行することが望ましい.

③ 維持期には，アダパレンと過酸化ベンゾイルのいずれか一方，あるいは両者の配合剤を用いる. 抗菌薬での維持療法は行わない.

●ニキビの治療薬

　ニキビ治療のターゲットは，毛包漏斗部の角化異常による閉塞，皮脂の分泌亢進，*C. acnes* の増菌と炎症の3つに大別される. 現時点では，皮脂の分泌亢進を抑制する薬剤は日本にはない. アダパレンは，毛包漏斗部の表皮の分化を是正するのが主たる作用である. 過酸化ベンゾイルは，抗菌作用が主体と考えられていたが，角質剥離作用による面皰改善効果もあることが判明している. 抗菌薬は，*C. acnes* に対する抗菌作用が主体であるが，薬剤によっては炎症を抑える効果をもつものがある (**❺**).

❺ 主な痤瘡治療薬とその作用機序

	面皰改善作用	皮脂抑制作用	抗菌作用	抗炎症作用
アダパレン	○	×	×	△
BPO	○	×	○	×
アダパレン・BPO 配合剤	○	×	○	△
クリンダマイシン・BPO 配合剤	○	×	○	△
内服抗菌薬	×	×	○	△～×*
外用抗菌薬	×	×	○	△～×*

BPO：過酸化ベンゾイル. ＊：薬剤により異なる.

❻ 痤瘡の重症度基準
（片顔の炎症性皮疹の個数）

軽症	0〜5
中等症	6〜20
重症	21〜50
最重症	>50

❼ ガイドラインで強く推奨されている急性炎症期の外用療法

配合剤	1%クリンダマイシン／3%過酸化ベンゾイルゲル	デュアック®
	0.1%アダパレン／2.5%過酸化ベンゾイルゲル	エピデュオ®
併用療法	0.1%アダパレンゲル＋各種痤瘡用外用抗菌薬*	ディフェリン®＋ダラシンT®など
単独療法	2.5%過酸化ベンゾイルゲル	ベピオ®
	0.1%アダパレンゲル	ディフェリン®など
	各種痤瘡用外用抗菌薬*	アクアチム®など

＊：ナジフロキサシンクリーム・ローション，クリンダマイシンゲル・ローション，オゼノキサシンローション．

● ニキビのステージ

　日本皮膚科学会の尋常性痤瘡治療ガイドライン[1]の治療アルゴリズムでは，痤瘡のステージを急性炎症期と維持期に分類し，急性炎症期は3か月を目安とするとし，3か月を経過して炎症が軽快したら維持療法に移行することを推奨している．

　急性炎症期は，面皰に加え，丘疹や膿疱などの炎症性皮疹が混在している症状をさし，炎症性皮疹の数により，軽症，中等症，重症，最重症に分類されている[2]（❻）．より高い効果とアドヒアランスが期待できる治療を上位におき，抗菌薬の単独使用を避け，面皰と炎症性皮疹の両者に有効な治療の併用を勧めている．一方で維持期には，面皰を中心とした治療で，薬剤耐性菌対策として抗菌薬を使用せず，アダパレンと過酸化ベンゾイルでの治療を強く推奨している．

● 急性炎症期の具体的な治療（❼）

　軽症には，外用薬で対処する．有効性とアドヒアランスの観点からは，第一選択はアダパレンと過酸化ベンゾイルの配合剤と，クリンダマイシンと過酸化ベンゾイルの配合剤のいずれかになる．ガイドラインでは，それに次いでアダパレンと外用抗菌薬の併用療法を推奨している．アダパレン，過酸化ベンゾイル，外用抗菌薬の単独療法についても有効性を示す質の高いエビデンスがあることから強く推奨されている．しかし，薬剤耐性菌の観点から外用抗菌薬の単独療法は回避するのが望ましい．

　中等症では，軽症の治療に必要に応じて内服抗菌薬を併用する．重症・最重症になると内服抗菌薬を用いた併用療法が優先される．

　外用抗菌薬と内服抗菌薬の併用については，ガイドラインの中でふれていない．両者を併用した臨床試験が行われていないためである．痤瘡の治療は，肺炎や蜂窩織炎などのような感染症と異なり，多剤併用療法で *C. acnes* を駆逐するというコンセプトでの治療は行わない．また，両者の併用により有効性が高まるというエビデンスはない．むしろ，多剤耐性菌が生じる危険性が懸念され，現時点では両者の併用は避けておくのが無難と考える．

POINT
急性炎症期には，アダパレン，過酸化ベンゾイル，内服・外用抗菌薬のいずれかを組み合わせた併用療法，あるいは配合剤の使用が第一選択．

3章　疾患別のスキンケア

●維持期の治療と薬剤耐性菌の問題

　維持期の治療では，抗菌薬を用いないことが重要なポイントとなる．薬剤耐性痤瘡桿菌の増加は海外では以前から問題となっていたが，2008年まで日本での検出率は10%以下であり，大きな問題となっていなかった．アダパレンや過酸化ベンゾイルが導入され，抗菌薬以外の治療が可能となったにもかかわらず，薬剤耐性菌の検出率は次第に高まり，近年50%近い値となってきている[3]．クリンダマイシン外用薬での耐性菌検出率は2か月を超えると高くなることが示されていて[4]，急性炎症期でも抗菌薬単独での使用は避けるべきである．また，薬剤耐性菌を回避する観点から，維持期に炎症性皮疹の予防のために抗菌薬の内服や外用を継続することや，再発のたびに間欠的に抗菌薬を使用することは，やめなければならない．

　そのため，3か月程度の治療で急性炎症が軽快した後には，維持期に移行して再発を予防することが重要であり，尋常性痤瘡治療ガイドラインでは，維持期に抗菌薬を使用せず，アダパレンと過酸化ベンゾイル，これら2剤の配合剤のいずれかを用いることが強く推奨されている．

（林　伸和）

> **POINT**
> 維持期の治療では，抗菌薬を用いない．

■文献

1) 林　伸和ほか．日本皮膚科学会ガイドライン　尋常性痤瘡治療ガイドライン2017．日皮会誌. 2017；127：1261-302.
2) Hayashi N, et al. Establishment of grading criteria for acne severity. J Dermatol 2008；35：255-60.
3) 中瀬恵亮ほか．ざ瘡治療由来アクネ菌のBPO製剤導入による薬剤耐性の変化．日皮会誌 2018；128：1244.
4) Cunliffe WJ, et al. A randomized, double-blind comparison of a clindamycin phosphate/benzoyl peroxide gel formulation and a matching clindamycin gel with respect to microbiologic activity and clinical efficacy in the topical treatment of acne vulgaris. Clin Ther 2002；24：1117-33.

Q4. ニキビのスキンケアのポイントは？

A4.
　① 洗顔は，1日2回洗顔料を用いて行う．
　② 基礎化粧品は，ノンコメドジェニックの表示のあるものを使う．
　③ 保湿は，ノンコメドジェニックな化粧水などを用いて行う．ニキビの予防や改善を目的に保湿を行う意義は証明されていない．
　④ アダパレンなどを用いた痤瘡治療で生じる塗布部位の副作用を減らす目的では保湿剤を用いるが，保湿剤には治療効果はないことを強調する必要がある．

●痤瘡における洗顔の意義

　洗顔料を使った洗顔をしないでいると，皮脂の貯留や痤瘡桿菌の増殖などで

痤瘡が悪化する可能性がある．*C. acnes* は好脂性菌であり，皮脂が少ない環境を作ることで増菌を防げると考えられる．また，洗顔によって表在性の *C. acnes* の減数が期待できる．

日本皮膚科学会の尋常性痤瘡治療ガイドラインでは，高校生を対象として1日2回の洗顔料を用いた洗顔を2週間行った後，洗顔回数を1日1回，2回，4回の3群に分けて皮疹の変化を観察したChoiらの臨床試験[1] をもとに，1日2回の洗顔が妥当と結論づけている．

近年，保湿をすると痤瘡が改善し，皮脂の分泌が抑えられるという考えのもと，痤瘡患者のなかには洗顔を1日1回ないし2回として，洗顔料は1回ないし使用しないなど，顔の洗浄を最低限にしている患者がいる[2]．その多くはインターネットや美容雑誌などの根拠のない情報に基づいている．しかし現時点で，保湿をしたり，洗顔料を使わなかったことで，痤瘡が改善することを示すエビデンスはない．

皮膚科医の多くは洗顔というと洗顔料を用いていると考え，また痤瘡患者が洗顔を避けるようにしていることは予想しておらず，スキンケア指導の盲点となりがちである．医療者が洗顔を勧める際に，洗顔料を用いた洗顔であることを強調しておく必要性が出てきている．

> **POINT**
> 洗顔は，1日2回，洗顔料を用いて行う．

●化粧による痤瘡（cosmetic acne）とノンコメドジェニック試験

油分の多い化粧品を使ったりして，毛包漏斗部の閉塞が起きやすいスキンケアを続けていると，痤瘡は悪化することはよく知られているが，その契機となったのは，1970年のPlewigの報告[3]で，頭髪にポマードを長期使用していた黒人の7割に額やこめかみに痤瘡様の皮疹があり，背部にポマードを外用すると顕微鏡的な面皰が誘発されることを確認したものであった．その後，1972年にKligmanによって，ウサギの耳を用いた面皰形成性を調べる試験で，25化粧品の半分に面皰形成性があることを示し，acne cosmeticaという病名を

COLUMN

近年，インターネットを使った無責任な情報サイトやソーシャルネットワークを通じた情報をもとにスキンケアを行っている患者は少なくない．しかし，インターネット上の情報が皮膚科医の認識と異なることも多い．痤瘡については，保湿をすると痤瘡が改善するとか，特定の化粧品や市販薬が治療よりも有効と信じている患者もいる．患者のイメージしているスキンケアの常識と皮膚科医の常識が必ずしも一致しない．通常の治療に反応が悪い場合には，とくに丁寧なスキンケアの確認や説明が重要となる．

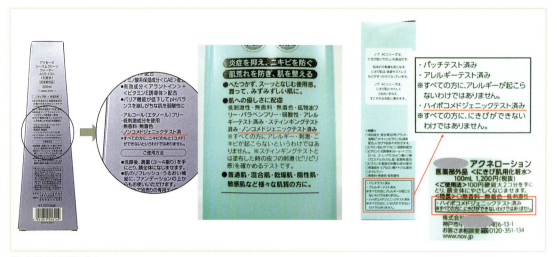

❽ 化粧品の選び方
化粧品の成分には，毛穴が詰まってニキビができやすくなるものがあるので，毛穴が詰まりにくい（ニキビができにくい）ことを確認した，「ノンコメドジェニックテスト済み」「ハイポコメドジェニックテスト済み」などの記載のあるものを奨める．

用いた[4]．
　1982年には面皰形成性のある物質をスクリーニングするための手法として，ウサギの耳介に外用する方法が確立し[5]，近年ではヒトの背部を用いて顕微鏡的な面皰形成性をみる試験が一般的に行われ[6]，多くの痤瘡用化粧品がノンコメドジェニック試験を行って，面皰形成性がないことを示している．

　ノンコメドジェニック試験を行っているから面皰ができないとはいえないが，面皰ができにくいと考えられ，ノンコメドジェニック試験済みの表記（❽）が，痤瘡患者による基礎化粧品選びの基準になりうると考えられる．

● ニキビにおける保湿の位置づけ

　保湿で痤瘡が改善したというエビデンスはない．思春期の痤瘡患者は脂性肌で，保湿は必要ない．思春期後痤瘡で混合肌あるいは乾燥肌の場合に，必要であれば保湿剤を併用する．その際には，ノンコメドジェニックであることを試験によって確認されている保湿剤が無難である．

　現在のエビデンスとして，痤瘡の皮膚ではバリア機能の障害があることが示されている[7]．しかし，その論文では，測定部位が皮疹部なのか，その周囲の無疹部なのかが明示されていない．また，痤瘡の結果生じたバリア機能障害か，バリア機能障害によって痤瘡が生じたのかについての議論がなされていない．したがって，保湿をしたから痤瘡が改善するとする仮説の根拠には不十分である．

　また，バリア機能障害があると表皮細胞からIL-1が分泌されるなどして，毛包漏斗部の角化異常が亢進され，痤瘡が悪化するという理論も示されている[8]．しかし，これは机上あるいは試験管内の理論であり，臨床的な証明はな

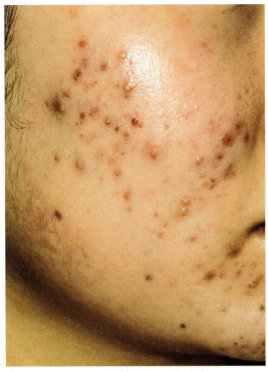 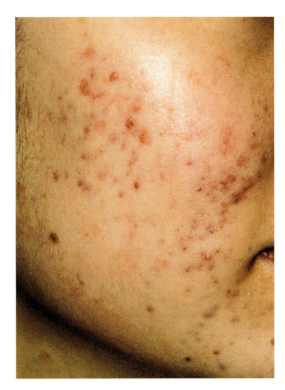

❾ スクワレンオイルを外用していた痤瘡
左：指導前．右：保湿中止 7 週間後．
オイルの使用を中止したことにより，痤瘡が軽快した．

されていない．

　一方で，痤瘡治療に伴う副作用としての乾燥や局所刺激はよく知られていて，保湿によってアダパレンによるこれらの副作用が軽減し，治療脱落例が減ることが示されている[9]．そのため，敏感肌で副作用の懸念がある痤瘡患者ではアダパレン開始時に保湿を併用してもよいが，保湿は副作用の軽減の目的で行われるべきであり，アダパレンを使用しないで保湿だけを行うのは本末転倒である．

● 誤ったスキンケアによる痤瘡難治例

　症例 1：保湿のために，洗顔後の化粧水などの処置の仕上げにオイルを外用していた（❾）．標準治療に反応せず，スキンケアを詳細に聞いて判明した．オイルを中止して軽快した．

　症例 2：皮膚を乾燥させないために，基本的に洗顔料を使わないで水のみで洗顔し，洗顔料を使う際にはよく泡立てて，泡をそっと顔に付けてこすらないために，すぐに洗い流していた（❿）．臨床的には，垢が顔面に付着していた「あかつき病」とよばれる症状だったが，患者自身は垢を乾燥によって生じる鱗屑と考え，保湿剤をさらに厚く外用していた．洗顔料を使って 1 日 2 回洗顔

3章 疾患別のスキンケア

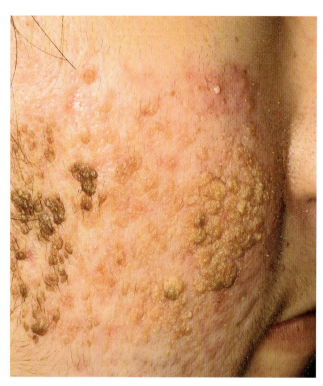

❿ 誤ったスキンケア例（あかつき病）
洗顔料をきちんと用いた洗顔をしていなかったため，垢が顔面に付着していた．

してもらうことで，症状は軽快した．

（林　伸和）

■ 文献

1) Choi JM, et al. A single-blinded, randomized, controlled clinical trial evaluating the effect of face washing on acne vulgaris. Pediatr Dermatol 2006；23：421-7.
2) 林　伸和ほか．基礎化粧を痤瘡治療に活かす．日臨皮会誌 2017；34：479-83.
3) Plewig G, et al. Pomade acne. Arch Dermatol 1970；101：580-4.
4) Kligman AM. Acne cosmetica. Arch Dermatol 1972；106：843-50.
5) Fulton JE Jr, et al. Comedogenicity of current therapeutic products, cosmetics, and ingredients in the rabbit ear. J Am Acad Dermatol 1984；10：96-105.
6) Mills OH Jr, Kligman AM. A human model for assessing comedogenic substances. Arch Dermatol 1982；118：903-5.
7) Yamamoto A, et al. Impaired water barrier function in acne vulgaris. Arch Dermatol Res 1995；287：214-8.
8) 上出康二．毛包閉塞と角化異常：毛包はなぜつまる？　宮地良樹編．にきび最前線．メディカルレビュー社；2006. p.32-5.
9) Hayashi N, Kawashima M. Study of the usefulness of moisturizers on adherence of acne patients treated with adapalene. J Dermatol 2014；41：592-7.

Q5. 食事はどうすればよいですか？

A5. ① ニキビの改善効果が実証された食べ物やサプリメントはない.
② ニキビを悪化させることが実証された食べ物などはない.
③ 個々の患者の病歴に基づいて判断するべきであり，一律に特定の食べ物を摂取したり，制限する意義はない.

●痤瘡を改善する食べ物と悪化させる食べ物

　痤瘡を改善するとうたった健康食品などで，再現性や作用機序を含めて，有効性が確立しているものはない. また，チョコレートやピーナッツ，牛乳，ケーキなどが痤瘡を悪化させる食べ物としてあげられるが，現時点では明確なエビデンスは示されていない. アナフィラキシーなどのアレルギー性疾患とは異なり，少量の摂取が皮脂の分泌亢進や毛包漏斗部の角化，炎症の誘導などに関与するとは考えられず，適量の摂取が悪化因子になるとは考えられない.

　一方で，血糖値の上がりやすいグリセミックインデックス（GI）の高い食事をとっていることで痤瘡が悪化することが理論的に示されていて，低 GI 食を指導することで痤瘡が軽快する臨床的エビデンスがある[1]ことから，野菜を中心とした低 GI のバランスの良い食事が望ましい. しかし，炭水化物は GI が高いものが多いことから，炭水化物をいっさい摂取しないような食事制限を指導されていた症例も経験しているが，痤瘡が思春期の患者を中心とした疾患であることも考慮し，根拠のない極端な栄養指導は控えるべきである.

　牛乳については，痤瘡の患者では牛乳の摂取量が多いという疫学的なデータをもとにしている[2-4]が，牛乳の摂取が痤瘡を悪化させることを支持する基礎データはなく，また摂取を控えることで痤瘡が改善したとするエビデンスもない. むしろ，思春期に牛乳を摂取しないことでのカルシウムなどの必要な栄養の摂取量の減少が懸念される.

（林　伸和）

■文献

1) Kwon HH, et al. Clinical and histological effect of a low glycemic load diet in treatment of acne vulgaris in Korean patients：a randomized, controlled trial. Acta Derm Venereol 2012；92：241-6.
2) Adebamowo CA, et al. Milk consumption and acne in teenaged boys. J Am Acad Dermatol 2008；58：787-93.
3) Adebamowo CA, et al. Milk consumption and acne in adolescent girls. Dermatol Online J 2006；12：1.
4) Adebamowo CA, et al. High school dietary dairy intake and teenage acne. J Am Acad Dermatol 2005；52：207-14.

3章　疾患別のスキンケア

Q6. メイクアップをしてもよいですか？

A6. ① QOL を改善する目的でメイクアップを行ってもよい．
② 重ね塗って痤瘡を隠すのではなく，補色を利用して痤瘡が目立たなくなるように工夫する．
③ メイクアップをする場合には，クレンジング剤を使用してメイクを落とす．オイルクレンジングを行っても問題はない．

●痤瘡患者の QOL はメイクアップでも改善される

痤瘡患者の感情面での QOL は強く障害されている．メイクアップはすみやかに QOL の改善が望める方法であり，治療を行いながらの適切なメイクアップで，痤瘡を悪化させずに QOL の改善が望めることが報告されている[1]．

社会的な状況なども考えると，成人女性ではメイクアップをまったくしないという選択肢はとりにくい．安易にメイクアップを禁止して外用薬の使い方の指導を行っても，非現実的であるため実践してもらえない懸念がある．不適切なメイクをさせるよりも，許可して適切なメイクアップを推奨するほうが，痤瘡治療はスムーズに行える．また，痤瘡患者は炎症後の紅斑を気にしていることが多く，その退色を急ぐあまり，民間療法やドクターショッピングをしている例も多い．むしろメイクをしっかりして，維持療法を指導することが最終的に良い結果をもたらす．

●メイクアップでは補色を利用し，アクセサリーなどを用いて目立たないようにする

痤瘡患者は，紅色丘疹や紅斑を隠したいため，局所に厚くコンシーラーを塗り重ねていることが多い．しかし，この方法では毛穴を閉じて面皰を誘発するため，痤瘡の軽快は望めない．そのため，補色を利用して肌の色に近づけることを目標とした化粧を指導する．また，眼瞼や口唇を強調した部分メイク*2 は，頬などの痤瘡を目立たなくする効果が期待できる．さらにイヤリングやネックレス，メガネなどのアクセサリーを用いて目立たなくするのも有効な方法である[2]．

> **＊2**
> 眼瞼や口唇には脂腺性毛包はなく痤瘡はできないため，アイメイクやリップメイクには制限はない．

●オイルクレンジングは問題なし

オイルクレンジングはオイルを用いるため，禁止すべきとの俗説があるが，その根拠はない．油性のメイクはクレンジング剤でなければきれいに落とすことが難しく，油性のメイクが顔面に残ることは痤瘡の悪化因子となる．クレンジング剤をきちんと落とすための洗顔料を使った洗顔（ダブル洗顔）を行っていれば問題はないと考えられる．また，オイルクレンジングを行っても痤瘡は

悪化しなかったというエビデンスがある[3] ことから，むしろメイクをした場合にはメイク落としでクレンジングすることが望ましい．

(林　伸和)

■文献

1) Hayashi N, et al. Make-up improves the quality of life of acne patients without aggravating acne eruptions during treatments. Eur J Dermatol 2005；15：284-7.
2) 千葉真美ほか．ニキビ患者の化粧指導―スキンケア・メイクアップ．Monthly Book Derma 2010；170：112-8.
3) 川島　眞ほか．尋常性痤瘡を対象としたクレンジングオイルの使用試験．臨床皮膚科2007；61：654-9.

Q7. ニキビがあるときの日焼け止めはどうしたらよいですか？

A7. ① 日焼けによって痤瘡が悪化することを示す明確なデータはない．
② 痤瘡治療用外用薬による刺激の軽減目的や，一般的な発癌予防，光老化予防の目的で日焼け止めの使用は推奨される．
③ ノンコメドジェニックであることが試験によって確認された日焼け止めを使用する．日光曝露の程度に応じて適正な SPF のものを選択する．

●日焼け止めと痤瘡の関係

　試験管内での基礎実験では，培養脂腺細胞に紫外線を当てることによって皮脂の分泌が亢進する[1-3] が，現時点では紫外線によって臨床的に皮脂分泌が増えて痤瘡が悪化するというデータは示されていない．過酸化ベンゾイルやアダパレンの添付文書の使用上の注意に「本剤の使用中には日光への曝露を最小限にとどめ，日焼けランプの使用，紫外線療法は避けること」「日光又は日焼けランプ等による過度の紫外線曝露を避けること」とあるが，薬剤による局所の刺激性を高めないための注意書きであり，紫外線によって痤瘡が悪化するという意味ではない．したがって，現時点では，痤瘡のスキンケアとしては紫外線に過敏になる必要はないが，治療薬での副作用の軽減のため極端な日光への曝露を避けることが望まれる．

　しかし，日光角化症などの皮膚癌や光老化を防ぐべく[4]，若年期からの日焼け止め（サンスクリーン剤）の使用が推奨されていることからも，日焼け止めの指導はしておきたい．

●適正な日焼け止めの選択方法（SPF，ウォータープルーフ）

ノンコメドジェニック試験で面皰形成性について検討された痤瘡患者に適し

POINT

「ノンコメドジェニックテスト済み」などの記載のある日焼け止めを勧める．

たものを勧める．SPF の高い日焼け止めは，光を乱反射するため，白っぽく見える．日常生活ではそこまでの日焼け止めは不要である．環境省の作成した紫外線環境保健マニュアル[5] では，日常生活では SPF10 前後 PA＋〜＋＋，屋外での軽いスポーツやレジャーでは SPF20〜30 PA＋＋〜＋＋＋が推奨されていて，痤瘡患者でも同程度の SPF のものが望まれる．ウォータープルーフの記載があるものが多いが，これは汗で流れにくいというメリットがある一方，洗顔時にきちんと落としにくいという点で洗顔料やクレンジングを使った洗顔が必要になる．日々使用するものであることから，使用感の良い安全性の高いものが望ましい．

（林　伸和）

■ 文献

1) Suh DH, et al. Changes of comedonal cytokines and sebum secretion after UV irradiation in acne patients. Eur J Dermatol 2002；12：139-44.
2) Akitomo Y, et al. Effects of UV irradiation on the sebaceous gland and sebum secretion in hamsters. J Dermatol Sci 2003；31：151-9.
3) Sato T, et al. A citrus polymethoxy flavonoid, nobiletin inhibits sebum production and sebocyte proliferation, and augments sebum excretion in hamsters. J Invest Dermatol 2007；127：2740-8.
4) みらい検討委員会．皮膚の光老化とその予防に関するコンセンサスステートメント．香粧会誌 2017；41：240-3.
5) 環境省（紫外線環境保健マニュアル編集委員会）．紫外線環境保健マニュアル 2015．平成 27 年 3 月更新．http://www.env.go.jp/chemi/matsigaisen2015/full.pdf

Q8. 髪型や服装の注意は？

A8. ① 髪の毛は，可能な限り束ねたりして顔面や頸部に当たらないようにする．
② マスクやマフラーなどで痤瘡を隠すのは，こすれることで痤瘡を誘発する可能性がある．

● 痤瘡の皮疹を刺激する髪型や衣服を避ける

炎症性痤瘡の皮疹への掻破を含めた刺激は，炎症を悪化・遷延させる懸念がある．また，刺激そのものが角化亢進を促し，面皰を形成すると考えられている．

額の皮疹を隠すために前髪をずっと垂らしていたり，頬の皮疹を隠すために頬にかかるような髪型にしていたりする場合には，これらを改善するだけで症状が改善する．

また，看護師や歯科衛生士などの医療職でマスクを長時間着用している患者では，マスクの当たる部位だけに面皰を認めることがあり，マスクをつける時間を減らすことで症状が軽減する．同様にマフラーやタートルネックのセー

ターなども悪化因子となりうる．冬季の防寒に必要な場合は別だが，とくに皮疹を隠す目的での使用は控えるのが望ましい．

（林　伸和）

Q9. なぜ，痤瘡を潰したり，触ったりしてはいけないのですか？

A9. ① 患者自身が上手に痤瘡を圧出することはできない．医療機関で圧出の処置を受けるよう指導する．
② 痤瘡を触ることは，炎症を増し，新しい面皰を作る原因にもなる．痤瘡は不要に触らないように指導する．

●面皰圧出とは？

医療機関での面皰圧出は，21 G 程度の針で穿刺し，そのうえで面皰圧出子で個疹の周囲を圧することで，面皰内に貯留する皮脂や角化物を押し出す施術である．排膿は液体を出すのが目的であり，待ち針のようなもので排出できるが，皮脂や角化物はもう少し太い針で穿刺する必要がある．また，炎症がある場合には疼痛を伴うため，自身で圧出することは困難である．

面皰圧出は，薬剤による治療よりも確実に，また早期に炎症を改善させ，物理的に面皰を改善する手法であり，積極的に行う必要がある．一方で患者が自ら圧出を試みても，十分に内容物が押し出せず，かえって炎症を惹起してしまうリスクがあるため，奨めない．

●痤瘡を触ること

痤瘡を触らないように指導することで，痤瘡のより高い改善が望めることは，すでに示されている[1]．

痤瘡の亜型には，掻破性痤瘡のような特殊な臨床型がある．これは成人女性に多くみられ，精神的なストレスやうつなどの状態に伴って生じるとされている．軽症であっても背景にストレスを抱えていないかどうかを確認することも重要である．また，掻破が治まらない場合には精神科の受診などを必要とする場合もある．

（林　伸和）

■文献

1）林　伸和ほか．痤瘡の薬物療法とメンタルケア及びケミカルピーリングの併用効果の検討．西日皮膚 2002；64：227-31.

3.4

皮膚真菌症のスキンケア

足白癬

Q1. どのような症状が出現すると足白癬の可能性が高いですか？

A1. ① 足白癬には足趾の間に鱗屑やびらんが生ずる症例，足底に鱗屑や水疱が認められる症例，足底の角化が著明になる症例がある．これらの症状が出現した場合には，足白癬を疑う．
② 「水虫はかゆい」と一般には認識されているが，瘙痒を伴わない症例も多い．

●足白癬の臨床症状

POINT
足白癬には，趾間型白癬，汗疱状白癬，角化型白癬がある．

足白癬は皮膚糸状菌（白癬菌）の表在性感染症である[1]．臨床症状から趾間部にびらんや鱗屑が出現する趾間型白癬，足底に水疱が出現した後，襟飾り状の鱗屑を形成する汗疱状白癬，足底が著明に角化する角化型白癬に分類される（❶）．

足白癬における紅斑，水疱は，糸状菌に対するT細胞を介した免疫反応により生ずるが，接触皮膚炎のように強い瘙痒は伴わないことが多い．さらにヒトの皮膚の角質層という環境に最も適応した *Trichophyton rubrum* などの好人性の糸状菌は惹起される免疫反応が弱く，臨床症状が出にくい．*T. rubrum* に感染した患者の表皮では表皮細胞のTLR（Toll様受容体）の発現が低下することや，*T. rubrum* が免疫を抑制するサイトカインであるIL-10の発現を誘導することが示されている[2]．足白癬の臨床症状においても，*T. rubrum* より動物に親和性の高い *Trichophyton mentagrophytes* が感染した場合には比較的強い免疫反応が惹起され，水疱や膿疱が出現するが，*T. rubrum* による足白癬では炎症所見が弱く過角化する傾向が強い[3]．

TLR：Toll-like receptor

（原田和俊）

■文献

1) Moriarty B, et al. The diagnosis and management of tinea. BMJ 2012；345：e4380.
2) Blutfield MS, et al. The immunologic response to *Trichophyton rubrum* in lower extremity fungal infections. J Fungi（Basel）2015；1：130-7.
3) Hau CS, et al. Immunoresponses in dermatomycoses. J Dermatol 2015；42：236-44.

3.4 皮膚真菌症のスキンケア

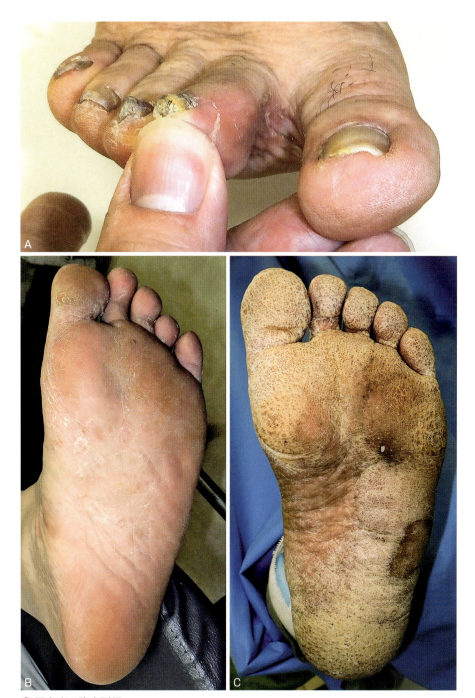

❶ 足白癬の臨床所見
A：趾間型白癬．趾間部にびらんや鱗屑が出現する．
B：汗疱状白癬．足底に水疱が出現した後，襟飾り状の鱗屑を形成する．
C：角化型白癬．足底が著明に角化する．

Q2. 足白癬の診断はどのように行われますか？

A2. ① 足白癬は臨床症状だけで確定診断はできず，局所から皮膚糸状菌を検出する必要がある．
② 足底や趾間部に付着する鱗屑や，水疱が認められるときには水疱蓋を採取し，苛性カリ（KOH）で角質層を溶解後に顕微鏡で観察する．
③ 角層内に糸状菌が存在する場合には，隔壁のある菌糸や胞子が連鎖状につながった構造体として観察される（❷）．

足白癬の診断

足底に紅斑，びらん，鱗屑，膿疱などを生ずる疾患は多岐にわたる．掌蹠膿疱症などは関節症状や手掌に膿疱が出現し，ある程度臨床的に鑑別が可能であるが，足底が靴などと擦れることによって生ずるズック皮膚炎や紅色陰癬などはKOHを用いた直接鏡検を施行しないと鑑別が難しい（❸）．

鏡検法は特殊な機器を必要とせず，迅速に足白癬の診断を下すことが可能な重要な検査である．さらに，レセプトデータを用いた研究では，鏡検検査を行ったほうが足白癬の治癒率が高いというエビデンスも示されている[1]．

（原田和俊）

> **POINT**
> 足白癬の診断には，KOH直接鏡検が有用．

■ 文献
1) 岩永知幸ほか．レセプトデータベースを用いた皮膚糸状菌症診療の実態の解析．日皮会誌 2015；125：2289-99．

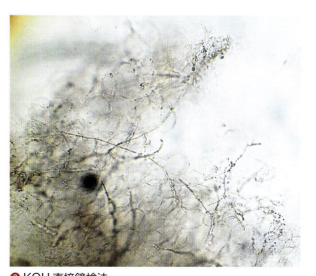

❷ KOH直接鏡検法
角層内に糸状，一部分枝する皮膚糸状菌が認められる（×200）．

3.4 皮膚真菌症のスキンケア

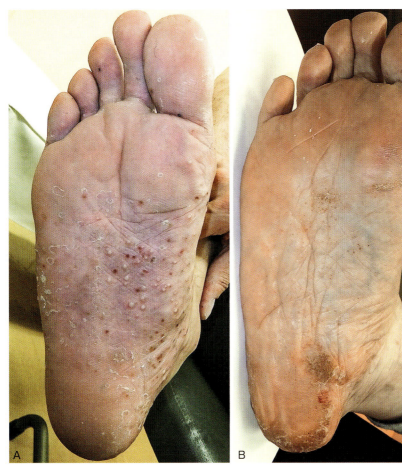

❸ 足白癬と鑑別を要する皮膚疾患
A：掌蹠膿疱症．2 mm 程度までの膿疱が土踏まずを中心に多発している．一部，襟飾り状の鱗屑も散見される．
B：足底の湿疹．踵，母趾の先端，母趾球部に厚い鱗屑が付着する．一部びらんも伴う．

Q3. 足白癬はどのように治療するのですか？

A3. ① 足白癬の治療には抗真菌薬の外用を行う．
② 足底の角化が高度で外用薬の浸透が期待できない場合や，びらんや接触皮膚炎などで外用薬の塗布が難しい症例には，抗真菌薬の内服が選択される．

●足白癬に対する外用療法

　足白癬治療の原則は抗真菌薬の外用である．足白癬の外用療法に関する二重盲検試験（RCT）も多数行われており，メタアナリシスでも有効性が確認されている．一例をあげると，足白癬におけるアゾール系外用薬ルリコナゾールについての RCT では，趾間型足白癬治療においてルリコナゾール1％クリーム

RCT：randomized controlled trial

141

3章　疾患別のスキンケア

を2週間塗布したところ，ルリコナゾールクリーム群はプラセボ群に比べ有意な治療効果を示し，安全性は同等であったと報告されている[1]．

日本では足白癬の治療薬として，アリルアミン系，アゾール系，ベンジルアミン系，チオカルバメート系など多数の抗真菌薬が使用可能であるが，これらの薬剤の治療効果はほぼ変わらず，どの系統を選択しても一定の治療効果を得ることが可能である．しかし，外用薬は内服薬に比べ患者のコンプライアンスが低下する傾向にあるので，足白癬の治療を成功させるには，患者へ足白癬治療の重症性をしっかりと説明し，外用薬の塗布を継続させるような指導が重要である[2]．また，1％テルビナフィンクリームを3週間外用し続けると病変部から糸状菌の散布が認められなくなるというデータもあり，外用の継続は健常者への感染予防という観点からも重要である[3]．

> **POINT**
> 足白癬の治療には多数の外用抗真菌薬が使用可能で，どの系統でも一定の治療効果が得られる．

●足白癬に対する内服療法

足白癬に対する経口抗真菌薬の効果はRCTおよびメタアナリシスで証明されている．テルビナフィンのプラセボを対照とした角化型足白癬におけるRCTでは，内服薬を6週間投与終了時に59％の症例が菌学的治癒した．また，紅斑や鱗屑などの臨床症状が軽微となった症例も65％にみられた．一方，プラセボ群ではいずれの時点でも上記臨床効果が認められた症例はなかった[4]．同様に，イトラコナゾールも角化型足白癬に対して高い効果が証明されている[5]．

以上のように，内服抗真菌薬は足白癬治療に有用であるが，その一方で内服抗真菌薬投与により肝機能障害が発生する可能性があり，また抗真菌薬との併用禁忌薬を内服している患者も存在する．したがって，角化型足白癬のように外用抗真菌薬では治療が困難である症例や，接触皮膚炎によるびらんや感染を合併した症例に対して投与すべきである．

> **POINT**
> 内服抗真菌薬は足白癬治療に有用だが，外用薬で治療できない症例に対して用いる．

（原田和俊）

■文献

1) Jarratt M, et al. Efficacy and safety of once-daily luliconazole 1% cream in patients ≥ 12 years of age with interdigital tinea pedis：a phase 3, randomized, double-blind, vehicle-controlled study. J Drugs Dermatol 2014；13：838-46.

2) Tsunemi Y, et al. Adherence to oral and topical medication in 445 patients with tinea pedis as assessed by the Morisky Medication Adherence Scale-8. Eur J Dermatol 2015；25：570-7.

3) 加藤卓朗ほか. Foot-press 培養法を用いた足白癬患者の治療後の菌散布状況の検討　1％塩酸テルビナフィンクリーム外用の効果. 真菌誌 1995；36：229-34.

4) Savin RC, Zaias N. Treatment of chronic moccasin-type tinea pedis with terbinafine：a double-blind, placebo-controlled trial. J Am Acad Dermatol 1990；23：804-7.

5) Svejgaard E, et al. Efficacy and safety of short-term itraconazole in tinea pedis：a double-blind, randomized, placebo-controlled trial. Dermatology 1998；197：368-72.

3.4 皮膚真菌症のスキンケア

Q4. スキンケアで足白癬の治療効果が上がりますか？

A4. ① 足白癬の治療効果を上げ，他者への感染源にならないようにするには，足の洗浄後に水分をよく拭き取り，乾燥させることが重要である．
② さらに角化型足白癬では，角質層の除去も有用である．

●足白癬患者におけるスキンケア

　足底や趾間部をよく洗浄し，糸状菌が付着し増殖した角質層を除去することは，足白癬の治療に有用である．また，湿潤した環境は糸状菌の増殖に有利に働くので，タオルで趾間部をよく乾燥させることも重要である．素足でサンダルを履くことは局所を乾燥させるが，いわゆる健康サンダルは足底の過角化を促進させ，角化型足白癬との鑑別に苦慮することがあるので注意が必要である．

　角化型白癬では厚い角層を除去し，抗真菌薬の浸透をよくするために尿素軟膏を併用するスキンケアが有用である．しかし，角質の除去を目的として軽石で強く擦ったりすると，微細な傷が生じ，新たな糸状菌の角層内への侵入の契機となるので注意が必要である．

（原田和俊）

> **POINT**
> 足底や趾間部の洗浄，糸状菌が付着し増殖した角質層の除去，趾間部を乾燥させる，などのスキンケアが有用．

Q5. スキンケアで足白癬の発症を予防できますか？

A5. ① 皮膚糸状菌は体温に近い35℃で湿潤した環境において角層内に侵入しやすい．足白癬を予防するには，靴を脱いでいるときには素足で過ごし，足底や趾間を洗浄することが有効なスキンケアである．
② 足底を過度に擦ると角層の表面が剝がれる．糸状菌はそのような微細な傷があると侵入しやすい．軽石などで足底を強く擦ることは避けるべきである．
③ 足底に付着した皮膚糸状菌はタオルで拭く，石鹸で洗うと消失ないしは減少する．
④ 多湿環境では糸状菌は1日で角層内に侵入し，角層表面を洗浄しても菌要素は除去されない．

●足白癬患者から環境中への糸状菌の散布

　Maruyamaらは足底に数秒間培地を圧抵するfoot-press培養法で足白癬患者71.4％から皮膚糸状菌を分離している[1]．また，藤広らは足白癬患者に塩化ビニル製のスリッパを10分間着用させた後，テープでスリッパから検体を採取

し培養を行ったところ 64.5％から皮膚糸状菌が分離されたと報告している[2]．これらの結果は足白癬患者の足底からは感染力を有した皮膚糸状菌が散布されていることを示している．さらに新村は，家庭塵埃中の *T. mentagrophytes* は9か月放置された後にも培養されると報告しており，このことから白癬患者から散布された皮膚糸状菌は長期間環境中に生存していると考えられている[3]．

●環境中に存在する糸状菌の侵入

加藤らは foot-press 培養法，finger-press 法を用いて，足白癬を有しない被験者が銭湯，プール，居酒屋，白癬患者家庭などを素足で歩くと，足底から皮膚糸状菌が培養されたと報告している．これらの結果は環境中に糸状菌が存在し，歩行により足底に付着することを示している．

一方，Ninomiya らは健常人から採取した足底の角質に，培養した *T. mentagrophytes* を生理食塩水で希釈した菌液を塗布し 35℃，湿度 80％，90％もしくは 100％で培養し，切片を作製後に顕微鏡で観察することで，糸状菌の角層内への侵入速度を検討した．その結果，湿度 100％では 2 日で菌糸の侵入像が認められたが，湿度 85％の条件では 7 日間経過しても菌の侵入は認められなかったと報告している[4]．これらの結果から，糸状菌の侵入には高い湿度が重要であり，足底を乾燥させることが予防上，有用であることを示している．さらに渡辺らは，疫学調査に基づき，多汗を足白癬のリスクの一つにあげており，上記の結果を支持する結果を報告している[5]．

また，Ninomiya らは角質の外傷を想定して角質の切断面へ菌液を塗布したところ，角質表面に菌液を塗布した場合より早期に菌の侵入が観察されたと報告している[4]．これは角質層に傷があると糸状菌の侵入が容易になることを示しており，軽石などで足底を強く擦ることは足白癬の発症を促進することとなる．一方，アトピー性皮膚炎では保湿剤の外用を行うことがバリア機能の回復に有用であることが示されているので，足底に保湿剤を外用することは，角層の微細な傷を改善させ，白癬の発症の予防に有用と考えられる．

●付着した糸状菌の除去

Watanabe らは，健常人の足底に付着した皮膚糸状菌は，タオルで拭く，石鹸で洗う，裸足で 1 時間過ごすなどの処置により消失ないしは減少したと報告している[6]．一方，森下らは成人のライフスタイルを考慮した培養条件で角層に付着させて糸状菌を培養し，皮膚の洗浄の効果を検討した．すなわち，糸状菌塗布後，湿度 90％で 8 時間培養後，100％で 16 時間培養する場合（靴を履かないときに靴下を着用するライフスタイル）と，湿度 80％で 8 時間培養後，100％で 16 時間培養した場合（靴を履かないときには素足で過ごすライフスタイル）とに分けて 2 日間培養した．さらに経日的に角質片の表面を石鹸の付いた綿棒で軽く擦り洗浄した．すなわち，入浴時に足底を洗浄する状況を作り検討した．その結果，両方の条件において，1 日で菌は角質表層に侵入してい

POINT
足底を乾燥させることは，足白癬の予防に有用．

た．さらに洗浄を行っても湿度 90%，8 時間の培養を行った場合には菌を除去することができなかったが，湿度 80%，8 時間の培養条件では菌が除去されていた[7]．これらの結果は，足底の洗浄は足白癬の予防に有用であるが，同時に自宅で素足になることも糸状菌感染の予防として重要であることを示している．

（原田和俊）

> **POINT**
>
> 足底の洗浄や，靴を脱いでいるときには素足で過ごすことは足白癬の予防に有用．

■ 文献

1) Maruyama R, et al. Demonstration of dermatophyte dissemination from the infected soles using the foot-press method. Mycoses 1998；41：145-51.
2) 藤広満智子．足白癬患者からの白癬菌散布状態の検討．真菌誌 1993；34：43-55.
3) 新村陽子．白癬患者および家塵からの皮膚糸状菌の分離．真菌と真菌症 1985；26：74-80.
4) Ninomiya J, et al. Experimental penetration of Trichophyton mentagrophytes into human stratum corneum. Mycopathologia 1998；141：153-7.
5) 渡辺晋一ほか．本邦における足・爪白癬の疫学調査成績．日皮会誌 2001；111：2101-12.
6) Watanabe K, et al. Adhesion of dermatophytes to healthy feet and its simple treatment. Mycoses 2000；43：45-50.
7) 森下宣明ほか．皮膚糸状菌の角質内侵入と予防に関する研究．真菌誌 2004；45：247-52.

3章　疾患別のスキンケア

爪白癬

Q1. 爪白癬（爪水虫）の分類や症状を教えてください

A1. ① 爪白癬は皮膚糸状菌（白癬菌）が爪に感染した状態である．臨床症状として爪甲の混濁，肥厚，爪甲下の角質増殖が認められる．

② 爪白癬は，糸状菌が足趾の遠位や側方から爪甲下へ侵入する DLSO 型，表面から侵入する SWO 型，足趾の基部から侵入する PSO 型，爪甲全層性に糸状菌が増殖する TDO 型に分類されている．

③ DLSO 型爪白癬の特殊型として楔状に白濁する病型がある．糸状菌がバイオフィルムで覆われており，内服治療に抵抗性である．

DLSO：distal and lateral subungual onychomycosis（遠位側縁爪甲下真菌症）

SWO：superficial white onychomycosis（表在性白色爪真菌症）

PSO：proximal subungual onychomycosis（近位爪甲下爪真菌症）

TDO：total dystrophic onychomycosis（全異栄養性爪真菌症）

●爪白癬の病型

　爪白癬は皮膚糸状菌（白癬菌）の侵入経路と菌が増殖する部位から DLSO 型，SWO 型，PSO 型，TDO 型に分類される．DLSO 型は足趾の側方や遠位から爪床に沿って糸状菌が侵入した病型である．SWO 型は爪甲表面の微細な傷から糸状菌が爪甲へ直接侵入した病型である．PSO 型は後爪郭から糸状菌が侵入した病型である（**❹**）．

●爪白癬の臨床症状

DLSO 型

　DLSO 型は，爪床で糸状菌が増殖するため，爪甲下の角質が増殖し，その結果，爪甲剥離が生ずる．また，爪床で増殖した糸状菌が爪甲内へ侵入するため，爪甲は混濁・肥厚する．DLSO 型の重要な所見として，爪甲の下方から糸状菌が侵入するため，爪甲表面は正常であることがあげられる．

SWO 型

　SWO 型は，爪甲表面から糸状菌が侵入し，表面に近い部分で増殖するため，病変は爪甲の白斑として観察される．病変が爪甲の表面であるため，爪甲下角質増殖は認められず，爪甲剥離は伴わない．

PSO 型

　PSO 型では爪甲の基部から糸状菌が侵入し，爪甲の根元が白色に混濁し徐々に末梢へ拡大する．

146

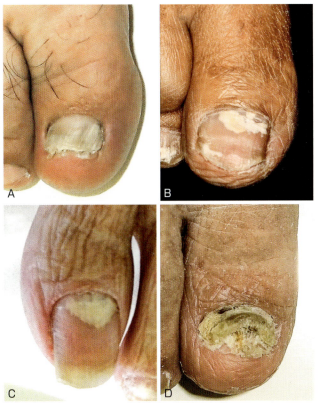

❹ 爪白癬の臨床分類
A：DLSO 型．足趾の側方や遠位から爪床に沿って糸状菌が侵入した病型．
B：SWO 型．爪甲表面の微細な傷から糸状菌が爪甲へ直接侵入した病型．
C：PSO 型．後爪郭から糸状菌が侵入した病型．
D：TDO 型．爪白癬を治療せず放置したため，爪甲全層で糸状菌が増殖した状態．

TDO 型

　TDO 型爪白癬は上記 3 病型の終末像であり，爪白癬を治療せず放置したため，爪甲全層で糸状菌が増殖した状態である．爪甲下では角質が増殖し，爪甲は破壊され，変形が著しい．爪甲は母趾先端を上から支え，歩行を補助しているが，TDO 型では爪甲が崩壊しているためにこの力が消失し，母趾の末端が隆起していることが多い．このため，抗真菌薬で糸状菌を爪甲から除去しても，母趾先端の隆起により爪甲の伸長が阻害され，変形した爪を生ずる．このような機序で変形をきたした状態が爪甲鉤彎症[*1]である（❺）．

●楔状白濁型爪白癬

　DLSO 型の特殊型として，楔形の爪甲の混濁がみられる症例が知られている（❻A）．このような症例では爪甲内に形成された空洞に糸状菌が短い菌糸と

[*1] 爪甲鉤彎症に対するケアについては，「3.8 爪のケア」のp.204を参照．

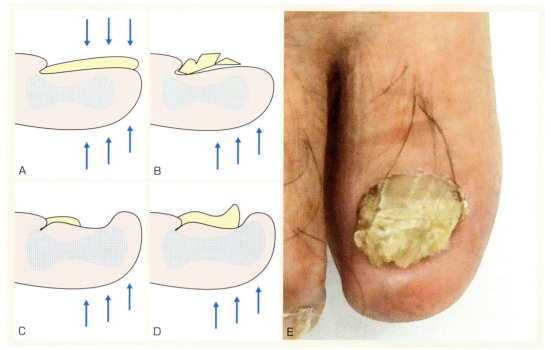

❺ 爪甲鉤彎症
A：爪甲は母趾を支え歩行を補助している．
B：TDO 型爪白癬などにより爪甲が脆弱化すると，上方から母趾を支える力がなくなる．
C：その結果，母趾先端の軟部組織や骨が隆起する．
D：爪白癬が治癒しても，隆起した母趾先端部によって爪甲の伸長が阻害される．
E：爪白癬による爪甲鉤彎症．

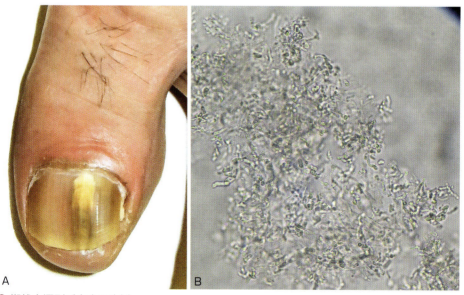

❻ 楔状白濁型爪白癬の症例
A：爪甲に楔形の白濁がみられる．
B：鏡検所見．短い菌糸と分節胞子が塊を形成している．

分節胞子から構成される塊として存在し，バイオフィルムを形成するために抗真菌薬の浸透が悪く，通常の内服抗真菌薬による治療に対して抵抗性を示す[1]．アスペルギルスは肺内で菌塊を形成することがあり，aspergilloma とよばれるが，爪甲内で菌塊を形成した糸状菌はこれにならい，dermatophytoma と命名されている（**❻**B)[2]．

（原田和俊）

■文献

1) Burkhart CN, et al. Dermatophytoma：Recalcitrance to treatment because of existence of fungal biofilm. J Am Acad Dermatol 2002；47：629-31.
2) Bennett D, Rubin AI. Dermatophytoma：a clinicopathologic entity important for dermatologists and dermatopathologists to identify. Int J Dermatol 2013；52：1285-7.

Q2. 爪白癬の治療法にはどのような選択肢がありますか？

A2.　① 爪白癬の治療の基本は抗真菌薬の内服である．
　② 白濁面積が狭い軽度の DLSO 型爪白癬，SWO 型爪白癬，楔状白濁型爪白癬は外用抗真菌薬の適応となる．
　③ 内服抗真菌薬と併用禁忌の薬剤を内服している患者，高度の肝機能障害を有する患者，小児，妊婦，内服を拒否する患者は外用抗真菌薬による治療を試してみてもよいが，経過観察をしっかりと行い，改善がみられない場合には治療を変更しなければならない．

●爪白癬の治療の必要性

　爪白癬では爪甲が混濁・肥厚し，醜形をきたすことから，爪甲を他人へ見せることに抵抗を感じ，患者はサンダルを履いたり温泉に行ったりすることを避けている．また，変形した爪甲のために，歩行時の疼痛や不快感を感じることもあり，QOL が低下している[1]．さらに爪白癬は足白癬や体部白癬など他の部位の糸状菌感染症の誘因となったり，SWO 型爪白癬は院内感染の原因となったりすることから，積極的な治療が必要な疾患である[2,3]．

●爪白癬に対する内服療法

　爪白癬の治療の原則は経口抗真菌薬の投与である．日本においてはテルビナフィン（ラミシール® など）とイトラコナゾール（イトリゾール® など）が投与可能であるが，最近，新規の抗真菌薬としてホスラブコナゾール（ネイリン®）が上市され，治療のレパートリーが広がった．治療効果としてテルビナフィンとイトラコナゾールは著効率が 60％程度，ホスラブコナゾールでは爪甲の混

3章　疾患別のスキンケア

濁や肥厚が消失し，真菌が陰性化した治癒が60％程度と，良好な治療効果を示す[4,5]．

爪白癬に対する外用療法

　数年前から日本では外用の爪白癬専用抗真菌薬が使用可能となった．現在，エフィナコナゾールとルリコナゾールの外用液（クレナフィン®，ルコナック®）が発売されており，両者とも爪甲がクリアとなり糸状菌が消失した状態と定義される治癒率が15％[*2]である[8,9]．爪白癬に対する奏功率は内服には及ばないが，接触皮膚炎以外の副作用はなく，安全性が高い．これまで，内服薬との併用禁忌薬を内服しており治療が不可能であった爪白癬患者や，肝機能障害のために内服薬の投与を躊躇していた患者も治療が可能となった．

　外用抗真菌薬は以上のようにその安全性の高さから，処方する医師や患者にとって「使いやすい」薬剤であり，爪白癬が治癒しないまま，漫然と処方が継続されているケースがある．臨床症状が改善しない場合には，治療の中止や内服薬への変更を行わなければならない．

　外用抗真菌薬は内服抗真菌薬に比べ治療効果がやや劣るが，SWO型爪白癬や楔状白濁型爪白癬に対して外用薬は内服抗真菌薬以上の効果を示すことがある．したがって，爪白癬の治療法を選択する際には，病型分類をしっかりと行い，病型に合った治療法を選択する必要がある．

（原田和俊）

＊2
外用薬による15％という治癒率は48週間外用を継続した場合であり，さらに内服薬に比べ外用薬は患者のアドヒアランスが低いことを考慮すると，医師には患者の治療のモチベーションを上げるための工夫が要求される[6,7]．

POINT
病型に合った治療法が必要．

■文献

1） Elewski BE. The effect of toenail onychomycosis on patient quality of life. Int J Dermatol 1997；36：754-6.

2） Zeichner JA. Onychomycosis to fungal superinfection：Prevention strategies and considerations. J Drugs Dermatol 2015；14：s32-4.

3） Watanabe S, et al. High prevalence of superficial white onychomycosis by Trichophyton interdigitale in a Japanese nursing home with a geriatric hospital. Mycoses 2017；60：634-7.

4） Watanabe S, et al. Efficacy and safety of fosravuconazole L-lysine ethanolate, a novel oral triazole antifungal agent, for the treatment of onychomycosis：A multicenter, double-blind, randomized phase III study. J Dermatol 2018；45：1151-9.

5） 渡辺晋一ほか．爪白癬に対する経口抗真菌薬の治療効果および患者満足度　イトラコナゾールパルス療法とテルビナフィン連続療法の多施設共同群間比較試験．臨床皮膚科 2007；61：858-67.

6） Tsunemi Y, et al. Adherence to oral and topical medication in 445 patients with tinea pedis as assessed by the Morisky Medication Adherence Scale-8. Eur J Dermatol 2015；25：570-7.

7） 佐藤友隆，原田 和俊．レセプト調査および患者アンケート調査に基づく爪白癬治療の実態把握．日臨皮会誌 2017；34：742-52.

8） Elewski BE, et al. Efinaconazole 10% solution in the treatment of toenail onychomycosis：Two phase III multicenter, randomized, double-blind studies. J Am Acad Dermatol 2013；68：600-8.

9） Watanabe S, et al. Efficacy and safety of luliconazole 5% nail solution for the treatment of onychomycosis：A multicenter, double-blind, randomized phase III study. J Dermatol 2017；44：753-9.

Q3. 爪白癬のリスク因子にはどのようなものがありますか？

A3. ① 加齢，末梢循環障害，糖尿病，免疫低下がリスク因子となる．
② ライフスタイルに関係する因子として，ジムやプール，不衛生なネイルサロンへ通うことは爪白癬発症のリスク因子となる．

●爪白癬発症のリスク因子

爪白癬発症のリスク因子として，患者の年齢や併存症によるものと，患者のライフスタイルに起因するものがある．

併存症や年齢

動脈硬化により末梢動脈疾患（PAD）を発症すると，足趾の末梢循環が悪化し，爪白癬を発症しやすくなる．PADにより爪甲の伸長速度が低下するという明確なデータはないが，PAD患者に問診すると爪切り頻度がきわめて低いことなどから，PADが爪甲の伸長へ悪影響を及ぼしている可能性は高い．伸長速度が遅い爪甲は糸状菌を排除する能力も低下しており，爪白癬のリスクとなることが容易に考えられる．同様に加齢による爪甲の伸長速度の低下も，爪白癬のリスクとなる．さらに，糖尿病を含む免疫低下では真菌感染が引き起こされやすくなる．

PAD：peripheral arterial disease

ライフスタイル

ジムやプールのように不特定多数の人が素足になる環境では糸状菌が散布されており，そのような場所を歩くと足底に糸状菌が付着する[1]．習慣的にジムやプールへ通ううちに足白癬を発症し，その結果として爪白癬に罹患する．また，最近ネイルアートを施す女性が増加しており，ネイルサロンへ通う機会が増えているが，使用する機材の消毒がしっかり行われていないと，真菌感染を引き起こす可能性がある[2]．したがって，これらのライフスタイルは爪白癬のリスク因子となる．

（原田和俊）

■文献

1）加藤卓朗ほか．銭湯とプールを利用後の非罹患患者足底からの皮膚糸状菌の分離．日皮会誌 1996；106：409-14.
2）Zeichner JA. Onychomycosis to fungal superinfection：Prevention strategies and considerations. J Drugs Dermatol 2015；14：s32-4.

Q4. 爪の正しいケア方法は？

A4. ① 母趾の爪甲は辺縁と中心が同じ長さになるように切ることが重要である．
② 爪白癬の治療中に病変部を一部削ったり，除去したりすることは有用であるが，極端に爪甲を短くすると，爪甲変形の原因となる．

＊3
爪切りについては，「3.8 爪のケア」(p.200)を参照．

POINT
母趾の爪甲はスクエアカットが正しい．

●正しい爪切り[*3]

母趾の爪甲のケアにおいては，中央部と辺縁部が同じ長さになるスクエアカットが正しい方法である（❼A）．指の爪は中央部が長いラウンド型に整えてよいが，母趾が同様にラウンド型にカットされると，側爪郭へ尖った爪甲が刺さり，陥入爪が発症する（❼B）．これは歩行運動の際，爪甲が母趾を支えており，母趾が床から離れる直前に底面に $2\,kg/cm^2$ 以上の圧がかかるためである[1]．すべての爪甲をラウンド型にカットするということは誤った爪のケア方法であることを患者に理解してもらう必要がある．さらに，極端に短く爪をトリミングすると，母趾の末端が隆起し鉤彎症を発症することも患者へ説明するべきである（❼C）．

●爪白癬のケア

医師に爪白癬と診断されると爪が不潔であると思い，神経質な患者や綺麗好きの患者は白濁部位を過度に削る傾向にある．そのため，陥入爪を発症する（❽）．さらに，極端に短い爪甲は母趾の先端を支える力が不足し，母趾末端の骨や軟部組織が隆起し鉤彎症の発症母地となる（❺）．

一方，外用や内服の抗真菌薬に抵抗性の爪白癬に対して，尿素軟膏や外科的処置，レーザーなどで爪甲を除去し治療効果を上げる試みも行われている[2]．

POINT
爪白癬でも白濁部位を過度に削らない．

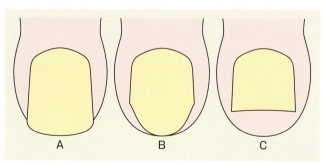

❼ 正しい爪切り
A：スクエアカット．母趾における正しい爪切りである．
B：ラウンド型カット．指の爪はこのようにトリミングしてよいが，母趾では陥入爪の原因となる．
C：深爪である．短すぎる爪甲は鉤彎症の原因となる．

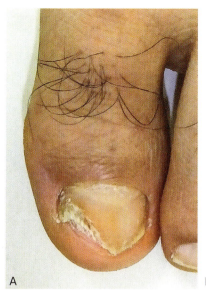
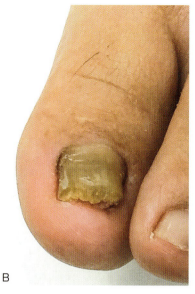

❽ 爪白癬患者の誤った爪のトリミング
A：爪白癬で混濁した部位を過剰に削った状態．
B：白濁部位を過剰に除去したために発症した陥入爪．

しかし，これらの行為により過度に爪甲を短くすることは医原性の鉤彎症が発症する契機となるので注意が必要である．

（原田和俊）

■ 文献

1) 宮原健次．圧力分布測定器で測定した正常成人における歩行時の足底圧分布．日整会誌 1993；67：449-62．
2) Zhou BR, et al. The efficacy of fractional carbon dioxide（CO_2）laser combined with luliconazole 1％ cream for the treatment of onychomycosis：A randomized, controlled trial. Medicine（Baltimore）2016；95：e5141．

3章　疾患別のスキンケア

カンジダ症

Q1. カンジダはどのような病変を引き起こしますか？

A1.
① カンジダは陰部，腋窩や乳房下のような間擦部や指間部に病変を形成する．
② 頬粘膜や舌ではカンジダが増殖し口腔カンジダ症を引き起こす．
③ カンジダは手指の爪囲に慢性の爪囲炎を引き起こす．炎症が持続すると爪甲の変形をきたすこともある．カンジダは爪甲剥離の原因にもなる．
④ 亀頭や腟などの性器にもカンジダは病変をつくる．

●カンジダ症

　カンジダ症は消化管・上気道・腟などの粘膜や，皮膚の間擦部位（腋窩，乳房下など）に常在菌として定着しているカンジダによって引き起こされる感染症である[1]．ヒトの真菌感染症で最も頻度が高いが，皮膚では皮膚糸状菌に次いで頻度が高い．原因菌として最も多いのは *Candida albicans* であり，次いで，*C. glabrata*，*C. parapsilosis*，*C. tropicalis*，*C. krusei* などの non-albicans が主要な病原性カンジダ属であるが，皮膚，粘膜疾患では90％が *C. albicans* によって発症する[2]．

　カンジダ症を引き起こす因子としては，糖尿病，肥満，妊娠，HIV 感染症，抗菌薬やステロイドの投与，発汗や水仕事による皮膚の過度の湿潤，尿や便の付着などの不衛生な状況などがあげられる．

●カンジダ性間擦疹

　カンジダは陰部，腋窩や乳房下のような皮膚が湿潤した部位に鱗屑や膿疱を伴う紅斑を生ずる．皮疹は遠心性に拡大し，中心治癒傾向を示す．紅斑周囲に小膿疱などの衛星病変がみられることがある．湿疹と誤診され，ステロイド軟膏を外用後に悪化し皮膚科を受診する患者が多い．手指の間に生じた病変は指間部カンジダ症という病名が用いられる（❾）．紅斑に付着した鱗屑を採取し鏡検すると，ブドウの房状に集簇した胞子と糸状菌より細い仮性菌糸を検出できる（❿）．皮疹は外用抗真菌薬で容易に治癒するが，極度に下垂した乳房や水仕事などの悪化因子は取り除くことが難しく，再発を繰り返す．

●口腔カンジダ症

　口腔カンジダ症は糖尿病，悪性腫瘍に対する化学療法，HIV 感染[*4]，ステロイド内服などによる免疫低下状態において生じやすい疾患である．頬粘膜や舌に白苔が付着し，鏡検すると仮性菌糸と胞子が多数認められる（⓫）．自覚症

*4
口腔カンジダ症は AIDS 指標疾患ではないが，重症例では食道カンジダ症を合併しており，HIV 感染の発見の契機となる．基礎疾患やステロイド，抗菌薬の内服歴のない成人のカンジダ症を診察した場合には，HIV 感染を念頭におくべきである．

154

3.4 皮膚真菌症のスキンケア

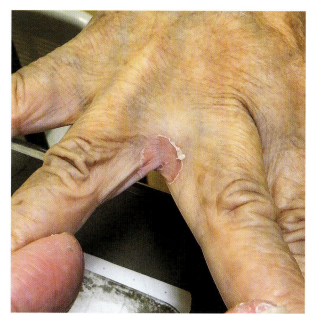

❾ 指間部カンジダ症
指間部に膜様の鱗屑を伴う紅斑が存在する．

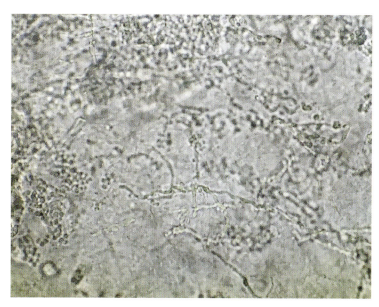

❿ 皮膚カンジダ症の鱗屑の鏡検所見
ブドウの房状の胞子と糸状菌より細い仮性菌糸が認められる．

状として患者は口腔違和感，ヒリヒリ感，灼熱感を訴える．

また，比較的まれであるが，カンジダは口角にびらん，亀裂を生ずることがあり，湿疹性病変としての口角炎と鑑別を要する．注意深く観察すると病変の周辺に膿疱を伴う場合が多い．ステロイド軟膏外用で悪化する口角炎は本症を疑う．

●慢性爪囲炎，カンジダ性爪甲剥離

爪囲炎はブドウ球菌による表在性の急性細菌感染症であるが，慢性に経過する症例ではカンジダが原因である．水仕事を行う人に多く発症する．慢性爪囲

155

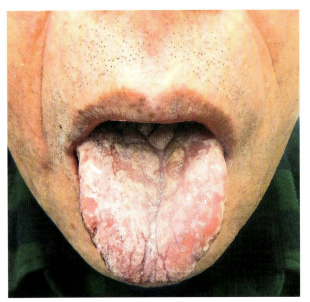

⓫ 舌カンジダ症
舌が白苔で覆われている．鏡検で多数の胞子と仮性菌糸が確認された．

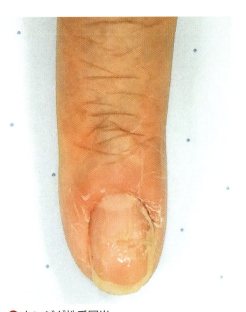

⓬ カンジダ性爪囲炎
爪郭がびまん性に腫脹し，鱗屑を付着する．爪甲の変形もみられる．

炎は急性爪囲炎に比べ腫脹，発赤，疼痛が軽度であるが，爪甲の変形をきたす（⓬）．爪囲炎としての症状が軽度なため，爪甲の変形を主訴として皮膚科を受診する患者も多い．

また，爪甲下でカンジダが増殖すると爪甲剝離を生ずる．爪甲剝離の原因は多岐にわたるが，カンジダは重要な発症因子であるので，爪床から角質を採取し，鏡検でカンジダの仮性菌糸の検出を試みる．

●性器カンジダ症

外陰に発赤，腫脹，びらん，鱗屑を生ずる．妊娠や糖尿病，抗菌薬の連用で発症する．腟カンジダ症を合併することが多く，酒粕様の帯下がみられる．男性では亀頭部にびらん，鱗屑が認められる．包茎があると，亀頭部が湿潤し白苔が付着する．性器カンジダ症は性感染症（STI）としての側面もあるので，パートナーと一緒に治療すべきである．また，陰囊部にカンジダ感染によるびらんや紅斑がみられることがあるが，この病変は鼠径部のカンジダ性間擦疹が増悪し陰囊に及んだ状態であり，性器カンジダ症とは異なる病態である．

STI：sexually transmitted infection

（原田和俊）

■文献

1) Armstrong AW, et al. A Clinician's guide to the diagnosis and treatment of candidiasis in patients with psoriasis. Am J Clin Dermatol 2016；17：329-36.
2) 二宮淳也．教育シリーズ　Superficial mycosis　カンジダ症．Medical Mycology Journal 2011；52：275-81.

Q2. おむつ着用部位に生ずる皮膚炎とカンジダはどのような関係がありますか？

A2. おむつを着用した部位にはさまざまな原因で皮膚炎が出現することが多いが，カンジダは最も重要な発症原因の一つである．

●おむつカンジダ症

　乳幼児や高齢者のおむつ着用部にはしばしば紅斑や膿疱，鱗屑が出現する．原因として尿や便による刺激性の皮膚炎，おむつやお尻ふきよる接触皮膚炎，乾癬の素因に基づくおむつ部乾癬（napkin psoriasis），亜鉛欠乏性皮膚炎，臀部肉芽腫などがあげられるが，カンジダは最も重要な皮膚炎の原因の一つである[1]．おむつを当てることにより，局所は多湿となり，尿や便中，皮膚に存在するカンジダが増殖した結果，病変が形成される（❸）．また，おむつを必要とする患者は免疫力が低下していることが多いことも発症に拍車をかける．

　発症機序から鑑みると，おむつカンジダ症は陰部，臀部に生じたカンジダ性間擦疹であるが，日本ではこれまで，おむつ着用によって発症した鼠径部，臀部，陰部のカンジダ症に対して乳児寄生菌性紅斑という診断名が用いられてきた．しかし，海外ではこのような用語は使用されず，乳児以外，高齢者にも同様な病態が出現するため，おむつカンジダ症という診断がなされるようになっ

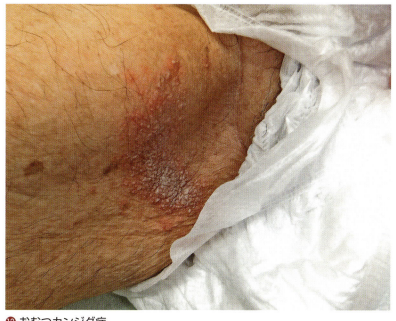

❸ **おむつカンジダ症**
おむつ着用中の患者の鼠径部に出現した紅斑．小膿疱や浸軟した鱗屑が付着する．

ている.

　上記疾患との鑑別には鱗屑や膿疱の内容物を採取し，鏡検でカンジダの胞子や仮性菌糸を検出すればよい.

（原田和俊）

■ 文献

1）Fölster-Holst R. Differential diagnoses of diaper dermatitis. Pediatr Dermatol 2018；35（Suppl 1）：s10-s18.

Q3. カンジダ症の治療はどうすればよいですか？

A3. ① カンジダ症は抗真菌薬を外用することで比較的容易に治療が可能である.
② 広範囲の病変，再発を繰り返す病変，爪カンジダ症には抗真菌薬の全身投与が考慮される.

👆 **POINT**
皮膚カンジダ症では，外用抗真菌薬が第一選択.

●外用抗真菌薬によるカンジダ症の治療

　皮膚カンジダ症は表在性の真菌感染症であるため，まず第一に外用療法が選択される．皮膚カンジダ症に対する抗真菌薬の効果に対してはメタアナリシスによる解析が報告されており，明確なエビデンスが存在する[1]．実際にカンジダ症の病変部へ抗真菌薬を塗布すると爪病変以外はすみやかに皮疹が消失する．一方で外用薬による治療を行っても改善しない症例では，糖尿病や免疫低下などのなんらかの基礎疾患の存在が示唆される.

●抗真菌薬の全身投与によるカンジダ症の治療

　皮膚・粘膜カンジダ症は外用薬による治療で容易に加療することができるが，罹患部位が広範囲に及ぶもの，口腔内カンジダ症で食道へ病変が及ぶ症例，カンジダ性爪甲剝離のような爪カンジダ症では内服抗真菌薬による治療が必要となる[2,3]．テルビナフィン（ラミシール®など）はカンジダ症の保険適用を有するが，一般的にテルビナフィンはカンジダに対する抗真菌作用が弱いので，アゾール系のイトラコナゾール（イトリゾール®など）やフルコナゾール（ジフルカン®など）を選択するべきである．なお，アゾール系抗真菌薬は心房細動などを合併した高齢者に投与頻度が高いワルファリン（ワーファリン®など）と併用禁忌・併用注意なので，処方の際には投薬歴を確認する必要がある.

　カンジダ感染を繰り返す症例も内服薬の適応となるが，漫然と投与を繰り返すだけではなく，再発の原因を究明する必要がある．患者に基礎疾患がない場

合には，スキンケアを適切に行うことで再発を予防できることが多い.

（原田和俊）

■文献

1) Rotta I, et al. Efficacy of topical antifungal drugs in different dermatomycoses：a systematic review with meta-analysis. Rev Assoc Med Bras（1992）2012；58：308-18.
2) Gupta AK, et al. Itraconazole pulse therapy for the treatment of Candida onychomycosis. J Eur Acad Dermatol Venereol 2001；15：112-5.
3) Itraconazole 皮膚科領域研究班. 浅在性皮膚真菌症に対する経口抗真菌剤 Itraconazole の臨床的検討. 基礎と臨床 1991；25：409-21.

Q4. カンジダ症の予防にはどのようなスキンケアが重要ですか？

A4. カンジダ症の発症には局所の多湿や不衛生な環境が重要な役割を演ずる．したがって，スキンケアによりこれらの因子を取り除くことが再発予防において肝要である．すなわち，局所の洗浄，清拭，おむつ交換をしっかり行うことがカンジダ症の予防となる.

●スキンケアによるカンジダ症の発症予防

カンジダ症の発症には，免疫力の低下や糖尿病，悪性腫瘍などの宿主側の要因とカンジダの増殖を促進させる多湿や不衛生などの環境要因が重要である．したがって，スキンケアにより環境要因を是正することで，カンジダ症の発症を予防することが可能である.

カンジダ性間擦疹に対する予防としては，局所の洗浄後，よく乾燥させることが有用である．一方，おむつカンジダ症では局所に便や尿が付着した不衛生な環境がカンジダ症の発症の主な原因であるので，清拭や通気性の良いおむつ[*5]を使用し，おむつ交換をしっかり行うことがカンジダ症の予防となる．とくに下痢はカンジダ症発症のリスク因子であるので，頻回のおむつ交換，局所洗浄が必要である[2].

また，療養型病院や施設に入所している高齢者において，抗真菌薬であるミコナゾールを含有するボディソープで陰部を洗浄すると，カンジダの仮性菌糸，分芽胞子の出現を抑制できるというエビデンスがあるので，これらの抗菌薬を含有するスキンケア用品の使用が推奨される[2]．新生児や乳児のおむつカンジダ症は，軟膏基剤のみのスキンケアより，ミコナゾールを含有する軟膏のほうが皮疹の改善が早いという報告があるので，新生児や乳児に対しても，抗菌薬を含有するスキンケア用品の使用が勧められる[3].

（原田和俊）

> [*5]
> 使用するおむつは通気性の良いもののほうが，おむつカンジダ症の発症を半減させる効果が示されており，ケアに使用するおむつの選択も重要である[1].

■文献

1） Akin F, et al. Effects of breathable disposable diapers：reduced prevalence of Candida and common diaper dermatitis. Pediatr Dermatol 2001；18：282-90.

2） Takahashi H, et al. Preventive effects of topical washing with miconazole nitrate-containing soap to diaper candidiasis in hospitalized elderly patients：A prospective, double-blind, placebo-controlled study. J Dermatol 2017；44：760-6.

3） Concannon P, et al. Diaper dermatitis：a therapeutic dilemma. Results of a double-blind placebo controlled trial of miconazole nitrate 0.25％. Pediatr Dermatol 2001；18：149-55.

マラセチア

Q1. マラセチアとはどのような微生物ですか？

A1. マラセチアは皮膚に常在する脂質要求性の真菌である．

●マラセチアとは

マラセチアは脂質要求性の真菌である．二相性真菌であり，酵母型として存在することが多いが，高温，多湿，脂質が多い条件下では糸状菌型を示す(⓮A)．マラセチアは生存に必要な脂質合成酵素の一部が欠損しているため，環境中では生存できず，ヒトや動物の脂漏部位に好んで寄生する．ヒトの皮膚真菌叢を構成する真菌のなかではマラセチアが圧倒的に多い．

マラセチアは現在 17 種類が確認されており，ヒトに寄生するマラセチアは 9 種類である[1]．これらのなかで，皮膚疾患の発症に関与する主要なマラセチアは *Malassezia globosa*，*M. restricta* である[2]．

（原田和俊）

■文献

1) Theelen B, et al. Malassezia ecology, pathophysiology, and treatment. Med Mycol 2018；56：S10-S25.
2) Harada K, et al. Malassezia species and their associated skin diseases. J Dermatol 2015；42：250-7.

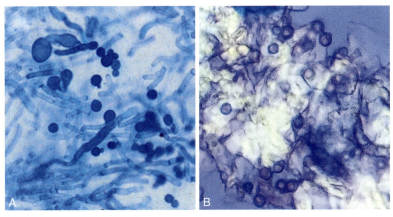

⓮ マラセチアの顕微鏡所見
A：癜風患者の鱗屑を採取し酸性メチレンブルーで染色．「く」の字に曲がった太い菌糸や胞子が認められる．
B：マラセチア毛包炎患者の膿疱から内容物を採取し，酸性メチレンブルーで染色．青色に染色された胞子が確認できる．

Q2. マラセチアが関与する皮膚疾患にはどのようなものがありますか？

A2. ① マラセチアが発症に関与する疾患には癜風，マラセチア毛包炎，脂漏性皮膚炎がある．

② 癜風は角質層でマラセチアが増殖した状態である．胸部，背部から肩にかけて円形〜類円形の境界明瞭な淡褐色斑，白斑，紅褐色斑が多発し融合傾向を示す疾患である．

③ マラセチア毛包炎はマラセチアが毛包内で増殖した結果，3 mm 程度までの紅色丘疹，膿疱が脂漏部位である胸部，背部から肩に出現する疾患である．

④ 脂漏性皮膚炎は頭部，額部，眉毛部，眉間，鼻唇溝，耳孔などに黄白色の鱗屑を伴った紅斑が出現する疾患である．脂漏性皮膚炎の病変部では非病変部に比べ，マラセチアの DNA が 3 倍程度検出され，脂漏性皮膚炎の発症に関与していると考えられている．

●癜風

癜風は角質層内でマラセチアが増殖した状態である．皮疹としては脂漏部位である胸部，背部から肩にかけて円形から類円形の境界明瞭な淡褐色斑，白斑，紅褐色斑が多発し融合傾向を示す（❶）．これらの皮疹に通常，瘙痒などの自覚症状は伴わない．肉眼的に皮疹上の鱗屑は明らかでないが，少し擦ると

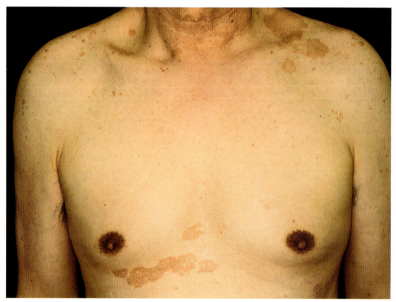

❶ **癜風の皮疹**
胸部，頸部，肩部に境界が鮮明で円形，楕円形の褐色斑が散在する．一部は融合し地図状の局面を形成している．

3.4 皮膚真菌症のスキンケア

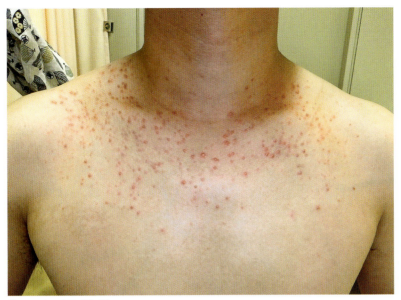

⓰ マラセチア毛包炎
上胸部，頸部に3mm程度までの光沢のある紅色丘疹，膿疱が多発している．面皰は認められない．

鱗屑が認められるようになる．皮疹は発汗が多くなる夏季に患者が増加する．日本では癜風は思春期以降に好発し，皮脂分泌が少ない小児にはまれである．

臨床症状から診断は可能であるが，確定診断には皮疹から鱗屑を採取し，KOHや酸性メチレンブルーなどを用いた鏡検が必要である．顕微鏡で観察すると，くの字に曲がった太い菌糸や胞子を確認することができ，スパゲティ＆ミートボールと表現される（⓮ A）．

癜風の治療は抗真菌薬の外用が第一選択である．抗真菌薬の外用によりすみやかに皮疹は消失する．しかし，癜風の病変が広範囲な症例や再発を繰り返す症例では抗真菌薬の内服療法が選択されることもある[1]．

●マラセチア毛包炎

マラセチア毛包炎は光沢のある紅色丘疹，膿疱が脂漏部位である胸部，背部から肩に出現する疾患である（⓰）．マラセチア毛包炎では尋常性痤瘡で認められる面皰は通常伴わない．自覚症状として患者は瘙痒を訴えることがある．夏季に好発し，癜風との合併例もしばしば経験する．

診断は特徴的な臨床像から比較的容易であるが，確定診断には膿疱や丘疹の内容物を鏡検する必要がある．マラセチア毛包炎では菌糸を形成しないため，KOHを用いた鏡検では胞子を検出しづらく，酸性メチレンブルーなどで検体を染色して観察する必要がある（⓮ B）[2]．

マラセチア毛包炎の治療はイトラコナゾール（イトリゾール®など）の内服がエビデンスもあり有効である[3]．一方，外用抗真菌薬[*6]は，十分なエビデンスはないものの治療効果は証明されており，軽症例に対して有用である[4]．

POINT
癜風の治療は抗真菌薬の外用が第一選択．

POINT
マラセチア毛包炎の治療は抗真菌薬（イトラコナゾール）の内服が有効．

＊6
日本ではマラセチア毛包炎に対し外用抗真菌薬は保険適用がないので，処方する際には注意が必要である．

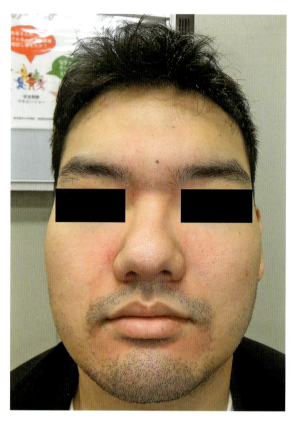

⓱ 脂漏性皮膚炎
眉間，眉毛部，鼻唇溝に淡紅色の鱗屑を付着する紅斑が認められる．患者は軽度の瘙痒を訴える．

● 脂漏性皮膚炎

脂漏性皮膚炎は頭部*7，額部，眉毛部，眉間，鼻唇溝，耳孔などに黄白色の鱗屑を伴った紅斑が出現する疾患である（⓱）[5]．発症メカニズムは完全には解明されていないが，マラセチアによって産生された皮脂由来の遊離脂肪酸や，マラセチアが自然免疫系を刺激した結果として放出される炎症性サイトカインが，皮膚炎の発症に関与すると考えられている[6]．定量的 PCR を用いた解析によれば，脂漏性皮膚炎の病変部では非病変部に比べ，マラセチアの DNA が 3 倍程度検出される．検出されるマラセチアの菌種としては，*M. restricta* が最も多い[7]．

治療にはステロイドの外用が選択されるが，抗真菌薬であるケトコナゾール（ニゾラール®など）は抗真菌作用以外に抗炎症作用を併せもち，保険適用もあることから，脂漏性皮膚炎の治療の選択肢の一つである．

（原田和俊）

*7
フケ症は頭部に生じた軽度の脂漏性皮膚炎と考えられており，マラセチアが発症に関与すると考えられている．

POINT
脂漏性皮膚炎の治療はステロイドやケトコナゾールの外用．

■ 文献

1) Gupta AK, Foley KA. Antifungal treatment for pityriasis versicolor. J Fungi (Basel) 2015；1：13-29.
2) 畑 康樹．重要な真菌症の臨床-治療を中心として：主な真菌症の治療 マラセチア症．臨床と微生物 2016；43：041-4.
3) Parsad D, et al. Short-term treatment of pityrosporum folliculitis：a double blind placebo-controlled study. J Eur Acad Dermatol Venereol 1998；11：188-90.
4) Prindaville B, et al. Pityrosporum folliculitis：A retrospective review of 110 cases. J Am Acad Dermatol 2018；78：511-4.

5）Schwartz JR, et al. A comprehensive pathophysiology of dandruff and seborrheic dermatitis—towards a more precise definition of scalp health. Acta Derm Venereol 2013；93：131-7.
6）Sparber F, LeibundGut-Landmann S. Host responses to *Malassezia* spp. in the mammalian skin. Front Immunol 2017；8：1614.
7）Tajima M, et al. Molecular analysis of Malassezia microflora in seborrheic dermatitis patients：comparison with other diseases and healthy subjects. J Invest Dermatol 2008；128：345-51.

Q3. アトピー性皮膚炎の悪化とマラセチアは関係しますか？

A3. 頭頸部に難治性の皮疹を有するアトピー性皮膚炎の患者に対し，抗真菌薬を投与するとマラセチアの菌量が減少するとともに，皮膚症状が改善することがある．このことから，マラセチアはアトピー性皮膚炎の増悪因子の一つであると考えられている．

●アトピー性皮膚炎とマラセチア

　アトピー性皮膚炎とは，アトピー素因を基盤として発症する寛解と増悪を繰り返す瘙痒を伴う湿疹であるが，マラセチアも増悪因子の一つとして考えられている．アトピー性皮膚炎ではフィラグリン遺伝子変異などによって皮膚のバリア機能が低下しており，真菌の抗原が経皮的に抗原提示細胞へ接触しやすい．この結果，マラセチアに対して感作が成立する可能性がある．

　頭頸部に皮疹が優位なアトピー性皮膚炎では，皮疹の重症度とマラセチアに対する IgE の量が相関することが示されている[1]．また，*M. globosa* 由来の蛋白である MGL_1304 には，アトピー性皮膚炎患者から採取した好塩基球からヒスタミンを遊離する作用があり，アトピー性皮膚炎の患者には MGL_1304 に対する IgE が検出される[2]．その他，マラセチアの熱ショック蛋白（heat shock protein）やペルオキシゾームの蛋白，シクロフィリンなどに対する IgE もアトピー性皮膚炎の患者から検出される[3]．さらに，皮疹部に存在するマラセチアの菌種が増加しているというデータや，頭頸部に皮疹が優位である難治性症例において，通常のステロイド治療のほかに抗真菌薬の外用や内服を加えると症状が改善するという結果も報告されている．これらの結果から，マラセチアがアトピー性皮膚炎の増悪に関与していると考えられている．

（原田和俊）

■文献

1）Zhang E, et al. Anti-Malassezia-specific IgE antibodies production in Japanese patients with head and neck atopic dermatitis：Relationship between the level of specific IgE antibody and the colonization frequency of cutaneous Malassezia species and clinical severity. J Allergy（Cairo）2011；2011：645670.
2）Hiragun T, et al. Fungal protein MGL_1304 in sweat is an allergen for atopic dermatitis patients. J Allergy Clin Immunol 2013；132：608-15. e4.
3）Ishibashi Y, et al. Identification of the major allergen of Malassezia globosa relevant for atopic dermatitis. J Dermatol Sci 2009；55：185-92.

3章　疾患別のスキンケア

Q4. スキンケアによってマラセチアと関連する皮膚疾患を予防できますか？

A4. ① 癜風やマラセチア毛包炎は再発率の高い疾患であるので，室温や湿度の調整のほか，発汗後のシャワー浴などのスキンケアが予防に重要である．抗真菌薬を含有するボディシャンプーは再発予防効果があるので使用するとよい．

② 脂漏性皮膚炎は不十分な洗浄で皮膚に皮脂が残存すると皮膚症状が悪化する．皮疹のコントロールには適切なスキンケアが必要である．抗菌薬が配合されたシャンプーやリンスは皮疹を改善させるので，重症例や再発を繰り返す患者には使用を勧めるとよい．

●癜風やマラセチア毛包炎におけるスキンケア

マラセチアは皮膚の常在菌であるため，癜風は1年以内に60％，2年以内に80％が再発するとされている[1]．

POINT
入浴やシャワー浴によるスキンケアは，マラセチアと関連する皮膚疾患の再発予防に有用．

湿潤や皮脂の残存がマラセチアの増殖を促すので，入浴やシャワー浴によるスキンケアが再発予防に有用である．癜風やマラセチア毛包炎の再発をスキンケアで予防するという臨床試験は行われていないが，Prindaville らはマラセチア毛包炎110例を後方視的に検討し，70％以上の患者がケトコナゾール含有シャンプーを使用しており，ほとんどの症例で皮疹が改善したと報告している[2]．日本ではケトコナゾールを含有した洗浄剤は販売されていないが，脂漏性皮膚炎の治療において，2％ミコナゾールは2％ケトコナゾールと同等の治療効果を示したことから，医薬部外品として入手可能なミコナゾール含有シャンプーは癜風やマラセチア毛包炎に対して予防効果を示すと考えられる．また，これらのシャンプーはフケ症および頭皮の瘙痒に対して治療効果を示すことが二重盲検試験で証明されており，脂漏性皮膚炎に対するスキンケア用品として効果が期待できる[3]．

POINT
ミコナゾール含有シャンプーは癜風，マラセチア毛包炎，脂漏性皮膚炎に対するスキンケア用品として効果が期待できる．

また，頭皮が不潔なためにフケ症や脂漏性皮膚炎が発症すると思い込んでいる患者は洗髪時に頭皮を強く擦ることが多い．そのような考えは誤りであることを説明し，頭皮は爪を立てて擦るのではなく，指の腹で弱めに洗浄することが大切であることを理解させることも重要である．

（原田和俊）

■文献

1）清　佳浩. 教育シリーズ　Superficial mycosis　マラセチア感染症. Medical Mycology Journal 2012；53：7-11.

2）Sparber F, LeibundGut-Landmann S. Host responses to *Malassezia* spp. in the mammalian skin. Front Immunol 2017；8：1614.

3）清　佳浩ほか. フケ症に対する 0.75％硝酸ミコナゾール配合シャンプーの有用性の検討　シャンプー基剤を対照とした二重盲検比較試験. 真菌誌 1997；38：87-97.

COLUMN

乾癬とスキンケア

尋常性乾癬の治療は，生物学的製剤の登場とともにドラマティックに変化した．次々と臨床に供される抗体製剤が脚光を浴び，期待されていた低分子製剤が治験を終えても発売されないなど悲喜こもごもである[1]．しかし，治療法が進歩しているのは生物学的製剤だけではなく，内服薬ではアプレミラスト（オテズラ®）の登場，そして外用薬では副腎皮質ステロイドと活性型ビタミンD_3の配合剤の登場や，副腎皮質ステロイドシャンプー，さらには日本初の油性ゲル配合剤の登場で治療選択肢が広がった．

他方，教科書レベルにはあまり登場しないが，実際には多用されていると思われるのが保湿剤であろう．乾癬は当然ケブネル現象により皮疹が多発するため，その制御は重要であるが，乾癬患者においてもドライスキンに悩む患者は多く，冬季などドライスキンからくる瘙痒のために掻破する結果，乾癬が悪化する．こう考えると保湿剤の使用はきわめて自然な発想であり，副作用も少ないことから補助療法としては重要なはずである．しかし，意外にもその重要性を論ずる文献は少ない．

筆者も，とくにドライスキンが顕著となる冬季を中心に保湿剤使用を患者に薦める．当然，保湿剤だけで乾癬皮疹が治癒することはありえないが，少なくとも維持療法としてきちんと保湿剤を使用する患者は，軽快増悪のサイクルが緩やかであるような印象をもつ．当然，保湿剤の作用として乾癬特有の鱗屑を除去する作用はあるわけであり，併用しない手はない．むろ

ん，保険診療の場合には皮脂欠乏症の有無を正しく見極めなければならないが，保湿剤は市販品もチョイスに迷うほど数多売られている．入浴剤タイプなどは簡便であり，全身に皮疹を有する患者など利便性の面でも優れている．

保湿剤と乾癬の関係について，海外に答えを求めると，その有用性の報告がある[2]．鱗屑が顕著な皮疹の活動性の高い時期にはサリチル酸ワセリンや尿素含有外用薬を用い，落ち着いた後のメンテナンスに保湿剤を用いるとの報告[3]や，さらなる大規模な検討を求める報告[4]もある．まだまだ，外用療法は奥が深いという現れであろう．乾癬は治療に手こずる皮膚疾患であることは，皮膚科医ならば誰しもが認めるところであろう．藁にもすがる乾癬患者には，ささやかな工夫と考え，保湿剤の併用を勧めてはいかがだろうか？

（安部正敏）

■文献

1) Abe M, et al. Tofacitinib for the treatment of moderate to severe chronic plaque psoriasis in Japanese patients： Subgroup analyses from a randomized, placebo-controlled phase 3 trial. J Dermatol 2017；44：1228-37.

2) Van Onselen J. An overview of psoriasis and the role of emollient therapy. Br J Community Nurs 2013；18：174-9.

3) Fluhr JW, et al. Emollients, moisturizers, and keratolytic agents in psoriasis. Clin Dermatol 2008；26：380-6.

4) Jacobi A, et al. Keratolytics and emollients and their role in the therapy of psoriasis：a systematic review. Dermatol Ther （Heidelb） 2015；5：1-18.

3.5

ストーマ・失禁・褥瘡のスキンケア

Q1. ストーマのスキンケアはどのようにすればよいですか?

A1. ① ストーマのスキンケアを正しく行うためにはまず正確なアセスメントを行う必要がある.国際的なストーマ周囲皮膚障害評価ツールとして DET スコアがあるが,日本で開発された ABCD-Stoma® は簡便にアセスメントできるだけでなく,さらにケアの介入までが示されており有用性が高い.
② ストーマ周囲皮膚障害の原因として,排泄物,物理的刺激,化学的刺激,感染の4つが重要であり,これらに対するスキンケアを徹底すべきである.
③ ストーマのスキンケアにおいて重要な点は,ストーマ用装具のみでなく,スキンケア製品などを含むいわゆるアクセサリーとよばれる製品の使用が皮膚障害防止に有用であり,それらの特性を十分理解して適切に用いることである.最近は,セラミド配合ストーマ用装具も登場しており有用性が高い.
④ このほか,粘着剥離剤,皮膚保護剤,皮膚保護膜形成剤,皮膚保湿洗浄クリーム,抗菌薬含有石鹸を適切に使用することが重要である.

●ストーマのスキンケアの重要性

ストーマとは,元々ギリシャ語で「口」を意味する用語であるが,近年では「手術によって腹壁に造られた排泄口」の意味で用いられる.また,ストーマ造設手術をオストミーといい,大腸癌や膀胱癌のほか,潰瘍性大腸炎やクローン病などの患者でストーマを造設した人を「オストメイト」とよぶ.疾患の性質から高齢者に多いものの,先天性疾患患者などでは若年者にみられることもある.

ストーマは絶えず便や尿,消化管内容物などが排泄され,周囲皮膚にさらされる部分であることから,皮膚障害が起こりやすい[1,2].とくに,一時的ストーマとは異なり,永久ストーマではオストメイト自身のセルフケアが必要となる.このため,患者教育も重要であり,ある程度のスキンケアの知識はオストメイトに対し必須となる[3].近年の医療技術の進歩により永久ストーマは減少傾向にあるが,高齢化は大きな問題となっており,加齢による身体機能の低下や体型の変化によるセルフケア障害が看過できない問題となっている[4].さらに,ストーマは痛覚がないため,オストメイト自らがそのトラブルを早期に自覚することが困難である側面も考慮しなければならない.ただし,この領域のスキンケアは市販品を使用する場合も多く,エビデンスレベルが高くないた

> **POINT**
> ストーマは皮膚障害が起こりやすいので,オストメイトはある程度のスキンケアの知識が必須.

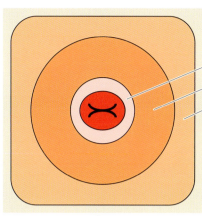

❶ ABCD-Stoma®
ストーマにおける周囲皮膚の部位をA，B，Cの領域に分け，それぞれの部位における皮膚表面の変化を評価し，点数化する．Dの色調の変化は，A，B，Cの3部位の色素沈着と色素脱失の有無を評価する．

A：近接部（皮膚保護剤が溶解していた部位）
B：皮膚保護剤部
C：皮膚保護剤外部（医療用テープ，ストーマ袋，ベルト等のアクセサリーが接触していた範囲）
D：色調の変化（A，B，Cの3部位の色素沈着と色素脱失の有無）

め，それぞれの製品の特性を十分に理解して使用することが重要である．

ストーマ周囲皮膚障害のアセスメント

　ストーマに限らず，適切なスキンケアを行うためにはまず正確なアセスメントが必須であり，ストーマにおいても臨床現場で誰でも容易に用いることができる評価ツールの開発が必要不可欠となる．国際的なストーマ周囲皮膚障害評価ツールとしてDETスコアがあり[5]，これはストーマ周囲皮膚障害を病変範囲と重症度から得点化するものである．近年日本においては，日本創傷・オストミー・失禁管理学会が，医療者だけでなくオストメイト自身によりストーマ周囲皮膚障害の重症度を客観的に評価できるスケール「ABCD-Stoma®」[*1]を開発した[6]．その後，本スケールをより発展させたものとして，ストーマケアに焦点を当てた「ABCD-Stoma® ケア」[*2]を発表した．
　ABCD-Stoma® ケアの特徴は，ストーマ周囲皮膚障害の重症度をスコア化できることと，その原因を評価し，皮膚障害に対する対処（介入）が可能である点である．評価方法を簡単に記すと，ストーマ周囲の皮膚をA，B，Cの領域に分け，それぞれの部位における皮膚表面の変化を評価し，点数化する（❶）．実際の評価は，障害なしが0点，紅斑は1点，びらんは2点，水疱・膿疱は3点，潰瘍・組織増大が15点となる．また，Dの色調の変化は，A，B，Cの3部位の色素沈着と色素脱失の有無を評価する．その評価により，それぞれどのようなケアを行うかが示されており，理解しやすい．

ストーマ周囲皮膚障害の原因とケア

　ストーマ周囲皮膚障害の原因として，排泄物，物理的刺激，化学的刺激，感染の4つが重要である（❷）[7]．

DET：discolouration erosion tissue overgrowth

[*1] 「ABCD」とは，Adjacent（近接部），Barrier（皮膚保護剤部），Circumscribing（皮膚保護剤外部）およびそれぞれの部位におけるDiscoloration（色調の変化）の頭文字をとったものである．

[*2] 本ツールは日本創傷・オストミー・失禁管理学会ホームページ（www.jwocm.org）からダウンロードすることができ，非営利目的において利用可能である．

❷ ストーマ付近の皮膚障害要因
ストーマ周囲皮膚障害の原因として，排泄物，感染，物理的刺激，化学的刺激の4つが重要．

排泄物による刺激

　消化管ストーマにおいては，便による刺激が問題となる．便はアルカリ性であり，また消化管に存在する消化酵素もストーマ周囲皮膚に直接接触することから皮膚障害を惹起する．とくに水様便では消化酵素が多く含まれており，小腸ストーマでは大きな問題となる．一方，尿路ストーマでは，尿中に含まれるアンモニアなどが刺激となる．とくに病変が長期に及ぶ場合，偽上皮腫性肥厚がみられる場合もある．

　排泄物そのものによる一時刺激はもちろん皮膚障害の重要な原因となるが，これ以外にも排泄物が長期に皮膚表面に貯留する問題も考慮する必要がある．すなわち，適切なストーマ用装具が使用されているかどうかが重要である．また，セルフケア患者においては，ストーマ用装具の交換間隔が長くなっていないかを確認しなければならない．

> 🖐 **POINT**
> 面板孔とストーマのサイズが合っているかどうか，腹壁の形状などによりストーマ用装具接着部位に問題がないかどうかを確認する．

物理的刺激

　ストーマ用装具は当然皮膚と長時間接触するものであり，剝離刺激などにより皮膚障害を起こす．

　ストーマ用装具は，面板とパウチから成る[*3]（❸）．面板とパウチが一体となった製品はワンピース装具とよばれ，別々のものをツーピース装具とよぶ．面板には，その形状の違いから平型と凸型の2つのタイプがある．平型は，ストーマ自体が高さを有し，ストーマ周囲の腹壁が平坦な場合によい適応となる．一方凸型は，ストーマ自体が周囲皮面と比較して低い，もしくは陥没している場合によい適応となる．ストーマのサイズにより面板に孔をあけ，皮膚に貼付する．面板の孔によって，自ら穴をあける自由孔型，一定の孔が作成され

> [*3]
> 面板とはストーマ周囲皮膚に粘着させるための皮膚保護剤を有する部分である．パウチは面板に接着し，ストーマからの排泄物を溜める袋である．パウチには，消化管用と尿路用がある．

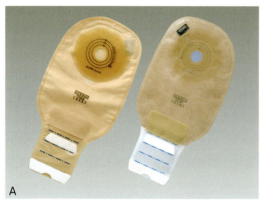
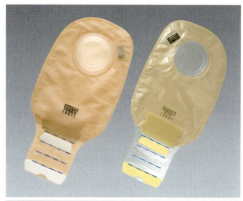
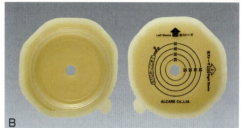

❸ ストーマ用装具
A：面板とパウチが一体となったワンピース装具．（セルケア®1：アルケア）
B：面板とパウチが別々のツーピース装具．（セルケア®2：アルケア）

ている既成孔型がある．また，面板には板状，練状，粉状を呈する皮膚保護剤が付いており，粘着剤の役割をもつ．皮膚保護剤の耐久性はその成分だけでなく，ストーマ周囲腹壁の形状，気候や体重の変化などが関係する．

化学的刺激

　ストーマ用装具の粘着テープや，皮膚保護剤などによる接触皮膚炎などが化学的刺激の原因となる．当然，遅延型アレルギーによる接触皮膚炎も念頭におかなければならない．皮膚保護剤や粘着テープ貼付部位に起こるため，ストーマの外周部位に皮膚障害が生ずる．また，時に長時間のストーマ用装具の接着による発汗により浸軟をきたしてしまう場合もあり，その場合には装具交換の間隔を短くする必要がある．アレルギー性接触皮膚炎を疑った場合には，パッチテストなどで原因検索を行うべきであり，皮膚科医の貢献が大きい．

感染による刺激

　ストーマ用装具貼付部位は閉鎖空間となるため，外用薬の密封療法を行った場合同様，感染が問題となる．毛包炎などの細菌感染や，カンジダなどの真菌感染が起こりやすい．また，オストメイト側の要因として，免疫低下や免疫抑制状態にある場合，感染のリスクはいっそう増すこととなる．

その他

　最近，潰瘍性大腸炎患者において，消化管摘出後にストーマ周囲に生ずる壊疽性膿皮症が注目されており，ストーマ周囲壊疽性膿皮症とよばれる[8]．

●ストーマのスキンケア

ストーマ周囲の皮膚を健康に保ち，ストーマ用装具による皮膚障害を防ぐためには，前述した4つの原因の除去に努める．ただし，これらの原因は決して独立して存在するものではなく，オストメイトにおいては，複数の要因が複雑に関与して皮膚障害を惹起している場合が多い．ストーマ用装具のみでなく，スキンケア製品などを含むいわゆるアクセサリーとよばれる製品の使用が皮膚障害防止に有用であり，それらの特性を十分理解して適切に用いることが重要である．アクセサリーには，固定具，皮膚被覆剤，凸型嵌め込み具，粘着剥離剤，脱臭剤，腹帯，袋カバー，洗浄剤，被膜剤，はさみ，計測具などが含まれる．ストーマ用装具の最近の進歩としては，皮膚科学の視点に立脚した新製品[*4]の登場であろう．

*4
セルケア®2（アルケア）など．❸を参照．

セラミド配合皮膚保護剤・ストーマ用装具

セラミド配合皮膚保護剤・ストーマ用装具
センシュラ ミオ1
（コロプラスト）

皮膚の保湿にセラミドが重要であることは皮膚科医にとって常識である．近年，保湿剤などスキンケア用品においてはセラミドを配合した製品が多く市販されているが，ストーマ用装具にもこのような製品が登場した．従来の皮膚保護剤は，親水性/疎水性ポリマーの配合・成型を調整もしくは工夫することで物理的あるいは化学的刺激を回避しようとしていたが，ツーピース装具であるセルケア®2（❸B）は，皮膚保護剤にヒト型セラミドを含有させることで，ストーマ用装具着用中でも高いバリア機能を維持することを目的に開発された製品である．また，粘着力と凝集力のバランスを見直すことで，物理的刺激も極力低くしている．面板は薄くかつ柔らかい素材を使用することで腹壁との接着性も改善されている．この製品にはコンパクトなドーム型パウチも装着でき，入浴や水泳も可能である．このほかに，伸縮性を重視した製品（センシュラ ミオ）も開発されており，有用性が高い．

粘着剥離剤

粘着剥離剤
3M™ キャビロン™ 皮膚用リムーバー
（スリーエム ジャパン）

ストーマ用装具を着脱する際に，皮膚保護剤の粘着性による表皮剥離を軽減するために用いる．石油系溶剤にアルコールを含んだ製品が大半を占める．最近では，非アルコール性の低刺激性製品（3M™ キャビロン™ 皮膚用リムーバー）も登場しており，有用性が高い．

皮膚保護剤

皮膚保護剤
セルケア®・ソフトウエハー
（アルケア）

カラヤペースト
（ホリスター）

バリケアパウダー
（コンバテック）

排泄・分泌物の皮膚への接触を防止し，皮膚を生理的状態に保つ作用のある吸水粘着剤であり，面板とパウチの隙間を埋めるために別売りされているものがある．セルケア®・ソフトウエハーのリングやスティックなどの板状皮膚保護剤，カラヤペーストなどの練状皮膚保護剤，バリケアパウダーなどの粉状皮膚保護剤がある．板状皮膚保護剤と練状皮膚保護剤は主としてストーマ用装具と皮面の隙間を埋め排泄物の漏れを防ぐ目的で用いられ，粉状皮膚保護剤は排

泄物とその水分を吸収し，ストーマ周囲皮膚を保護することを目的とする．

看護師の間では，時にストーマ以外でも，粉状皮膚保護剤を古典的油性軟膏と混合する自家製剤として皮膚保護の目的で使用されることも多い．

皮膚保護膜形成剤

塗布することで撥水性の均一な被膜を形成し，排泄物汚染，テープ・粘着製品の物理的刺激などから皮膚を保護する．最近では，3M™ キャビロン™ 非アルコール性皮膜，TENA バリアクリームなどが販売されており有用性が高い．

皮膚保湿洗浄クリーム

水を使うことなく洗浄と保湿が図れるクリームも発売されており，オストメイトにも重宝されている．天然オイルで汚れを浮き上がらせ，拭き取るだけで洗浄と保湿が可能なリモイス® クレンズなどが発売されており，使用後ストーマ用装具をすぐ貼付することも可能である．

抗菌薬含有石鹸

ストーマ用装具使用により，時に周囲皮膚に真菌感染などが生ずる．皮膚科医であれば，当然 KOH 法により真菌検査を行い，適切な抗真菌薬を処方し，細菌感染症であれば抗生物質内服もしくは外用を行う．ただし，なんらかの理由でこれらの治療ができない場合，ストーマ周囲の皮膚感染症に対し，トリクロサンとミコナゾール硝酸塩を配合したコラージュフルフル液体石鹸の使用が有用な場合があり，考慮してもよいケアである．

近年，オストメイトという用語が広く認知されるようになり，市中の公共施設においてもオストメイト対応トイレなどが整備されるようになった．しかし，そのスキンケアはオストメイト自身による正しい理解が求められる．ストーマ周囲皮膚障害を予防するためには，正しい皮膚の解剖生理の理解がスタートとなることは言うまでもない．オストメイトが患者として皮膚科医の前に現れた場合には，正しい知識の普及はもちろんであるが，それに加え市販されているさまざまなケア製品の情報も網羅した多角的な情報を提供し，オストメイトの健やかな生活に貢献したいものである．

（安部正敏）

皮膚保護膜形成剤

3M™ キャビロン™
非アルコール性皮膜
（スリーエム ジャパン）

TENA バリアクリーム
（ユニ・チャーム メンリッケ）

皮膚保湿洗浄クリーム

リモイス® クレンズ
（アルケア）

抗菌薬含有石鹸

コラージュフルフル液体石鹸
（持田ヘルスケア）

■ 文献

1) Bafford AC, Irani JL. Management and complications of stomas. Surg Clin North Am 2013；93：145-66.
2) Burch J. Complications of stomas：their aetiology and management. Br J Community Nurs 2017；22：380-3.
3) Danielsen AK, et al. Patient education has a positive effect in patients with a stoma：a systematic

3章 疾患別のスキンケア

review. Colorectal Dis 2013；15：e276-83.
4) 松本葉子, 山内栄子. 高齢オストメイトの支援に関する研究. 九州看護福祉大学紀要 2006；8：47-57.
5) Jemec GB, et al. Assessing peristomal skin changes in ostomy patients：validation of the Ostomy Skin Tool. Br J Dermatol 2011；164：330-5.
6) 一般社団法人 日本創傷・オストミー・失禁管理学会 学術教育委員会（オストミー担当）編. ABCD-Stoma® に基づくベーシック・スキンケア　ABCD-Stoma® ケア. 2014.
7) 三富陽子. ストーマ周囲のスキントラブル. 内藤亜由美, 安部正敏編. スキントラブルケアパーフェクトガイド. 学研メディカル秀潤社；2013. p.143-8.
8) 松岡宏樹ほか. 潰瘍性大腸炎大腸全摘後, ストーマ周囲に壊疽性膿皮症を合併した一例. 日本大腸肛門病会誌 2013；66：188-93.

Q2. 失禁のスキンケアはどのようにすればよいですか？

A2. ① 予防的ケアは，皮膚に排泄物が付着しないようにすることが第一である.
② 排泄物の性状に応じたパッドを選択するとともに，弱酸性の皮膚洗浄剤を用いて愛護的に洗浄し，水分をよく拭きとった後，撥水性皮膚保護剤を塗布する.

IAD：incontinence-associated dermatitis

　失禁のスキンケアにおける最近のキーワードとして，IAD とよばれる概念がある[1]. IAD は失禁による皮膚障害を表す用語であり，"失禁関連皮膚炎"または"失禁関連皮膚障害"と訳される. 訳語が定まらない理由は"dermatitis"にあり，失禁部における皮膚障害は皮膚科学で定義する"皮膚炎"とは一致しない点があるためである. ただし，最近日本創傷・オストミー・失禁管理学会より出された「IAD ベストプラクティス」においては，"dermatitis"を広義の意味での"皮膚の炎症"ととらえることにより，IAD の和訳を"失禁関連皮膚炎"としており[2]，今後統一が図られるものと思われる.

●IAD とは

　IAD は，尿または便への曝露に起因する皮膚損傷を表す用語である[3]. 皮膚表面のpH はおおむね弱酸性の4.5程度であるが，尿は4.5〜7.5，便は8.0〜8.6であり，pH の変化だけでも大きな問題となる. さらに，便失禁においては排泄物中の酵素・細菌などが皮膚のバリア機能を障害する. とくに，腸管での水分吸収が不十分な水様便は多くの消化酵素を含んでおり，皮膚表面への刺激も強くなる. そのうえ，水様便はより表面を拡散するため障害される部位も拡大する（❹）. 一方，尿失禁があると，尿中の尿素がアンモニアに変化して刺激となるとともに，皮膚 pH を上昇させる[4,5].

　IAD は，スキン-テア[*5]同様，ICD-10（国際疾病分類第10版）には収載されておらず，病名ではない[*6]. 同様の病態はおむつ皮膚炎（ICD-10 コード：L22）として存在するが，これ以外にも洗剤刺激性接触皮膚炎（L240），刺激物

＊5
「3.6 スキン-テアのスキンケア」(p.184)を参照.

＊6
IADは病名ではないので，すべての医師には理解されないことに注意すべきである. 医師は，保険診療で患者を診察し，治療することがほとんどであるので，正しい病名をつけるということは基本である.

174

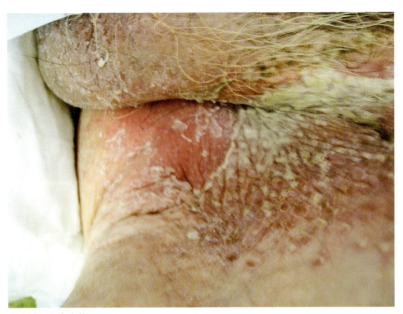

❹ IADの臨床像
尿や便への曝露により生じる皮膚損傷.

質性接触皮膚炎（L249），会陰部カンジダ症（B372），外陰部カンジダ症（B373），外陰真菌症（B373）という病名が存在し，IADはこれらすべてを包括する概念であり，保険診療には馴染まない側面がある．

近年国際IAD専門家委員会より発表されたベストプラクティスによると，「IADとは，尿または便への曝露に起因する皮膚損傷を表す．IADは，多大な不快感を生じさせ，治療は困難で時間を要し，高額の費用を生じさせる」[6]とされる．さらに「IADは，尿便失禁の患者に生ずる刺激性接触皮膚炎（皮膚の炎症）の一型である」とされている．また，「カンジダ症がIADに伴って多く出現する二次感染」とも書かれており，この点は皮膚疾患の病態理論に必ずしも合致しないと考えられる．すなわち，IADは刺激性接触皮膚炎と書かれており，むろんそれがいちばん多数の要因を占めることは事実であろうが，アレルギー性接触皮膚炎も起こりうる病態であり，その機序が異なることは前述のとおりである．他方，皮膚表在性真菌症の発生機序はまったく異なる．

●カンジダ症の発症機序

皮膚におけるカンジダ症の発症機序は，カンジダがToll様受容体（TLR）により認識されることに始まる．TLRは自然免疫においてウイルスや細菌の構成成分を認識し，インターフェロン（IFN）や炎症性サイトカン産生誘導やランゲルハンス細胞に作用し，炎症を惹起することで紅斑が生じ，好中球が遊走することで膿疱をきたす（❺）[7,8]．

TLR：Toll-like receptor

❺ 皮膚カンジダ症の発症機序
カンジダが Toll 様受容体 (TLR) により認識されケモカインなどが産生される.

IAD の臨床像

通常，失禁部に一致して，比較的境界明瞭な紅斑を呈する．びらんや潰瘍を有する場合もあり，また紅斑上に小水疱，膿疱を呈する場合がある．紅斑の色調は淡紅色調から暗紫紅色までさまざまである．なお，カンジダ症が疑われる場合，KOH 法による直接検鏡を行い確定診断する．また，下痢の場合，便中の水分含有量が増えるため，液状便により常に皮膚に刺激が加わる病態となってしまう．下痢には 2 日間程度持続する「急性下痢」と慢性的に継続する「慢性下痢」がある．

急性下痢

ウイルスなどによる感染性のものと，薬剤などによる非感染性のものがある．ありふれた症状であるため，誰しも一度は経験したことがあると思われる．この場合局所のケアが重要であるが，全身状態をアセスメントすることが重要である．すなわち脱水にならないよう十分注意するほか，消化管出血の有無などについても気を配らねばならない．

慢性下痢

悪性腫瘍や過敏性腸症候群，潰瘍性大腸炎などの炎症性腸疾患や患者本人の持続的下剤摂取などにより生ずる．腸内細菌叢を整えるために乳酸菌や食物繊維をとることが重要である．炎症性腸疾患では，原因の治療とともに，低脂肪食，低残渣食を摂取するように努める．

IAD のスキンケア

予防的ケアとしては，皮膚に排泄物が付着しないようにすることが第一であ

POINT

予防的ケアは，皮膚に排泄物が付着しないようにする．実際のケアは，排泄物の性状に応じたパッドを用い，弱酸性の皮膚洗浄剤で洗浄し，水分を拭き取った後，撥水性皮膚保護剤を塗布する．

る．失禁には，腹圧性，切迫性，溢流性，機能性などのタイプがあり適切なアセスメントを行う．実際のケアにおいては，排泄物の性状に応じたパッドを選択する．洗浄は，弱酸性の皮膚洗浄剤を用いて愛護的に行い，水分をよく拭き取った後，撥水性皮膚保護剤（クリームやオイルなど）を塗布する．

　接触皮膚炎の症状が高度な場合には副腎皮質ステロイド外用薬を用いるほか，真菌症には抗真菌外用薬を用いる．また，比較的湿潤傾向が少ない場合には亜鉛華軟膏や亜鉛華単軟膏の古典的外用薬を，湿潤傾向が強い場合には吸水軟膏を用いるとよい．

　下痢患者のスキンケアでは，排便が頻回になるため，物理的に皮膚を障害しないよう，温水洗浄便座や人工清拭剤などを使用し，愛護的に保清を図る．洗浄剤を使用する場合には，刺激の少ない弱酸性の製品を使用するようにする．水での洗浄が不要な乳化クリームなどを使用するのも有効であろう．在宅などで医療資源が限られる場合には亜鉛華軟膏などを活用するのもよい方法である．また，下痢が続くと皮膚は浸軟しやすくなるため撥水性外用薬や被膜剤を使用する．

人工清拭剤

　サニーナは，スクワラン，グアイアズレンが配合されており，油分により便などの汚れを浮かすため，皮膚障害性が少ない．2019年4月にアルコールフリーになった．

乳化クリーム

　リモイス®クレンズ*7は，スクワラン，マカデミアナッツ油，ホホバ油が配合されており，天然オイルで洗浄可能である．さらに保湿成分も配合されている．

撥水性皮膚被膜剤

　セキューラ®DC，セキューラ®POは，ともに撥水効果がある．基剤が異なり，セキューラ®DCはシリコンオイルによるクリーム，セキューラ®POはワセリン基剤の軟膏タイプであり，多少べとつくが撥水効果が高い．

　リモイス®コートはスプレータイプの被膜剤である．シリコンとアクリルの集合体であり，透湿性が高い保護膜をつくることができる．

亜鉛華軟膏と亜鉛華単軟膏

　亜鉛華軟膏と亜鉛華単軟膏の配合剤である「酸化亜鉛」は，局所収斂・保護作用とともに，弱い防腐作用もあり，創面または潰瘍に散布すると散布部位が乾燥し，分泌や細菌繁殖を抑制する．「酸化亜鉛」の濃度は大きな問題ではないが，20％の場合，時に刺激感などがみられる患者が存在するので注意したい．亜鉛華軟膏と亜鉛華単軟膏は基剤が異なり，前者は「白色軟膏」，後者は

人工清拭剤

サニーナ
（花王）

＊7
p.173の側注参照．

撥水性皮膚被膜剤

セキューラ®　セキューラ®
DC　　　　　PO
（スミス・アンド・ネフュー）

リモイス®コート
（アルケア）

文字どおり「単軟膏」である.

（安部正敏）

■文献

1) Gray M, et al. Incontinence-associated dermatitis：a consensus. J Wound Ostomy Continence Nurs 2007；34：45-54.
2) 日本創傷・オストミー・失禁管理学会編. IAD ベストプラクティス. 照林社；2019.
3) Beele H, et al. Incontinence-associated dermatitis：pathogenesis, contributing factors, prevention and management options. Drugs Aging 2018；35：1-10.
4) Beeckman D. A decade of research on Incontinence-Associated Dermatitis（IAD）：Evidence, knowledge gaps and next steps. J Tissue Viability 2017；26：47-56.
5) Ersser SJ, et al. A critical view of the interrelationship between skin vulnerability and urinary incontinence and related nursing intervention. Int J Nurs Stud 2005；42：823-35.
6) Doughty D, et al. Incontinence-associated dermatitis. Consensus statements, evidence-based guidelines for prevention and treatment, current challenges. J WOCN 2012；39：303-15.
7) Kashem SW, Kaplan DH. Skin immunity to Candida albicans. Trends Immunol 2016；37：440-50.
8) Li M, et al. Candida albicans phospholipomannan triggers inflammatory responses of human keratinocytes through Toll-like receptor 2. Exp Dermatol 2009；18：603-10.

Q3. 褥瘡のスキンケアはどのようにすればよいですか？

A3. ① 近年創傷治療においてコンセンサスを得た moist wound healing においては，滲出液による浸軟と感染が問題となり，適切なスキンケアが求められる.
② 適切なスキンケアを行うためには適切なアセスメントが必須である.
③ 洗浄において，厳密な意味での石鹸は酸性であるため，バリア機能が障害されている皮膚においては弱酸性の合成洗浄剤を十分に泡立ててミセル化させて洗浄する.
④ 浸軟した皮膚においては，水溶性基剤の外用薬や副腎皮質ステロイド外用薬，予防には撥水剤を用いる.

●moist wound healing とスキンケア

褥瘡治療の考え方は，従来の創傷治癒の常識であった創部消毒とガーゼによる乾燥環境下の創傷治癒理論から，基礎的データの蓄積に伴い湿潤環境下の創傷治癒（moist wound healing）に取って代わった[1-3]. moist wound healing を端的に述べると，生体がもつ創傷治癒促進因子を最大限に治療に利用するという治療法であり，病態生理学的にきわめて理にかなった概念である. さらに近年ではトータルの治療コストも有利であるとする報告[4]もあり，創傷治療のスタンダードは moist wound healing であるとのコンセンサスが得られているようである.

しかし，moist wound healing 最大の問題は多量の滲出液による浸軟と感染

である[5]．とくに感染は，乾燥環境下に比較し湿潤環境下ではしばしば重症化し，放置すると患者の生命を脅かすこともある．この点，最近では創部の観察が可能な透明なドレッシング材も登場しており，感染防止の面からは有用である[6]．moist wound healing において浸軟と感染の防止を図るためには，適切なスキンケアが重要となる．

スキンケアのための褥瘡評価

moist wound healing において正しいスキンケアを行うためには，その時点の創面の状態を適切に評価しなければならない．近年，DESIGN-R 分類[*8]やTIME 理論など優れた評価ツールが用いられるようになり，患者ごとによりきめ細かな対応が可能となった．なかでも DESIGN-R 分類は，日本褥瘡学会が開発した国際的にも通用する優れた評価ツールであり，褥瘡経過が評価できるだけでなく，重症度の予測が可能である[6]．おそらく日本のほとんどの施設で褥瘡評価に用いられていると考えられる．

間違いを防止するためにも，評価シートを見ながらアセスメントするとよい．この分類は，深さ（Depth），滲出液（Exudate），大きさ（Size），炎症・感染（Inflammation/Infection），肉芽組織（Granulation），壊死組織（Necrotic tissue）の 6 項目で構成され，これにポケット（Pocket）を必要により加える．創面の評価とともに，重症度分類では重度の場合，それぞれアルファベットの大文字として記載する工夫がなされており実用性が高い．つまり大文字の項目に着目して治療を選択することが可能である．

褥瘡ケアにおける洗浄の重要性と洗浄方法

褥瘡ケアにおける洗浄の重要性は論をまたないが，その方法が重要である．ガイドラインによると創面の洗浄は「十分な量の生理食塩水または水道水を用いて洗浄する」とされており，洗浄が十分であれば消毒を行う必要はない[7,8]．他方，褥瘡周囲の皮膚は通常の皮膚と同様に洗浄剤を用いて保清する．その際，ガイドラインでは創面周囲皮膚を「弱酸性洗浄剤による洗浄を行ってもよい」としている[7,9]．また，洗浄後に保湿剤を塗布することも重要である[10]．

石鹸[*9]は界面活性剤からできており，厳密には脂肪酸ナトリウムと脂肪酸カリウムのみを石鹸とよび，それ以外を合成洗浄剤とよぶ．界面活性剤は，親水基と疎水基が結合したもので，通常混ざることのない水と油を結合させる（**❻**）．界面活性剤は以下の 4 つの作用により汚れを落とす．
①浸透作用（水に界面活性剤を加えると，界面張力が下がり，水が浸入しやすくなる）
②乳化作用（油が界面活性剤の分子に取り囲まれ，小滴となる）
③分散作用（界面活性剤を加えると，細かな粒子になり，水中に散らばる）
④再付着防止作用（界面活性剤を加えると，汚れは再付着しなくなる）
日本工業協会の規格では石鹸は pH 9〜11 であり，それより pH が低い，つ

＊8
以前のDESIGN分類では患者間の評価が不可能であったが，各項目の重み付けが十分検討され，DESIGN-R分類では患者間での比較が可能となり，より普遍化された評価尺度となった．しかし，そのためスコアは単純に数値が増えていくものではなくなったため，記憶しにくくなった．

POINT
褥瘡では生理食塩水または水道水による十分な洗浄が重要．褥瘡周囲の皮膚は，洗浄剤を用いて保清する．

＊9
石鹸は，古代ローマ時代の初期に，サポー（Sapo）とよばれる丘で動物の肉を焼いた際，滴り落ちた油脂を木の灰が鹸化し，土にしみ込み，その土で手を洗ったら汚れがとれることにより発見されたとされる．英語で石鹸をソープというが，サポーの丘が由来であるとの説がある．

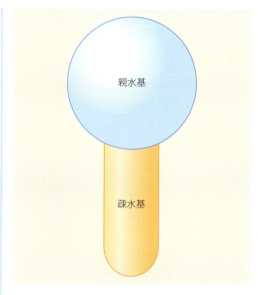

❻ **界面活性剤**
界面活性剤は，親水基と疎水基が結合したもので，通常混ざることのない水と油を結合させる．

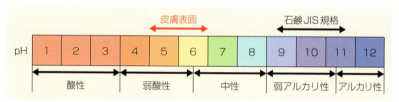

❼ **洗浄剤とpHの関係**
日本工業協会（JIS）の規格では石鹸はpH 9〜11で，それよりpHが低く皮膚表面のpHに近いものは合成洗浄剤となる．

まり皮膚表面のpHに近いものは合成洗浄剤となる（❼）．アルカリ性の石鹸もしくは合成洗浄剤を使用して身体を洗った場合，皮膚表面のpHを大きく狂わせてしまう．通常の健康な皮膚の場合，皮膚の緩衝作用が働き，石鹸により一過性にアルカリ性に傾いたところで皮膚はすみやかにpHが回復する．また，皮膚表面の皮脂や汗などは酸性物質であるので，石鹸はこれらにより大部分界面活性作用を失うことから，さらに皮膚表面へのダメージは少なくなる．しかし，とくに乳幼児や高齢者の皮膚は，その生理的特徴から元々アルカリ側に傾く．このため石鹸で洗浄した場合，皮脂などが少ないため正常なpHに戻りにくい．この観点から最近では，弱酸性ながら十分な洗浄効果をもち，かつ皮膚表面の脂質膜に影響を与えない合成洗浄剤が開発されており，高齢者やアトピー性皮膚炎患者などのバリア機能が低下した皮膚には使用する価値がある．高齢者やアトピー性皮膚炎患者の皮膚に普通の石鹸を用いる場合には，十分なすすぎと洗浄後の保湿剤使用が必要である．

最近では弱酸性の合成洗浄剤において，ミセル形成により，汚れの油は除去するが生理的に存在する皮脂膜を落とさないといった優れた製品[*10]が登場し

*10
キュレル泡洗顔料（花王）など．

キュレル泡洗顔料
（花王）

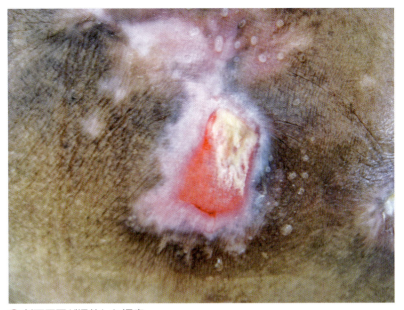

❽ 創面周囲が浸軟した褥瘡
臨床的には角層が過剰な水を含むため，光の屈折により白色に見える．

ており，スキンケアにおいては非常に有用である．また，水なしで洗浄が可能な製品*11 も多数発売されており，日常の医療現場はもちろん，震災が多い日本では必須の製品となっている．

洗浄方法であるが，褥瘡に限らずバリア機能が障害されている皮膚では，合成洗浄剤を十分に泡立てて，素手で洗うとよい．素手で洗うことに抵抗がある場合には，刺激性の少ない柔らかい布を使用する．

浸軟に対するスキンケア

moist wound healing において滲出液の制御は適切な創傷治癒を遂行するうえで必要不可欠である．また，moist wound healing では外用療法に比較し滲出液が増大する傾向にあり，周囲皮膚の浸軟が問題となる．浸軟した皮膚が病的状態であり，さまざまなスキントラブルを惹起することは，医療従事者であれば誰しも経験的に知っている[11]．とくに創傷周囲皮膚やストーマトラブルにおいては，ドライスキンより，むしろ浸軟が問題となることも多い．

浸軟とは，水に浸漬して角層の水分が増加し，一過性に体積がふやけることで，可逆性の変化をきたした状態であり（❽），表皮の各種バリア機能が大きく損なわれる[12]．なかでも抗菌ペプチドやリゾチームなどによる化学的バリアの破綻は大きな問題となる[13]．浸軟はあくまで角層の変化であり，適切な処置により元に戻る変化であることから，その病態生理を理解することが，浸軟した皮膚をうまく制御するための近道である．

*11
リモイス®クレンズ（アルケア）など．p.173の側注参照．

浸軟の病態生理

　浸軟した皮膚は，角質における過剰な水分の存在からバリア機能が大きく障害される結果，病的皮膚に至る．角層における過剰な水分は，自由水という形で角質間に貯留する．天然保湿因子の主成分であるアミノ酸などは可溶性であり，さらに皮脂膜やセラミドも過剰な水の存在により減少し，細胞間脂質の組成にも変化をきたす．

　さらに重要なのは，化学的バリアの障害である．表皮細胞は，抗菌ペプチド，プロテアーゼやその阻害剤を産生している．このうち抗菌ペプチドは30数個前後のアミノ酸から成る抗菌活性をもつペプチドであり，ヒトが産生する抗菌ペプチドとしてはディフェンシン，カテリシジンが知られている．通常は表皮において産生される抗菌ペプチドの量はわずかであるが，病原微生物の侵入や，紫外線や化学薬品などの刺激が加わると，生体を防御するために抗菌ペプチドの産生が亢進する．角層に過剰な水分が存在すると，抗菌ペプチドが十分に機能しなくなることから化学的バリアが障害される．さらに，過剰な水分は皮脂膜にも影響を与え皮膚表面のpHに変化を及ぼす．また，水分が汗や排泄物であった場合，それらのpHがさらに皮膚表面のpHを変化させてしまうことから，化学的バリアはより影響を受ける．

浸軟した皮膚への対策

　浸軟した皮膚は，水分を適切な状態にする必要がある．浸軟した皮膚の治療において，湿潤の原因が汗や排泄物である場合には洗浄による保清が重要である．弱酸性の合成洗浄剤を用い，愛護的に洗浄する．

　過剰な水分を除去するためには水溶性基剤の外用薬を用いるとよい．水溶性基剤の外用薬とはポリエチレングリコール（マクロゴール）を主成分としており，ソルベースやカーボワックスといったさまざまな硬さの基剤を用いることができ便利であり，この基剤を用いた外用薬には3%ブクラデシンナトリウム軟膏（アクトシン®軟膏）やヨウ素軟膏（ヨードコート®軟膏）などがある．クリーム基剤の薬剤は，塗布面に水分を与えることになるため，湿潤した皮膚には用いてはならない．ステロイド外用薬には，トプシム®クリームなどの基剤がきわめて浸透圧の高い製剤があり，感染に注意しながら用いることで，短期間で改善を促すことができる．さらに，浸軟予防には撥水剤を用いるとよい．

●医療関連機器圧迫創傷のスキンケア

MDRPU：medical device related pressure ulcer

　医療関連機器圧迫創傷（MDRPU）は褥瘡ケアにおけるトピックであり，在宅レベルにおいても医療関連機器を使用する患者が増加していることから考えると，その予防的スキンケアはきわめて重要性が高い．

　MDRPUとは，医療関連機器により皮膚もしくは皮下組織が圧迫され生ずる皮膚障害であり，ギプス，シーネ，医療用弾性ストッキング，気管内チュー

ブ，非侵襲的陽圧換気療法用マスク，弾性包帯や装具により生ずる．MDRPU予防のためには圧迫部へのドレッシング材の使用，具体的にはポリウレタンフィルムドレッシング材やハイドロコロイドドレッシング材の使用が推奨されており[7,14]，広い意味でのスキンケアととらえることができる．

（安部正敏）

■文献

1) Davidson JR. Current concepts in wound management and wound healing products. Vet Clin North Am Small Anim Pract 2015；45：537-64.
2) Field FK, Kerstein MD. Overview of wound healing in a moist environment. Am J Surg 1994；167：2S-6S.
3) Boateng J, Catanzano O. Advanced therapeutic dressings for effective wound healing—A Review. J Pharm Sci 2015；104：3653-80.
4) Souliotis K, et al. A cost and clinical effectiveness analysis among moist wound healing dressings versus traditional methods in home care patients with pressure ulcers. Wound Repair Regen 2016；24：596-601.
5) Slater M. Does moist wound healing influence the rate of infection? Br J Nurs 2008；17：S4-15.
6) Matsui Y, et al. Development of the DESIGN-R with an observational study：an absolute evaluation tool for monitoring pressure ulcer wound healing. Wound Repair Regen 2011；19：309-15.
7) 門野岳史ほか．褥瘡予防・管理ガイドライン（第4版）．褥瘡会誌 2015；17：487-557.
8) Moore Z, Cowman S. A systematic review of wound cleansingf or pressure ulcers. J Clin Nurs 2008；17：1963-72.
9) Konya C, et al. Skin debris and micro-organisms on the periwound skin of pressure ulcers and the influence of periwound cleansing on microbial flora. Ostomy Wound Manage 2005；51：50-9.
10) Thompson P, et al. Skin care protocols for pressure ulcers and incontinence in long-term care：a quasi-experimental study. Adv Skin Wound Care 2005；18：422-9.
11) Minematsu T, et al. Aging enhances maceration-induced ultrastructural alteration of the epidermis and impairment of skin barrier function. J Dermatol Sci 2011；62：160-8.
12) Whitehead F, et al. Identifying, managing and preventing skin maceration：a rapid review of the clinical evidence. J Wound Care. 2017；26：159-65.
13) Clausen ML, Agner T. Antimicrobial peptides, infections and the skin barrier. Curr Probl Dermatol 2016；49：38-46.
14) Weng MH. The effect of protective treatment in reducing pressure ulcers for non-invasive ventilation patients. Intensive Crit Care Nurs 2008；24：295-9.

3.6

スキン-テアのスキンケア

Q1. スキン-テアとは何ですか？

A1. ① スキン-テアとは，皮膚粗鬆症ともよばれ，高齢者の脆弱な皮膚において軽微な外力により生ずる裂傷をさす用語である．

② 正式な病名ではなく，看護領域で注目された概念である．海外で，スキン-テアの存在が患者家族から医療従事者による虐待と誤認されるなどの問題が生じたことから広く認識されるようになった．

③ 皮膚科学においては，スキン-テアという用語を用いずとも，老人性紫斑やステロイド紫斑などその病態を示す病名を付すことが可能であるが，あくまで看護領域における注意喚起として広く役立つ概念であり，解釈の違いに目くじらを立てるべきではない．創傷治療が主となる皮膚科医と異なり，ケアが主体の看護師は，スキン-テアという概念により，創傷発症のリスクを患者ごとにアセスメントし，その予防を視野にいれている．

●スキン-テアとは

スキン-テア[*1]とは，皮膚の裂傷であり，脆弱な皮膚を有する患者において，軽微な外力により生ずる創傷ととらえることができる[1]．

Payne らはスキン-テアについて，「主として高齢者の四肢に発生する外傷性創傷であり，摩擦単独あるいは摩擦・ずれによって，表皮が真皮から分離（部分層創傷），または表皮および真皮が下層構造から分離（全層創傷）して生じる」と定義している[2]．

海外では，スキン-テアが看護師による虐待と誤認され，とくに高齢者の看護ケアを行ううえで重要なキーワードとして認識されるようになった．日本では，欧米に比較し訴訟となるリスクは少ないと思われるが，今後患者の権利意識がいっそう強化された場合には看過できない問題となろう．

●スキン-テアの臨床症状と診断

スキン-テアは，高齢者の四肢に好発し，摩擦やずれなどの物理的外力により生ずる創傷であり，表皮のみが傷害され生ずる比較的浅い創の場合と，真皮に及ぶ深い創がみられる場合とがある．時に，表皮と真皮が分離する結果，あたかも水疱蓋のごとく，真皮と分離した表皮が創面上に残存する場合もある．通常周囲には紫斑を伴うことが多く，皮膚科医であれば比較的よく遭遇する臨

> ***1**
> 英語では "skin tear" と表記し，初心者には "皮膚の涙" と理解されるかもしれないが，tear には "涙" とともに "裂け目" "割れ目" という意味がある．むろんこの場合の意味は後者となり，発音が異なる．

3.6 スキン-テアのスキンケア

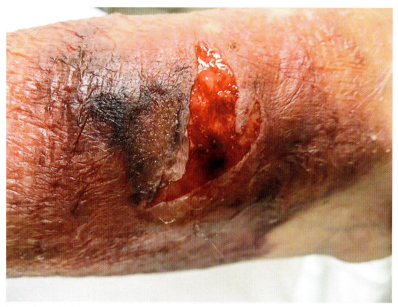

❶ スキン-テア
STAR分類によればカテゴリー2b.
（Vanzi V, et al. Br J Community Nurs 2017[3]より）

床症状*2 である（❶）[3].

　日本創傷・オストミー・失禁管理学会学術教育委員会では，スキン-テアの同定方法を，「摩擦・ずれによって，皮膚が裂けたり，剥がれたりする皮膚損傷をスキン-テアとする．なお，外力が関係する天疱瘡，類天疱瘡，先天性表皮水疱症などの創傷については，疾患に由来するものかは判断し難いため，含めて調査する」としている[4]．このため，看護師にも天疱瘡，類天疱瘡，先天性表皮水疱症の理解が求められることとなり，皮膚科医はこれら疾患について当然のこと高度な知識をもつと認識されており，今後コンサルテーションも増加するかもしれない．

　スキン-テアの具体例として，
- 四肢がベッド柵に擦れて皮膚が裂けた（ずれ）
- 絆創膏を剥がすときに皮膚が裂けた（摩擦）
- 体位変換時に身体を支持していたら皮膚が裂けた（ずれ）
- 医療用リストバンドが擦れて皮膚が裂けた（摩擦）
- 更衣時に衣服が擦れて皮膚が裂けた（摩擦・ずれ）
- 転倒したときに皮膚が裂けた（ずれ）

などがあげられる．なお，褥瘡や医療関連機器圧迫創傷（MDRPU），失禁関連皮膚障害（IAD）はスキン-テアには含めないことに注意する．

スキン-テアのアセスメント

　スキン-テアのアセスメントに関しては，諸外国でも報告がある[5]が，わか

*2
皮膚科医が保険診療を行ううえでは国際疾病分類第10版（ICD-10）に基づく診断名をつける必要があり，"表在損傷"や"皮膚潰瘍"などとなる．スキン-テアと記載しても，保険診療上は意味をなさない．

👍 POINT
褥瘡，MDRPU，IADはスキン-テアには含めない．

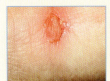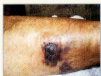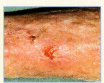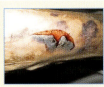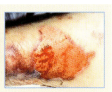

カテゴリー1a	カテゴリー1b	カテゴリー2a	カテゴリー2b	カテゴリー3
創縁を（過度に伸展させることなく）正常な解剖学的位置に戻すことができ，皮膚または皮弁の色が蒼白でない，薄黒くない，または黒ずんでいないスキン-テア．	創縁を（過度に伸展させることなく）正常な解剖学的位置に戻すことができ，皮膚または皮弁の色が蒼白，薄黒い，または黒ずんでいるスキン-テア．	創縁を正常な解剖学的位置に戻すことができず，皮膚または皮弁の色が蒼白でない，薄黒くない，または黒ずんでいないスキン-テア．	創縁を正常な解剖学的位置に戻すことができず，皮膚または皮弁の色が蒼白，薄黒い，または黒ずんでいるスキン-テア．	皮弁が完全に欠損しているスキン-テア．

❷ STAR 分類システム
（日本創傷・オストミー・失禁管理学会．日本語版 STAR スキンテア分類システム〈http://www.jwocm.org/pdf/starJapaneseFinal.pdf〉より）

りやすいのは，この概念を日本において周知し実態調査を行ってる日本創傷・オストミー・失禁管理学会が推奨している STAR 分類である（❷）[6]．

STAR 分類では，スキン-テアをその程度によりカテゴリー1a，1b，2a，2b，3 と 5 つに分類する．カテゴリーの数字と文字には，以下のような意味がある．スキン-テアが生ずると，剝離した皮膚が創面に残存する場合とそうでない場合がある．仮に，残存した皮膚を皮弁と称すると，1 は「皮弁で創面が覆える」，2 は「皮弁で創面が覆えない」，3 は「皮弁がない」という評価となる．他方，皮弁はその血流の状態から色調が変化し，a は「皮膚と皮弁の色調は周囲と比べ差がない」，b は「皮膚と皮弁の色調は周囲と比べ差がある」を意味する．

●スキン-テアに関する最近の動向

平成 30 年度診療報酬改定において，入院時に行う褥瘡に関する危険因子の評価に「スキン-テア」が加えられ，「皮膚の脆弱性（スキン-テアの保有，既往）」の項目が追加となった[7]．この事実は，病名ではないスキン-テアという概念を，看護師のみならず医療従事者が広く共有し，褥瘡診療においてそのアセスメントに必須の項目として理解し，使用することが求められたこととなる．

（安部正敏）

■文献

1) Ratliff CR, Fletcher KR. Skin tears : a review of the evidence to support prevention and treatment. Ostomy Wound Manage 2007 ; 53 : 32-4.
2) Payne RL, Martin ML. Defining and classifying skin tears : need for a common language. Ostomy Wound Manage 1993 ; 39 : 16-20.
3) Vanzi V, Toma E. How to prevent and avoid common mistakes in skin tear management in the home setting. Br J Community Nurs 2017 ; 22 (Sup9) : S14-S19.
4) 日本創傷・オストミー・失禁管理学会．スキンテアについて．http://www.jwocm.org/medical/tear/
5) Serra R, et al. Skin tears and risk factors assessment : a systematic review on evidence-based

medicine. Int Wound J 2018；15：38-42.
6) 日本創傷・オストミー・失禁管理学会編．ベストプラクティス　スキン-テア（皮膚裂傷）の予防と管理．照林社；2015.
7) 平成30年度診療報酬改定について．第2改定の概要．1．個別改定項目について．https://www.mhlw.go.jp/file/05-Shingikai-12404000-Hokenkyoku-Iryouka/0000191963.pdf（p.145）.

Q2. スキン-テアはどうして起こるのですか？

A2.
① 加齢などにより脆弱になった皮膚において，軽微な外力が加わることにより生じる．

② 皮膚の解剖生理学的変化により高齢者の，とくに外力を受けやすい四肢に好発するが，小児や成人においても，なんらかの要因で皮膚が脆弱になった場合，たとえば長期の副腎皮質ステロイド投与患者などにおいては裂傷が起きやすくなり，これもスキン-テアに含める．

③ 最近の研究では，光老化がスキン-テアの発症に重要であるとの報告があり，注目される．

●スキン-テアの発生機序

スキン-テアの発生には，加齢による皮膚変化が関与する[1]．しかし，若年者においても，たとえば副腎皮質ステロイドによる加療を長期に受けていた場合同様の病態となる．

スキン-テアが好発する高齢者の皮膚では，表皮の菲薄化と表皮突起の平坦化，真皮乳頭層の毛細血管係蹄の消失が観察される．この変化は，高齢者においては軽微な外力により容易に表皮剥離が起こる機序を示唆するものである．また，高齢者の表皮では，皮脂分泌の減少，セラミドや天然保湿因子の減少が起こり，バリア機能が低下する．一方，真皮の老化には，生理的老化（chronological ageing）と光老化（photo ageing）の2つのメカニズムが存在する．スキン-テアの発症にはこの光老化を理解する必要があることが示唆されている[2]．

「光老化」を理解する

（1）真皮の構造

真皮には血管や付属器を構成するさまざまな細胞が存在するが，なかでも線維芽細胞は結合組織を構成する細胞外基質（ECM）とよばれる蛋白群を産生・分解する重要な役割をもつ．ECMの主要な構成成分であるコラーゲンは，α鎖とよばれるポリペプチド鎖3本から成るトリプルヘリックス構造をもち，会合してコラーゲン線維を形成する．真皮ではI型とIII型コラーゲンが多く存

ECM：extracellular matrix

3章　疾患別のスキンケア

在する．一方，ECM の線維間を充填するように存在するプロテオグリカンは，コア蛋白に二糖が繰り返し重合したグリコサミノグリカン鎖が結合するシダ状構造をとる．

(2) 生理的老化と光老化

真皮の老化において，生理的老化では，真皮は全体として萎縮し，コラーゲンおよび ECM のプロテオグリカンも減少する．また，弾性線維も減少もしくは変性する．一方，光老化ではコラーゲンの変性，血管壁の肥厚，プロテオグリカンの増加や弾性線維の増加や不規則な斑状沈着，軽度の血管周囲性の炎症細胞浸潤がみられ，日光弾性線維症（solor elastosis）とよばれる．臨床的に生理的老化は細かいシワを生じ，光老化は深く目立つシワをつくる．

(3) 紫外線の真皮への影響

UVB：ultraviolet B
波長280〜320 nm

UVA：ultraviolet A
波長320〜400 nm

*3
これは，紫外線障害に対する代償的産生と考えられており，結果として不規則な塊状沈着としてエラスチカ・ファンギーソン染色で観察できる．

日光弾性線維症は UVB で強力に誘導されるが，多量の UVA でも誘導可能である[3]．UVA は UVB に比較しエネルギーは低いものの太陽光線に多量に含まれ，真皮深層まで達することで線維芽細胞に作用する．弾性線維の構成成分であるエラスチンは，線維芽細胞の産生するトロポエラスチンがクロスリンクすることで形成され，紫外線照射により産生量が亢進する*3．ここには，エラスチン以外にもフィブリリン，バーシカンや接着分子であるフィブロネクチンが含まれる．この現象は高齢者の露光部から採取した病理標本で，真皮乳頭層から網状層にかけて淡く好塩基性に染まる線維塊として容易に観察できる（❸）．紫外線が惹起する変化であり，日光角化症などの病理標本で高率にみられる．

高エネルギー紫外線は線維芽細胞に対し細胞傷害性を有する．細胞傷害をきたさない量の紫外線はコラーゲンの産生を低下させ，マトリックスメタロプロテアーゼ（MMP）の産生を亢進させる[4,5]．これらは細胞膜表面に存在する IL-1，表皮細胞増殖因子や腫瘍壊死因子 α の受容体を通して，遺伝子レベルで制御される．その結果，プロコラーゲン遺伝子の発現は阻害され，MMP の転写は亢進する．UVA を用いた検討では，MMP-1, 3, 9 は産生が亢進するが，MMP に抑制的に働く TIMP には影響を与えないとされ，これらのアンバランスにより光老化が進むと考えられている[5]．ムコ多糖は生理的老化でもその量は減少し，60 歳で乳児の約 25％となる．しかし，光老化ではグリコサミノグリカン量は増加することが知られている[6]．

MMP：matrix metal-
loproteinase

TIMP：tissue inhibitor
of MMP

また，紫外線は真皮に存在するリンパ球や肥満細胞などに免疫抑制をもたらすことが知られている．

(4) 紫外線が発生させる活性酸素の作用

紫外線は酸素存在下での光動力学的反応により，細胞内外で活性酸素を発生させる．活性酸素は細胞膜の脂質を酸化して細胞レベルの老化をもたらすが，それと同時に ECM に対してもコラーゲンの減少，エラスチンの増加と変性，グリコサミノグリカンの増加をもたらす．さらに，in vitro では活性酸素がコラーゲンの架橋結合やグリコサミノグリカンの断片化を促すことが示されてい

188

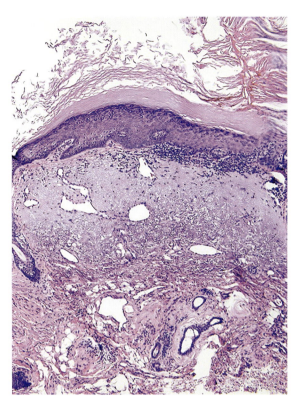

❸ 日光弾性線維症の病理組織学的所見
真皮乳頭層から網状層にかけて好塩基性に染まる線維塊として観察される（H-E 染色所見）.

る[6]．コラーゲンの架橋形成が進むと，コラーゲンは不溶化し，シワの形成がいっそう進むこととなる．

● スキン-テアの疫学

スキン-テアの疫学に関しては，日本創傷・オストミー・失禁管理学会が実態調査[*4]を行っており，そのデータが参考になる[7]．

この調査によれば，診療科別の有病率は上位から①皮膚科，②膠原病科，③救急・ICU 科であった．皮膚科が上位であるのは，自己免疫水疱症患者に加え，副腎皮質ステロイドを投与されている患者が多いことに関連すると思われ，逆に考えるとスキン-テアは皮膚科医が知っておかねばならない概念であるといえる．スキン-テア保有患者の平均年齢は 79.6 歳で，男性 62.2％，女性 37.8％であった．一方，栄養状態に関しては，平均 BMI は 19.8，直近 3〜6 か月間の体重減少率は 5％未満が 49.4％，直近 5 日間の栄養摂取状態は不十分が 56.1％であったという．また，スキン-テア保有患者の治療状況では，<u>副腎皮質ステロイド内服薬の使用歴がある患者が 27.5％，副腎皮質ステロイド外用薬が 11.6％，抗凝固薬が 43.3％</u>，抗癌剤・分子標的薬が 15.3％，人工透析療法が 8.8％，病変部への放射線照射歴が 0.7％であった．

*4
2014 年，学会員である皮膚排泄ケア認定看護師が在職する施設において行われた調査．調査対象施設は 257 施設，調査患者総数は 93,820 人で，スキン-テア有病患者総数が 720 人，スキン-テア総部位数は 925 部位であった．

👍 POINT
抗凝固薬や副腎皮質ステロイドの全身投与を受けている患者はハイリスクと考え，対処が必要．

3章　疾患別のスキンケア

●スキン-テアを避けるために

　ハイリスクの患者においても，スキン-テアは摩擦やずれなどの外力によって起こるのは明白である．細心の注意を払っても避けられない場合も多いと思われるが，患者をケアする際，とくに四肢にかかる外力を極力減らす努力が重要である．

（安部正敏）

> **POINT**
>
> 脆弱になった皮膚では，軽微な外力でもスキン-テアを生じるので注意する.

■文献

1) Farage MA, et al. Clinical implications of aging skin：cutaneous disorders in the elderly. Am J Clin Dermatol 2009；10：73-86.

2) Koyano Y, et al. Exploring the prevalence of skin tears and skin properties related to skin tears in elderly patients at a long-term medical facility in Japan. Int Wound J 2016；13：189-97.

3) 上出良一. 皮膚科セミナリウム 第27回 物理・化学的皮膚障害 3. 紫外線, 赤外線による皮膚傷害. 日皮会誌 2007；117：1129-37.

4) 横山洋子. シワのメカニズムとその対策 UVA 照射によるヒト真皮由来線維芽細胞のⅠ型コラーゲンおよびグリコサミノグリカンの変動 三次元培養系を用いた検討. Fragrance Journal 2004；5：36-9.

5) Naru E, et al. Functional changes induced by chronic UVA irradiation to cultured human dermal fibroblasts. Br J Dermatol 2005；153 Suppl 2：6-12.

6) 安部正敏. 機能性化粧品素材開発のための実験法. 芋川玄爾監修. 機能性化粧品素材開発のための実験法―in vitro/細胞/組織培養―. シーエムシー出版；2007. p.94.

7) 日本創傷・オストミー・失禁管理学会 学術教育委員会（オストミー・スキンケア担当）スキン-テアワーキンググループ. ET/WOCN の所属施設におけるスキン-テアの実態調査. 日 WOCN 会誌 2015；19：351-63.

3.7

ヘアケア

Q1. 正常で頭髪は1日何本くらい抜けるのでしょうか?

A1. 平均で1日約70本抜けるが,日によって変動があり,毎日100本以上の抜け毛があれば異常とする.

●頭髪数と毛周期

　頭髪数は個人差があるものの,約10万本とされる.他方,正常の毛周期は一つひとつの毛組織がけっして同調することなく,それぞれモザイク型の毛周期を営んでいる.成長期の長さも約2〜6年とばらばらで(❶),平均すれば約4年である.毛周期のステージには成長期,退行期,休止期があり,これらをめぐっているが,それぞれの長さは❶に示したようになっている.したがって,計算上毛周期全体の長さも約4年として大きな矛盾はない.

　毛周期を1回転すればすべての毛髪は生え替わる.すなわち,約10万本の頭髪が約4年ですべて抜け替わる.そこで1日あたりの抜け毛を計算すれば,10万÷(365×4)≒68となり,平均で約70本の毛が1日に抜けることとなる.しかしながら,毎日同数の毛が抜けるわけではなく,シャンプーを行うかどうかを含め,毎日抜ける毛の本数はかなり差がある.したがって,たとえばある1日に100本程度の抜け毛があったからといって,すぐさま異常とは評価できない.毎日100本以上の抜け毛があれば異常とする考え方が一般的である.

　他方,マスコミなどで「抜け毛・薄毛」として脱毛症一般が表現されることが多いことから,抜け毛が少しでもあると異常なことであると思い込んでいる人もいるので,問診時には注意することが必要である.

（乾　重樹）

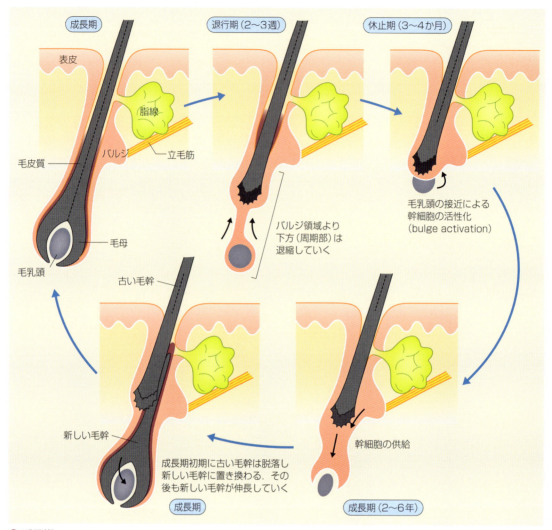

❶ 毛周期

胎生期に形成された毛包は一定の周期をもって成長と退縮を繰り返す．成長期とよばれる細胞増殖，分化のさかんな時期の後には退行期へ移行する．毛母では細胞分裂が停止しアポトーシスを生じ急速に細胞数が減少して萎縮する．毛包は変性しながら上方へ退縮していく．休止期には毛根は，幹細胞が存在し立毛筋が付着するバルジ領域付近まで上昇してくる．続いて休止期毛包の下端より二次毛芽が発生し，次の成長期に入り古い毛髪は脱落する．個々の毛包で独立した毛周期を営んでいるため必ず成長期毛包と成長期もしくは休止期毛包の組み合わせとなっており，マウスなどのように一斉に休止期となり毛変わりすることはない．ヒトの頭髪の場合，成長期が2～6年，退行期が2～3週，休止期が3～4か月とされており，毛周期の割合は約85～95%が成長期，退行期毛が約1%，休止期毛が10%前後とされる．

Q2. どのように洗髪すればよいでしょうか？

A2. ①季節による差はあるものの，1〜3日に1回程度の洗髪を行うのが適当である．夏，とくに猛暑となれば毎日洗髪することも必要となる．

②すすぎの湯量は短髪では約11L，長髪では約15Lを目安にすればよい．この場合「十分にすすげた」という感覚は信頼できる基準となるので，そのような感覚が得られるまですすぐのがよい．

●洗髪法の研究

洗髪法については臨床的な検討はあまりなされておらず，むしろ患者に対する看護技術としての頭髪と頭皮の洗浄（洗髪）について，看護領域の研究がなされてきたのが現状である．しかしながら，健常人の洗髪方法を科学的スキンケアとして扱った研究はあまり行われておらず，諸家の経験的な指導が行われているのが現状である．以下に，過去の報告を参考に科学的ヘアケアの観点から洗髪の回数とすすぎについて述べてみたい．

●洗髪の回数

言うまでもなく健康な頭髪・頭皮を保つためには定期的な洗髪は必要である．むしろ現代日本人のほとんどは毎日洗髪を行っている．過剰な洗髪やシャンプー剤が皮膚への刺激となり刺激性皮膚炎の原因となりうる[1]．また，皮脂が毛孔につまることが男性型脱毛症の原因であるとして，強力な洗髪が必要であるとの考えが流布している．筆者が男性型脱毛症の頭皮をダーモスコピーで観察したところ，約1/4の症例で毛孔に黄色調の変化を認める[2]ものの，いずれも頭皮全体で数個しか見当たらなかった（❷）．色調から角質と皮脂の混じたものではないかと推測しているが，少なくとも男性型脱毛症の病因とすべき科学的な根拠ではない．また，Q3で後述するように脱毛と皮脂量には相関がないことを示すデータ[3]も以前から報告されている．一方，加藤[4]は，頭皮と頭髪の汚れの指標として頭皮のトリグリセリドと遊離脂肪酸の量と頭部の不快感の程度を7人の被験者について1週間にわたり検索した．その結果，頭皮のトリグリセリドと遊離脂肪酸はシャンプーにより減少し，シャンプー後次第に頭部のかゆみ，脂質の量ともに増加することを示した．さらに不快感の程度から，健康な生活を送るためには3日以内の洗髪が勧められるとした．

以上のことから，刺激性皮膚炎に注意しつつ，季節による差を考慮しながら1〜3日に1回程度の洗髪を行うのが適当と思われる．もっとも夏，とくに猛暑となれば毎日洗髪することも必要となる．

> **POINT**
> 洗髪は1〜3日に1回程度行うのが適当．

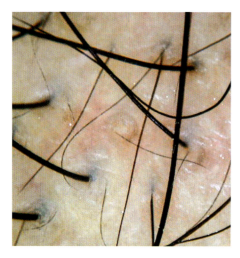

❷ 男性型脱毛症頭皮のダーモスコピー像：黄色点
男性型脱毛症の頭皮をダーモスコピーで観察したところ，約1/4の症例で毛孔に黄色調の変化を認める．円形脱毛症ではほぼ無数に存在するが，男性型脱毛症では頭皮全体で数個しか見当たらない．

● 洗髪におけるすすぎ

　洗髪時に頭髪および頭皮に付着したシャンプーを十分に洗い流すことは，毛髪のキューティクルへの影響や頭皮への刺激の観点から重要である．本多ら[5]は，市販シャンプー6 mLを用い22人の被験者の洗髪を行い，洗髪排液の界面活性剤残留濃度が0.5 ppm以下になった時点を十分なすすぎとして，必要な湯量を検討した．その結果，頭髪が20 cm未満（肩につかない短髪）では必要湯量は11.3±3.24 L，頭髪が20 cm以上（肩以上の長髪）では14.8±2.80 Lと有意な差があった．また，洗髪排液の界面活性剤残留濃度が0.5 ppm以下に達するよりも被験者が「十分にすすげた」という感覚を得るまでに必要とされる湯量は約1 L多いことを示し，「十分にすすげた」という感覚が信頼できるものであると結論づけた[6]．

　したがって，短髪では約11 L，長髪では約15 Lを目安に，「十分にすすげた」という感覚が得られるまですすぐことが推奨される．また，前述のとおり毛孔につまった皮脂が男性型脱毛症の原因となるわけではないので，頭皮を強く引っ掻いて傷つけるなど，あまり神経質に洗いすぎないことも重要である．

（乾　重樹）

> **POINT**
> 洗髪時には「十分にすすげた」という感覚が得られるまですすぐ．

■ 文献

1) Elliott JF, et al. Severe intractable eyelid dermatitis probably caused by exposure to hydroperoxides of linalool in a heavily fragranced shampoo. Contact Dermatitis 2017；76：114-5.
2) Inui S, et al. Scalp dermoscopy of androgenetic alopecia in Asian people. J Dermatol 2009；36：82-5.
3) Maibach HI, et al. Scalp and forehead sebum production in male pattern alopecia. In：Baccaredda-Boy A, et al. eds. Biopathology of Pattern Alopecia. Karger Publishers；1968. p.171-6.
4) 加藤圭子，深田美香．洗髪援助に関する実験的検討―頭部の皮脂と自覚症状について．鳥取大学医療技術短期大学部紀要 2000；32：68-76.
5) 本多容子ほか．基礎看護技術「洗髪」におけるすすぎの研究―界面活性剤残留濃度と洗浄料の分析―（第1報）．藍野学院紀要 2005；18：95-103.
6) 本多容子，緒方　巧．基礎看護技術「洗髪」におけるすすぎの研究―効果的なすすぎの方法の検討―（第2報）．藍野学院紀要 2006；19：89-96.

Q3. 頭皮や毛穴の皮脂が男性型脱毛症の原因ですか？

A3. 「皮脂は毛成長を阻害する」という考えは一般美容分野では常識であるかのように思われているが，頭皮皮脂量や皮脂産生量は男性型脱毛症と相関しないことが示唆されている．

●「皮脂は毛成長を阻害する」のか？

「皮脂は毛成長を阻害する」という考えは，一般美容分野ではほぼ常識であるかのように思われているが，医学的分野においてはそのような考えは「毛にまつわる迷信とウソ」とされている[1]．両者の理解の隔たりは大きく，論争が起こるゆえんではあるが，これまでのデータと知見に基づくことなく議論を行ってみても，実りは期待できない．そこで本項では，皮脂や頭皮と毛成長の関係についてのこれまで報告されてきたデータや知見を振り返り，正しいヘアケアを考えるための材料を提供したい．

●男性型脱毛症頭皮における皮脂産生の測定

Maibach ら[2]は 1968 年に男性型脱毛症頭皮における皮脂産生について報告している．彼らは毛ぞりを行った非男性型脱毛症の男性 11 人と男性型脱毛症の男性 11 人の頭皮の皮脂を吸い取り，その量を測定した．年齢と体重はこの 2 群でそれぞれ 2 歳および 1 kg 以内の差で一致させた．その結果，2 群間に頭皮の皮脂量に統計学的に有意な差はなかった（❸）．さらに，頭皮の皮脂を拭き取ってその 1 時間後に皮脂を吸い取り，1 時間に産生される皮脂量を測定した（❹）．その結果においても，1 時間の皮脂産生量に有意な差はなかった（❺）．以上のことから，Maibach らは男性型脱毛症において頭皮の皮脂産生量は増えていないと結論づけている．

●男性型脱毛症部位における脂腺のサイズ

一方で男性型脱毛症の部位では脂腺のサイズが大きいことはよく知られている．最近では Kim ら[3]が皮膚組織の 3D イメージによりそのことを証明している．

●女性型脱毛症における皮脂分泌量の研究

Birch ら[4]は Sebtape®（CuDerm 社，アメリカ）を用いて 41 人の女性型脱毛症の女性患者，29 人の多毛症の女性患者，30 人の正常女性の前額の皮脂分泌量を測定した．その結果，女性型脱毛症と多毛の有無で皮脂分泌に有意な差はなかった．さらに毛髪密度と皮脂分泌量に有意な相関はなかった．この結果からも毛成長に皮脂量が影響するとの結論は導き出すことができなかった．

> **POINT**
> 頭皮皮脂量や皮脂産生量は男性型脱毛症と相関しない.

❸ 頭皮における皮脂量（$\mu g/cm^2$）

	非男性型脱毛症（毛ぞり）	男性型脱毛症
1	212	348
2	220	170
3	750	555
4	400	516
5	438	190
6	407	276
7	392	331
8	685	955
9	342	212
10	366	307
11	344	345
平均	411	382

非男性型脱毛症の男性11人と男性型脱毛症の男性11人の2群間に頭皮の皮脂量に統計学的に有意な差はなかった．
（Maibach HI, et al. Biopathology of Pattern Alopecia. Karger Publishers；1968[3]より抜粋）

❺ 頭皮における1時間の皮脂産生量（$\mu g/cm^2/$時間）

	非男性型脱毛症（毛ぞり）	男性型脱毛症
1	94	149
2	196	130
3	159	135
4	119	153
5	97	87
6	120	130
7	102	90
8	201	227
9	72	102
10	110	166
11	117	95
平均	130	133

非男性型脱毛症の男性11人と男性型脱毛症の男性11人の2群間に1時間の皮脂産生量に有意な差はなかった．
（Maibach HI, et al. Biopathology of Pattern Alopecia. Karger Publishers；1968[3]より抜粋）

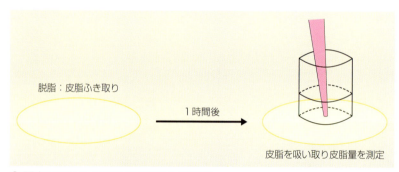

❹ 頭皮における1時間の皮脂産生量測定
毛ぞりを行った非男性型脱毛症の男性11人と男性型脱毛症の男性11人の頭皮の皮脂を拭き取ってその1時間後に皮脂を吸い取り，1時間に産生される皮脂量を測定した．年齢と体重はこの2群でそれぞれ2歳および1kg以内の差で一致させた．
（Maibach HI, et al. Biopathology of Pattern Alopecia. Karger Publishers；1968[3]より作成）

ヒト皮脂の動物毛への影響

　Fleschら[5]の1952年に行われた研究では，成人大学生の皮脂を集め，5匹のウサギと10匹のマウスに塗布した．さらに思春期前の子どもの皮脂を集め，3匹のウサギ，2匹のモルモット，10匹のマウスに塗布した．その結果，12日後にすべてのウサギと1匹のみのマウスの毛が抜けたという．ただし，動物種によって差が大きく，ヒトの毛における実験ではないので，解釈は難しい．また皮脂サンプルとしては，毛髪からエーテル抽出し，室温でエーテルを蒸発させた残りを用いている．それに対して比較対照物質にはミネラルオイルとラノ

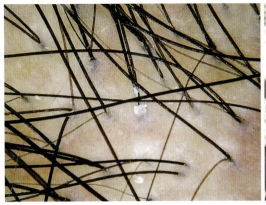
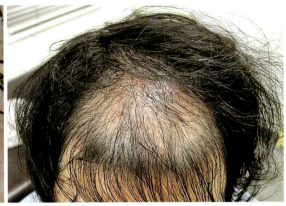
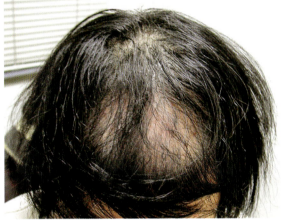

❻ 脂漏性皮膚炎に合併する脱毛（脂漏性脱毛症）
28歳の男性に生じた脂漏性皮膚炎に伴う脱毛（脂漏性脱毛症）を示す．ダーモスコピーにて毛孔周囲に黄色の鱗屑を認め，脂漏性皮膚炎と診断できる．2％ケトコナゾールローションの3か月外用によって皮膚炎が消退するとともに毛髪量も回復してきた．

リンを用いており，必ずしも適切な比較対照とは思われない点も問題がある．

過酸化脂質がマウス毛周期において休止期を早期に誘導する

Naitoら[6]は，マウス背部皮膚に過酸化脂質であるリノレインハイドロペルオキシドを外用し，毛周期への影響を調べた．その結果，過酸化脂質外用群では有意に休止期を早期に誘導していた．しかしながら，Kohno[7]はヒト頭皮の脂質であるスクアレンでは日光によって過酸化されるのは1％にも満たないと報告しており，実際の頭皮でこのような現象が起きているのかどうかは今後の問題と言えよう．また，この研究も動物実験であるので，結果をそのままヒトに当てはめてよいかどうかという議論はあるだろう．

皮脂と毛髪の接点としての脂漏性皮膚炎

皮脂と毛成長の関係が想定される背景となっている現象の一つは，脂漏性皮膚炎に伴う脱毛（脂漏性脱毛症）であろう（❻）．この皮膚炎は脂漏部位（皮脂の多いところ）に出現しやすく，その病態に好脂性として知られる真菌のマラセチア[*1]が深くかかわっている[8]．したがって，男性型脱毛症の主な病因は男

*1
マラセチアについては，「3.4 皮膚真菌症のスキンケア」の「マラセチア」(p.161)を参照．

3章 疾患別のスキンケア

❼ 白人女性の頭皮における機能的および構造的な年齢に関連した変化

パラメーター	25〜35 歳	60〜65 歳	p 値	
経表皮水分蒸散量（μg/m^2/時間）	13.0±3.1	11.1±4.1	0.079	⤵
皮脂分泌量（μg/cm^2）	79.3±25.8	63.6±27.2	0.116	⇨
静電容量（u.a.）	32.8±19.6	36.5±22.1	0.952	⇨
皮膚温度（℃）	35.0±0.5	34.7±0.4	0.039	⤵
表皮厚（μm）	61.2±4.7	54.9±4.1	<0.001	⤵
角層厚（μm）	13.4±0.7	13.8±0.8	0.133	⇨
皮膚厚（mm）	1.7±0.1	1.9±0.2	0.003	⤴

頭皮の機能や構造は加齢によって大きな変化がなかった.
（Florence P, et al. Skin Res Technol 2013[14] より）

性ホルモンと遺伝であるが，しばしば合併する脂漏性皮膚炎には皮脂が病因的に確かにかかわっており，もし頭皮ケアの役割を考えるならば，この接点に焦点を当てたものになるのではなかろうか.

●毛髪のための頭皮ケアとは

　頭皮ケアが一般美容分野でにわかに脚光を浴びているが，科学研究の分野ではあまりよく調べられていない．Florence ら[9] の最近の研究では，頭皮の機能や構造は加齢によって大きな変化がなかったという（❼）．このことから，頭皮が毛成長に細やかな機能を果たすということは考えにくい．しかしながら，頭皮に激しい接触皮膚炎を生じた場合，その数か月後に休止期脱毛症が惹起される[10] ことがある．前述の脂漏性皮膚炎と考え合わせれば，確かに頭皮を炎症のない健常な状態で保つことは脱毛の予防という意味合いがあると言ってよいだろう．実際，最近行われた 92 組の男性型脱毛症を有する双子の研究では，双子のうち頭皮のフケがあるほうが，男性型脱毛症が重症化していることが報告された[11]．しかし一方で，重症の円形脱毛症では接触皮膚炎を頭皮に起こすことによって発毛を促しており[12]，頭皮と毛髪のケアについて考える場合も疾患によって考え方は変わってくる．その意味で脱毛症の正確な診断の重要性がますます強調されるべきであろう.

（乾　重樹）

POINT
脱毛症は正確な診断が
重要.

■文献

1）伊藤雅章. 毛にまつわる迷信とウソ. 板見　智, 宮地良樹編. 毛の悩みに応える皮膚科診療 毛髪最前線. 南山堂；2006. p.36-7.

2）Maibach HI, et al. Scalp and forehead sebum production in male pattern alopecia. In：Baccaredda-Boy A, et al. eds. Biopathology of Pattern Alopecia. Karger Publishers；1968. p.171-6.

3）Kim JN, et al. Morphological and morphometric study of the androgenetic alopecic scalp using two- and three-dimensional analysis comparing regional differences. Br J Dermatol 2014；170：1313-8.

4）Birch MP, et al. Female pattern hair loss, sebum excretion and the end-organ response to androgens. Br J Dermatol 2006；154：85-9.

5）Flesch P, Gldstone SB. Local depilatory action of unsaturated compounds：The effect of human sebum on hair growth. J Invest Dermatol 1952；18：267-87.

6）Naito A, et al. Lipid peroxides induce early onset of catagen phase in murine hair cycles. Int J Mol Med 2008；22：725-9.

7）Kohno Y. Reactive oxygen species/free radicals in the skin and development of cosmetics in preventing of skin aging. Fragrance Journal 1993；11：35-42.

8）Watanabe S, et al. The effects of *Malaseezia* yeasts on cytokine production by human keratinocytes. J Invest Dermatol 2001；116：769-73.

9）Florence P, et al. Functional and structural age-related changes in the scalp skin of Caucasian women. Skin Res Technol 2013；19：384-93.

10）Tosti A, et al. Telogen effluvium after allergic contact dermatitis of the scalp. Arch Dermatol 2001；137：187-90.

11）Gatherwright J, et al. The contribution of endogenous and exogenous factors to male alopecia：A study of identical twins. Plast Reconstr Surg 2013；131：794e-801e.

12）Lee S, et al. Hair regrowth outcomes of contact immunotherapy for patients with alopecia areata：A systematic review and meta-analysis. JAMA Dermatol 2018；154：1145-51.

3.8 爪のケア

Q1. 爪を切るときにはどのようなことに気をつければよいですか？

A1.
① 適切な長さになるように指趾先端の位置またはこれよりも若干短めになるように切除する．
② 先端を切って長さを調節した後，側縁が角張らないようにわずかに丸くする．
③ 硬く変形した爪（爪甲鉤彎症）の場合には，周囲の皮膚や隣接する指趾を損傷しないように，ニッパー型爪切りやグラインダー，ヤスリなどを使って短く形を整えておく．

●健康な爪に対する爪切り

医療機関において爪切りを必要とする，あるいはこれを求めてくる患者は，なんらかの爪の異常を有している場合が多い．このような患者に爪切りを実施するうえで，まず健康な爪に対する正しい爪切りの方法[*1]を知っておく必要がある．

爪切り

爪切りとしてはクリッパー型爪切り（❶）とニッパー型爪切り（❷）が広く使用されている．家庭では小型で使い方が簡単なクリッパー型爪切りが使用されることが多いが，構造上，刃の裏側を洗浄しにくく，病院や施設などで不特定多数の人に使用する際の欠点となる．したがって，入院患者に使用するものは患者やその家族に準備してもらう場合が多い．ニッパー型爪切りは硬くて厚い

[*1] あくまで医療者側が正しいと認識している方法であり，美容を目的としたネイルケアにおいては種々のネイル化粧品・材料で輝かせた爪を長く見せるのが一般的であり[1]，本項の内容とは異なってくる．

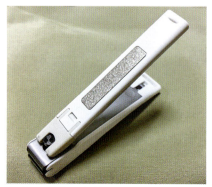
❶ クリッパー型爪切り

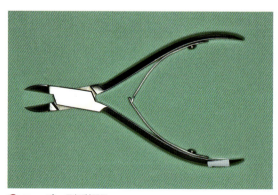
❷ ニッパー型爪切り

3.8 爪のケア

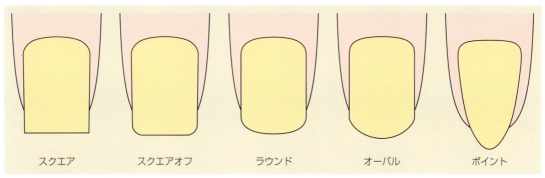

❸ 爪の遊離縁の形の分類

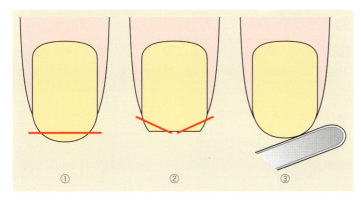

❹ アメリカ皮膚科学会が推奨している爪切りの仕方
①剪刀かクリッパーを用いて爪先端を長軸に垂直に切る．
②次いで先端が少し丸くなるように切る．
③爪ヤスリを用いて切り口を滑らかにする．

病的な爪にも対応でき，医療用のステンレス合金製のものであれば滅菌可能なため，爪切りに要する時間などを考慮しなければ医療機関における爪切りとしては適している．

爪の切り方

爪の切り方として正しいとされる方法は必ずしも1つではなく，爪の診療やケアに関する専門家や団体によって爪を切る手順も最終的な爪の形も少しずつ異なる．しかし，比較的多くの専門家が推奨するのはスクエアカット，あるいはスクエアオフである[2,3]．美容を目的としたネイルサロンなどでも爪を長く見せるためにこの方法を推奨するところもある．ちなみに，美容業界では爪の遊離縁の形を5型に分類（❸）している場合が多く，その境界は曖昧である．医療の分野でスクエアカットと称しているものの多くは，この5型のうちのスクエアオフに近いものであることが少なくない．しかし重要なことは，切ったときの形よりも切り方と遊離縁の長さ（爪切りの頻度）である．長く伸ばすと爪を損傷しやすくなるため，定期的[*2]に短くすることと，爪溝内まで切り込まないことである．

以下にアメリカ皮膚科学会が推奨している爪の切り方を示す（❹）．はじめに爪の先端をニッパー型やクリッパー型の爪切りで横断するようにまっすぐに

👉 POINT
爪切りでは，切り方と遊離縁の長さが重要．

*2
健常人では手の爪は1〜2週間，足の爪は2〜4週間程度．

201

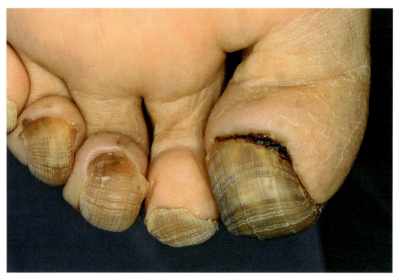

❺ 長く伸びすぎて趾腹に刺さっている爪

切る．次いで先端に少し丸みをつけるように両端を切る．最後に両端に切り残しがないように爪ヤスリで形を整える[4]．アメリカ皮膚科学会ホームページに掲載されている実際のビデオ映像では，クリッパー型の爪切りを用いており，スクエアカットではなく，丸みをつけている．

● 手の爪切りと足の爪切り

手の爪は目に近づけることが容易であるため，多少視力が弱くても自分自身で見たり切ったりできる場合が多い．また，靴を履いて歩行するというような大きな外力を受けにくいため，爪切りを原因としてトラブルが発生することは少ない．

これに対して，足の爪は自分の目から最も遠いところにあり，高齢者などでは目を足趾に近づけることが困難なので自分自身で爪の状態を観察しにくく，うまく切ることが難しい．このため，医療機関を受診した際，ついでに爪切りを求めてくることが少なくない．一人暮らしなどで世話をする人がいないと爪を切ることができず，異様に長く伸ばしたままにして周囲の皮膚を傷つける場合もある（❺）．このようなことから医療機関で必要になる爪のケアは圧倒的に足の爪に対するものである．

● 患者自身が行う爪切りの指導と，ケアとして実施する爪切り

爪切りの指導

患者自身が不適切な爪切りを行っている場合には自宅での爪の切り方を指導する必要がある．問題となるのは爪の長さである場合がほとんどである．最終

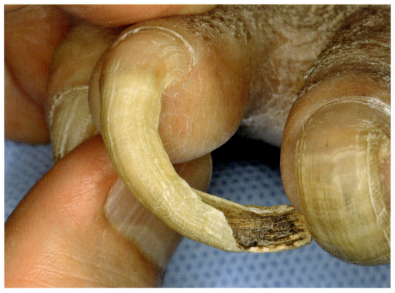
❻ 爪は長く伸ばすと長軸方向にも横方向にも彎曲を増す

的な爪切り後の形にかかわらず，長すぎたり，短すぎたりすることで爪のトラブルを招く．長すぎる爪は外力によって爪自体の損傷を生じやすい．また，爪は長くなるほど先端が巻き爪と同様に筒状に彎曲し，さらに縦方向も指（趾）腹に向かって彎曲を増す（❻）．逆に短すぎる爪は陥入爪の原因として有名である．

爪をどこまで切るかについての定まった指標はないが[5]，専門家の意見を集約すると，足の爪では先端と同程度か，これよりわずかに短い爪の長さが適切な長さと考えられる[6]．手の爪に関しても同様な長さが適切と思われるが，肌や髪と同様に爪に美容的な要素を求める女性においては，長めに切り残しているのが実情と思われる．また，長さにかかわらず，爪の側縁部の遠位端が爪溝に埋もれず，見えている長さである必要がある．

ケアとして実施する爪切り

ケアとして医療機関で実施する爪切りは主に看護師によってなされる．爪切りは本来，本人や家族が行うべきと考えられるが，一人暮らしの高齢者などが入院し，自分で爪切りができない場合，看護師によってなされている[*3]．看護師による爪切りも多くの場合は家庭で使用するような安価なクリッパー型の爪切りを使用して行われ，洗浄・消毒がなされている．

外来で医師が求められる爪切りはケアというより治療であり，保険点数も「爪甲除去（麻酔を要しないもの）」または「爪甲除去術（麻酔を要するもの）」で請求できる（前者は入院患者には算定不可）．陥入爪で肉芽が存在するなど血液・体液に触れる部位で爪を切るためには，滅菌処理が可能なニッパー型爪切りや爪甲剪刀（❼）などを使用する必要がある．

👉 POINT
爪の長さは先端と同程度か，わずかに短い長さが適切．

＊3
看護師による爪切りでは 2007 年 7 月に，高齢の入院患者の肥厚・変形した爪をニッパー型爪切りで切った看護師が傷害の疑いで逮捕され，一審で有罪判決を受けた事件があった．しかし，二審で逆転無罪判決が確定し，正当業務行為に該当するという判断がなされている[7]．

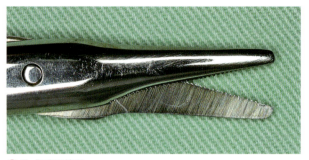

❼ T式爪甲剪刀
両刃ともギザ付きのため硬い爪でも滑りにくい.

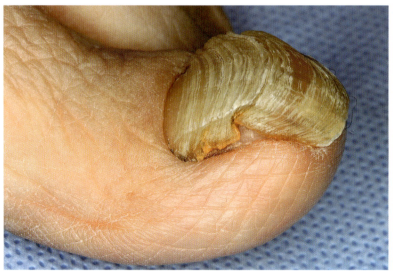

❽ 爪甲鉤彎症
牡蛎殻状で彎曲が増加している.

硬く変形した爪（爪甲鉤彎症）に対するケア

爪甲鉤彎症とは

　肥厚して硬く変形した爪は爪甲鉤彎症[*4]とよばれ，典型例は表面が牡蛎殻状を呈しながら縦方向の彎曲を増したものである（❽）．逆に羊の角のように爪先端が中枢側に反転する場合もある（❾）．いずれの場合も爪根部からすでに肥厚しているため近位爪郭は中枢側に押しやられて爪根部をほとんど被覆しておらず，爪根部そのものも露出している場合が多い．

爪甲鉤彎症の爪のケア

　爪甲鉤彎症の爪を医療機関でケアする必要があるのは，変形によって患趾や隣接する趾の皮膚を圧迫して疼痛をきたしたり，傷つけたりするおそれがある場合である（❿ A）．鉤彎症の爪は硬いばかりでなく，厚みがあるので，ク

[*4] 爪甲鉤彎症については,「3.4 皮膚真菌症のスキンケア」の❺（p.148）も参照.

3.8 爪のケア

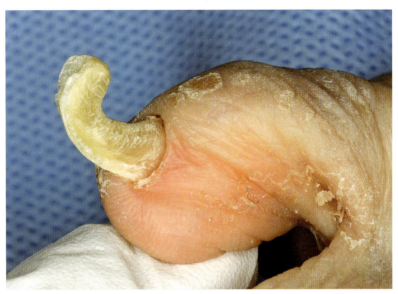

❾ 爪甲鈎彎症
羊の角のように反り返っている.

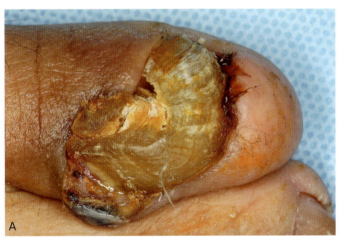

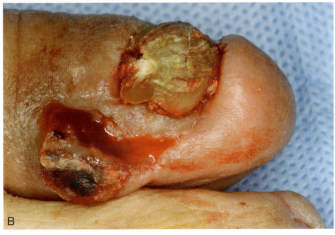

❿ 爪郭を傷害する爪甲鈎彎症
A：反り返って爪郭に突き刺さる爪.
B：ニッパー型爪切りで爪を短く切ったところ.

205

3章　疾患別のスキンケア

＊5
鉤彎症の爪の伸長は遅いため，一度切っておけば元の長さになるまでに長期間を要することが多い．

＊6
医療用のグラインダーは高価なので，木工などに使用される安価な機械が使用される場合も少なくない．

リッパー型の爪切りで切ることは困難で，ニッパー型爪切りを用いて周囲組織を傷害しそうな突出部位を切り取る（❿B）＊5．靴下などに引っかかりそうな切り口は爪ヤスリで滑らかにしておく．

　鉤彎症の爪を形良く短くするには，大まかに切った後，グラインダー（ルーター）＊6で削りながら形を整える．日常診療として健康保険の範囲内で実施するのは難しいため，一部の医療機関や自費でケアを行うネイルサロンなどが実施している．

（田村敦志）

■文献

1）萩原直見．知っておくべきコスメティックネイルケア．J Visual Dermatol 2017；16：546-53.
2）星　恵美．爪切り．糖尿病ケア 2017；14：234-5.
3）高山かおる．知っておくべきメディカルネイルケア．J Visual Dermatol 2017；16：539-45.
4）American Academy of Dermatology. Nail care. https://www.aad.org/public/skin-hair-nails/nail-care
5）中西健史．爪の診療実践ガイド．東京：全日本病院出版会；2016. p.83-91.
6）西田壽代．フットケアにおける爪ケアの実際．形成外科 2011；54：1211-8.
7）井部俊子．北九州爪ケア事件からの教訓―看護管理者が認識しておくべきこと．日看管会誌 2010；14：59-60.

Q2. 糖尿病患者に対する爪のケアではどのようなことに気をつければよいですか？

A2.
① 患者自身の知覚障害や視力障害の有無を確認する．
② 爪甲による圧迫で足趾に傷ができないように爪の形態を整える．
③ 爪溝や爪甲下の古い角質や汚れを取り除く．
④ セルフケアによる爪切りの際に足に傷を作りにくい道具を選択させる．

●ハイリスクな状態にある糖尿病患者の足の特徴

　たとえ最近の血糖コントロールが良好であっても，過去に高血糖の時期が長く続いていた糖尿病患者では，しばしば細小血管症による網膜・神経の障害や動脈硬化による下肢の血行障害を有している．神経障害を示唆する足の所見としては，荷重部の鶏眼・胼胝（⓫）や，末梢側を優位とする知覚鈍麻，知覚過敏，知覚異常，発汗減少などがある．これに加え，運動神経障害に由来する足部の固有筋の筋萎縮，自律神経障害に由来する骨吸収亢進などが原因となり，開張足，ハンマー趾，鷲爪趾（⓬）などの足変形や，自覚症状に乏しい多数の骨折によるシャルコー足（⓭）などがみられる[1]．

　このような症状がみられる足では軽微な外傷から細菌感染が起こっても，神

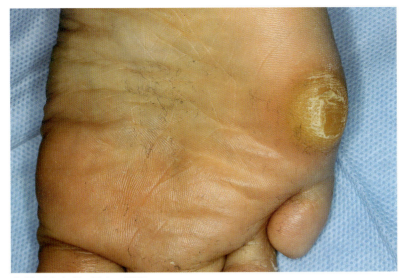

⓫ 糖尿病患者の足底の胼胝

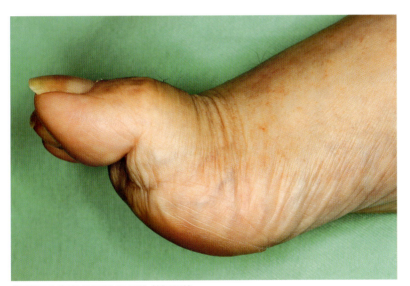

⓬ 糖尿病患者の足趾の変形（鷲爪趾）

経障害により疼痛は軽く，糖尿病性網膜症により発赤にも気づきにくいため，重症軟部組織感染症に進展しやすく，しばしば下肢切断に至る（⓮）．

糖尿病患者のフットケア

　糖尿病患者に対して下肢切断を予防あるいは回避するためにフットケアが重要であることは長年いわれてきた[2]．2008年4月の診療報酬改定で「糖尿病合併症管理料」が新規に保険収載されて，糖尿病フットケアの実施が管理料として算定できるようになった．対象は糖尿病足病変ハイリスク要因を有し[*7]，医師が糖尿病足病変に関する指導の必要性があると認めた外来通院患者で，専任

*7
ここでいうハイリスク要因を有する患者とは，足潰瘍，足趾・下肢切断既往，閉塞性動脈硬化症，糖尿病性神経障害のいずれかを有する患者をさす．

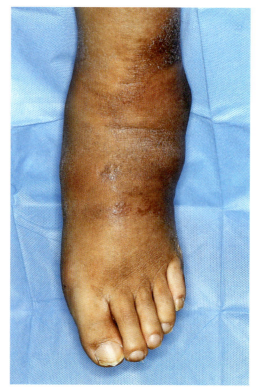
❸ シャルコー足
発赤,腫脹し,多数の骨折により,足が変形している.

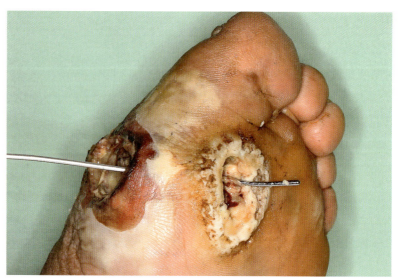
❹ 壊死性筋膜炎に至った糖尿病患者の足底潰瘍

の常勤医師または当該医師の指示に基づき専任の看護師が指導を行った場合に,月1回管理料(170点)を算定できる.
　1回の指導時間は30分以上かける必要がある.具体的な指導内容としては,爪甲

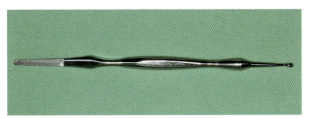

⓯ 爪ヤスリと爪垢取りが一体になった器具
左端が爪ヤスリで右端が爪垢取り．

切除，角質除去，足浴などを実施するとともに，足の状態の観察方法，足の清潔・爪切りなどの足のセルフケア方法，正しい靴の選択方法などの指導とされている[3]．

糖尿病患者の爪ケアの注意点

　糖尿病患者の爪ケアの目的は，爪部の傷や潰瘍が原因で感染症を引き起こし，患趾切断や下肢切断に至るのを回避することである．糖尿病における爪ケアの方法自体は健常者と変わりないが，糖尿病性網膜症による視力障害があると自分で爪を切ることが簡単ではなくなり，とくに目を近づけることのできない足の爪を切ることが困難になってくる．神経障害をも合併している場合には爪切りの際に誤って皮膚を切っても気づかない可能性があり，セルフケアにも限界がある．幸い足の爪の伸長は手の爪に比べて遅いため，健常人でも 1 か月に 1 回程度の場合が多く，医療機関で実施する際には糖尿病フットケアの指導時に併せて実施することができる．

　糖尿病患者でよくみられる爪の異常には肥厚，鷲爪変形，陥入爪・巻き爪，爪白癬[*8]などがある．対処法はそれぞれ健常者に対するものと同様であるが，糖尿病フットケア外来をおく施設では管理料を算定できることから，グラインダーや爪ヤスリなど専用の器械を備えている場合が多い．これらを使用しての時間をかけた丁寧な爪ケアが実施可能である．

　糖尿病患者の爪ケアで最も注意すべき点は，爪甲の切り口が皮膚への外傷の原因にならないようにすることである．そのため，切り口は爪ヤスリ（⓯）などを使って滑らかに保つようにする．また，爪溝や爪甲下の古い角質や汚れを専用の器具などを用いて取り除いておくとよい．セルフケアが可能な患者に対してもその点を注意させ，爪を切ることが難しい患者に対してはヤスリなどの鈍的な道具で適切な長さを保つように指導する．

（田村敦志）

POINT
糖尿病患者の爪ケアは，爪部に傷や潰瘍ができないようにする．

＊8
爪白癬については，「3.4 皮膚真菌症のスキンケア」の「爪白癬」（p.146）を参照．

■文献

1) 寺師浩人．糖尿病の足病変．四国医誌 2009；65：141-8．
2) 井倉和紀ほか．糖尿病患者に対するフットケアを考える．東女医大誌 2017；87：E162-7．
3) 金森　晃．診療報酬と"考えるフットケア"．CDEJ News Letter 2008；第 19 号：9．

Q3. 陥入爪のケアにはどのような方法がありますか？

A3. ① 爪溝内に爪棘が存在する場合には爪棘を切除する．
② 陥入部位の爪甲下に綿花を挿入する．
③ 陥入部位の爪郭をテーピングで下方に牽引する．
④ 爪の側縁を爪溝よりも先まで伸ばすように指導する．

●陥入爪とは？

陥入爪とは，爪甲辺縁が爪周囲の皮膚にくいこんで，痛みなどの症状を引き起こした状態である*9．症状が軽度の場合には，痛みと爪のくいこんだ状態以外に他覚的な所見はないが，進行すると発赤，腫脹，排膿などの炎症所見がみられるようになる（⑯）．爪と爪周囲の皮膚との関係が相対的に悪化することで自覚症状を呈するに至った状態である．

*9
陥入爪は後述する巻き爪としばしば同義に使用されるが，本来，巻き爪は爪の形態異常を示す言葉である．

●陥入爪の原因は？

爪の形態異常を伴わずに発生する陥入爪の原因としては，先細の靴の着用，深爪，薬剤（レチノイド，ステロイド，EGFR阻害薬など）による爪甲や爪郭皮膚の脆弱性などがあげられる[1]．若年者では深爪や先細の靴の着用によるものが多い．そのほかに巻き爪も陥入爪症状を引き起こしやすいので，後述する巻き爪の原因もこれらに加わることになる．

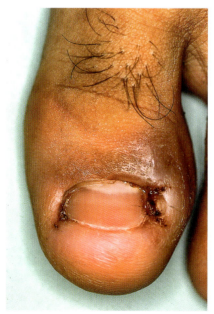

⑯ 若年者の深爪による陥入爪

3.8 爪のケア

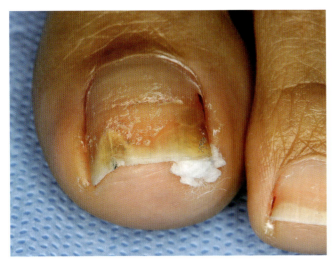

❶❼ コットンパッキング

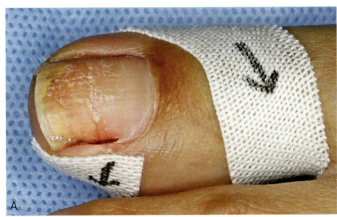
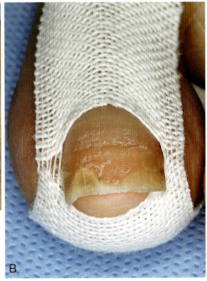

❶❽ テーピング
A：一般的な方法．B：渡部らの方法．

●誰にでもできる陥入爪のケア

　陥入爪のケアとして一般の医療機関あるいは家庭などで簡単で安全にできる方法には，くいこんでいる爪甲側縁部の下に綿花などのクッションを挿入する方法（コットンパッキング）[2]（❶❼）や陥入部位の爪郭をテーピングで下方に牽引する方法（❶❽）などがある[3,4]．テーピングには，一般的な処置でガーゼなどを止めるのに使用するテープのなかで粘着性の高いものを使用する場合が多い．毎日入浴して局所の清潔を保つためには，家庭においても自分自身で継続して行ってもらう必要がある．安価なテープでもよいが，インターネットなどで陥入爪や巻き爪専用に設計されたテーピンググッズを購入してもらうのも一つの方法である[1]．

　深爪による陥入爪では，爪切り時に爪甲側縁が棘状に切り残されて，これが

> **POINT**
> 簡単で安全にできる陥入爪のケアには，コットンパッキングとテーピングがある．

211

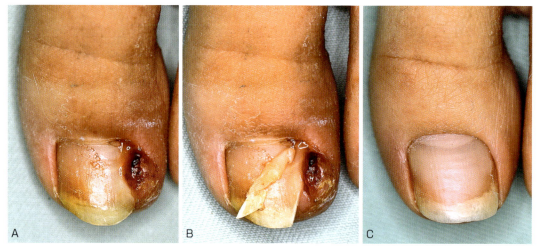

⑲ 爪棘切除
A：肉芽を形成した陥入爪．B：爪棘切除時．C：爪棘切除後4か月．

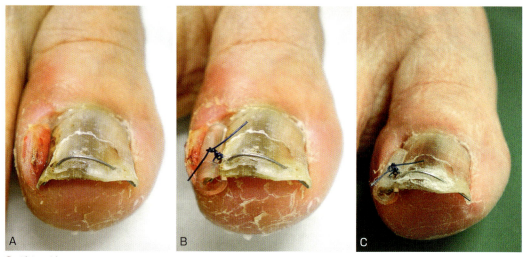

⑳ ガター法
A：ワイヤー法で爪の矯正中に，肉芽を伴う陥入爪症状が出現．B：問題の部位に緩衝材として点滴チューブを挿入して固定（ガター法）．C：2週後．陥入爪症状は消失．

疼痛や炎症の原因になっている場合が少なくない．このような陥入爪で爪の彎曲増加を伴わないものや，もしくは彎曲が軽微なものでは，側爪郭を外側下方に向けて牽引することで，原因となる爪棘が存在するかどうかを容易に確認することができる．爪棘が存在する場合にはこれが皮膚に刺激を与えないようにスムーズに切除することで治癒する場合が多い[5]（⑲）．爪甲側縁に高度な肉芽が存在する場合には，麻酔なしでこれを確認することは困難であり，ケアの範疇を越えた治療手技が必要となる．また，患者を人工爪法やガター法（⑳）による保存的治療を実施する施設に紹介する場合には，爪棘も利用して治療するので切らないで紹介したほうがよい．

●難治な場合の紹介先はどのような施設を選べばよいか

陥入爪の初期症状は疼痛のみであったり，これに発赤，腫脹を伴っていたりする程度である．しかし，ケアがうまくいかないと症状は進行し，やがて皮膚を損傷し，ここに肉芽形成を伴うようになる．炎症が遷延すると肉芽はさらに増大しながら爪周囲の皮膚・軟部組織も浮腫や線維化のため肥大し，相対的に爪縁の陥入程度も高度になる．難治な場合，どの時点で紹介するかにより，紹介先を選択する必要がある．

陥入爪の治療は大きく保存的治療と外科的治療に分けられる．外科的治療は現在，世界的にフェノール法が中心であるが，保存的治療は多岐にわたる[6]．外科的治療は保険診療で実施されるのが一般的であるが，保存的治療には特殊な材料を用いるものが多く，一定の処置時間もかかることから自費診療で行われる場合が少なくない．また，多岐にわたる保存的治療のすべてを実施できる医療機関はほとんどないため，紹介先によって治療手段や費用が異なってくる．

紹介先を大まかに分けると，①保険診療となる手術を中心に行う医療機関，②手術の実施は不可能で自費診療となる保存的治療を中心に行う施設（柔道整復師，看護師など医師以外が開設している施設を含む），③両者とも実施している医療機関の3つがある．陥入爪の比較的初期の段階，すなわち肉芽が存在しないか，または軽度の肉芽を認める程度のものであれば，保存的治療のみを実施している施設に紹介することができる．爪の彎曲異常を伴っているかどうかも見極め，高度の肉芽を伴う陥入爪では外科的治療も選択可能な医療機関に紹介したほうがよい．なお，紹介先の候補となる施設には，あらかじめどのような治療を実施可能なのか尋ねておくことが望ましい．

（田村敦志）

■文献

1) 田村敦志. 爪の診療実践ガイド. 東京：全日本病院出版会；2016. p.105-14.
2) Du JF, et al. Successful conservative treatment with cotton wisp for ingrown toenail with granulation. Dermatol Ther 2016；29：486-7.
3) Nishioka K, et al. Taping for embedded toenails. Br J Dermatol 1985；113：246-7.
4) Watabe A, et al. Retrospective evaluation of conservative treatment for 140 ingrown toenails with a novel taping procedure. Acta Derm Venereol 2015；95：822-5.
5) 田村敦志. フェノール法や爪棘切除に対する誤解. 皮膚病診療 2008；30：583-5.
6) Haneke E. Controversies in the treatment of ingrown nails. Dermatol Res Pract 2012；2012：783924.

Q4. 巻き爪（過彎曲爪）はどのようにケアすればよいですか？

A4. ① 疼痛がある場合には陥入爪に準じたケアを行う．
② 彎曲の矯正には市販の巻き爪グッズの活用を促すか，巻き爪矯正を実施する施設に紹介する．

●巻き爪とは？

巻き爪とは爪の横方向の彎曲が増加した爪甲の形態を示す言葉であり，過彎曲爪（incurvated nail）のことである（㉑）．彎曲が高度なものは pincer nail, trumpet nail などともよばれる．巻き爪が必ずしも疼痛や炎症症状などの陥入爪症状を伴うとは限らないが，陥入爪患者のなかには巻き爪が原因である者も少なくない．

●巻き爪の原因は？

巻き爪は多くの場合，足趾，とくに第1趾で問題となるが，手指も含めてすべての爪の彎曲が増している例がしばしば見受けられるため，一部の例では遺伝的要因が関与しているものと考えられる．

爪は元来，長く伸ばせば先へ行くほど横方向の彎曲が増すものである．同時に縦方向の彎曲も増し，掌側の方向にカーブする．巻き爪の原因は明らかでない例が多いが，先細の靴による圧迫や，高齢者などでは歩行しないことで爪甲下の軟部組織から爪に加わる圧が減少すること，さらには加齢に伴う末節骨の狭小化[1]，先天的に爪の幅が広すぎること（oversized nail）などが原因としてあげられている．

また，高齢者の巻き爪は厚くて硬い場合が少なくないが，若年者ではしばし

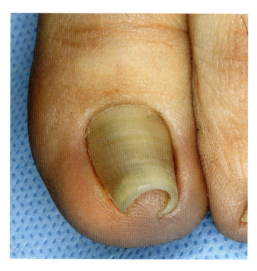

㉑ 巻き爪（過彎曲爪）

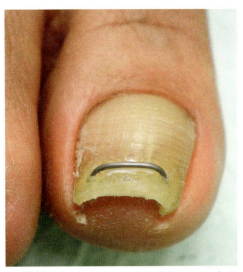
㉒ 形状記憶合金ワイヤー（超弾性ワイヤー）による巻き爪矯正

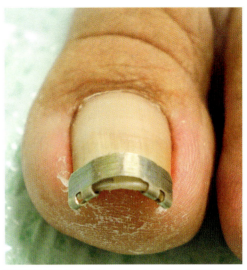
㉓ 形状記憶合金クリップによる巻き爪矯正

ば薄くて軟らかい爪である．さらに局所が多汗であるために軟らかいと考えられる例もある．

●巻き爪のケアにはどのようなものがあるか

　巻き爪は原因が明らかでない場合が多く，原因を推定できてもこれを回避することが困難な場合が少なくない．さらに，効果が持続する簡便な治療法はないため，疼痛や炎症症状などの陥入爪症状がなければ積極的な治療は必ずしも必要ではない．

　巻き爪のケアで気をつけることは爪甲の両側縁部先端が見える長さに保つことである．これは一般的な爪ケアと変わりないが，巻き爪では側縁部先端を深く切り込むと容易に爪郭にくいこみ陥入爪を引き起こす．だからといって長く伸ばしすぎると彎曲増加を助長したり，靴の先に当たって爪母を損傷したりする．したがって，側縁部以外は長く残さないことが大切である．

　疼痛を伴う場合には陥入爪のケアに準じて，くいこんでいる爪甲側縁部が浮き上がるように爪床との間に綿花などのクッションを挿入したり[2]，陥入部位の爪郭をテープで下方に牽引したりする[3,4]．

> **POINT**
> 巻き爪のケアでは爪甲の両側縁部先端が見える長さに保つ．

●難治な場合の紹介先はどのような施設を選べばよいか

　簡単な爪のケアでは改善できない症状を有する巻き爪では治療的介入が必要となる．巻き爪の本質である爪の横方向の彎曲増加を矯正するさまざまな器具が，近年次々と考按，販売されている．これらの多くは爪囲の皮膚に傷をつけずに装着可能なものであり，巻き爪の保存的治療の中心をなす．多少皮膚を損傷する可能性があり，医療機関でのみ入手可能なものから，医師のいない施設や患者自身で入手可能な製品まで多岐にわたる．巻き爪矯正具の価格もさまざ

> **POINT**
> 彎曲を矯正するさまざまな器具が販売されており，保存的治療の中心となっている．

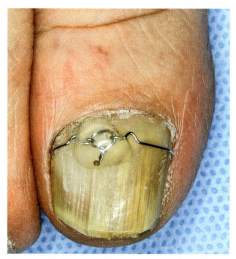

㉔ 爪甲側縁に引っ掛けたワイヤーを牽引する方法

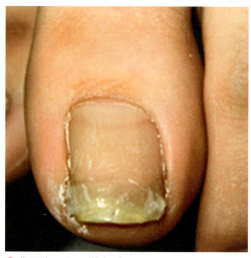

㉕ 復元力のある樹脂プレートを爪甲表面に貼り付ける方法

㉖ 陥入爪・巻き爪の保存的治療

爪縁による刺激を緩和する方法	コットンパッキング (⑰) テーピング (⑱) 爪棘切除 (⑲) ガター法 (⑳) 人工爪法
肉芽に対する治療	硝酸銀焼灼 冷凍凝固 吸湿性外用薬（マクロゴール軟膏など） ステロイド外用薬
巻き爪矯正	① 爪甲遊離縁の長さが必要な方法 　形状記憶合金ワイヤー（マチワイヤMDなど）(㉒) 　フック/クリップ付き形状記憶合金ワイヤー 　　（マチクリップ，巻き爪ワイヤーガード，まきづめリフト） 　形状記憶合金クリップ（巻き爪用クリップ）(㉓) ② 爪の長さと関係なく実施可能な方法 　a. ワイヤーで爪甲側縁を牽引する方法 (㉔) 　　3TO (VHO)，コレクティオ，インベント 　b. 爪甲に復元力のあるプレートを貼付する方法 (㉕) 　　B/S Spange，ペディグラス，マチプレートMDなど

まであり，保険適用はないため，通常，自費診療で実施される．
　治療的介入は，基本的には爪が長くないと実施できないものと深爪でも実施可能なものに分けて考えるとよい．前者にのみ対応可能な医療機関は多いが，後者にも対応可能な施設は少ない．爪が長くないと実施できない巻き爪矯正は爪甲先端の遊離縁付近に器具を装着するもので，代表的なものとしては，爪の遊離縁付近の2か所に孔を開けて形状記憶合金ワイヤーを通す方法[5] (㉒)，クリップあるいはフックのついた形状記憶合金ワイヤーないしプレートを遊離縁に装着する方法 (㉓) がある[6]．これらの方法は簡便であり，患者自身で装着

3.8 爪のケア

可能なものも含まれるため，セルフケアとしても普及しつつある．爪が短くても実施可能な治療としては爪甲側縁に引っ掛けたワイヤーを牽引する方法（3TO（VHO），コレクティオ，インベントなど）（❷❹），爪甲表面に貼り付けた樹脂プレート（B/S Spange，ペディグラス）[7]（❷❺）や形状記憶合金プレート（マチプレート MD）の復元力で矯正する方法がある．

　紹介先を選ぶ際には相手方の治療手技を確認して，患者が深爪をしていないかを勘案したうえで，選択するのがよい．参考までに❷❻に陥入爪・巻き爪の種々の保存的治療を分類して示した．なお，巻き爪矯正はどの方法であっても永続的な効果は期待できない．美容院でくせ毛に定期的にパーマをかけるのと同様に定期的な治療を継続しないと比較的短期間で元に戻ってしまう．

（田村敦志）

■文献

1) 山口明伸．彎曲爪甲幅と，末節骨横径の関係について—CT画像による測定．昭医会誌 1995；55：230-5.

2) Du JF, et al. Successful conservative treatment with cotton wisp for ingrown toenail with granulation. Dermatol Ther 2016；29：486-7.

3) Nishioka K, et al. Taping for embedded toenails. Br J Dermatol 1985；113：246-7.

4) Watabe A, et al. Retrospective evaluation of conservative treatment for 140 ingrown toenails with a novel taping procedure. Acta Derm Venereol 2015；95：822-5.

5) Moriue T, et al. A simple therapeutic strategy with super elastic wire for ingrown toenails. Dermatol Surg 2008；34：1729-32.

6) Ishibashi M, et al. A simple method to treat an ingrowing toenail with a shape-memory alloy device. J Dermatolog Treat 2008；19：291-2.

7) Harrer J, et al. Treatment of ingrown toenails using a new conservative method：a prospective study comparing brace treatment with Emmert's procedure. J Am Podiatr Med Assoc 2005；95：542-9.

Q5. 爪甲剝離症はどのようにケアすればよいですか？

A5. ① 剝離部の爪甲をできるだけ除去する．
② 病変部を乾燥させる．
③ 指趾先端や爪甲に加わる外力を避ける．

●爪甲剝離症とは？

　爪甲剝離症は爪甲が爪床から離れた状態であり，通常，遊離縁から始まり，中枢側に拡大する．剝離部の爪甲は乾燥のため透光性を失い，白色ないし黄白色の色調変化を呈するが，爪甲の形態に顕著な変化はない（❷❼）．爪甲が遊離縁付近で薄く層状に剝離する状態は爪甲層状分裂症とよび，爪甲剝離症とは別の概念である．

217

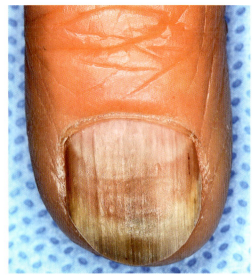

㉗ 爪甲剥離症

● 爪甲剥離症の原因は？

原因は多彩で，指の先端に加わる外力や微生物，とくにカンジダの感染[*10]，湿疹・皮膚炎・乾癬などの炎症性皮膚疾患，爪甲下に侵入する種々の物質の接触刺激，薬剤，甲状腺機能亢進症などの全身疾患があげられている．しかし，明らかな原因が見当たらないことも少なくない．Zaiasらは手指の爪甲剥離症の原因は大部分が外力やマニキュアなどであり，女性で多く検出されるカンジダや緑膿菌などは剥離部が湿潤していることによって，膣や消化管から移行して二次的に増殖したものとしている[1]．皮膚疾患では尋常性乾癬，膿疱性乾癬が原因として多い．

● 爪甲剥離症のケア

原因が明らかな場合には原因除去に努める．原因が明らかでない場合や原因除去が困難な場合には，爪甲に加わる外力を回避し，過湿や爪甲・爪甲下への化学物質などの接触・侵入を防ぐようにする．そのための手段としては爪甲の剥離部分を可及的に短く切除することが大切である．また，通気性の良い紙テープなどを爪甲の上から横方向に巻いて爪甲を爪床に向けて圧迫固定することも勧められている[2]．ただし，テープを使用する際には過湿状態にならないように，濡れたら早めに交換することが望ましい．

（田村敦志）

*10 カンジダ症については，「3.4 皮膚真菌症のスキンケア」の「カンジダ症」(p.154)を参照．

POINT
爪甲剥離症のケアは，まず原因除去，さらに外力を避け，病変部を乾燥させる．

■ 文献

1) Zaias N, et al. Finger and toenail onycholysis. J Eur Acad Dermatol Venereol 2015；29：848-53.
2) 衛藤 光．爪の診療実践ガイド．東京：全日本病院出版会；2016．p.100-4.

3.9

口腔ケア

はじめに

　スキンケアの基本は洗浄と保湿と遮光であるが，口腔は遮光がまず必要ない．しかしながら，口腔は解剖学的に道具を使わないと清掃が難しい構造となっており，プラークコントロールなどのきめ細かい作業が必要になる．したがって，自分自身が家庭でできる口腔ケア（セルフケア）以外に介護者が行うケア，病院で専門家が行うケア（プロフェッショナルケア）がある点が日常のスキンケアと異なっている．また，口腔ケアは口腔の重要な機能ともかかわってくる．

　近年，口腔ケアは齲蝕や歯周病の予防にとどまらず，口腔細菌叢と全身性疾患の兼ね合いなど重要視されている分野である．皮膚科においてもオラドロームの観点からもっと皮膚科医が興味をもつべき領域と考えられる．

Q1. 口腔ケアとは何ですか？

A1. 口腔ケアとは口腔内を清潔に保つことであり，歯や口腔粘膜，舌などの汚れを取り除く器質的ケアのほかに，近年とくに重要視されている口腔の機能維持・回復を目的とした機能的口腔ケアから成り立っている[1].

口腔ケアの目的
- 齲蝕・歯周病の予防
- 口臭の予防
- 味覚の改善
- 唾液分泌の促進
- 誤嚥性肺炎の予防
- 会話などのコミュニケーションの改善
- 生活リズムを整える
- 口腔機構の維持・回復

口腔の解剖と機能（❶）

　口腔粘膜は機能面から，特殊粘膜，咀嚼粘膜，被覆粘膜に分類される．特殊粘膜は舌背の粘膜で表面は舌乳頭（糸状乳頭，茸状乳頭）に覆われている．後方には有郭乳頭がV字型に分布し，舌縁部の後方に葉状乳頭が分布している．

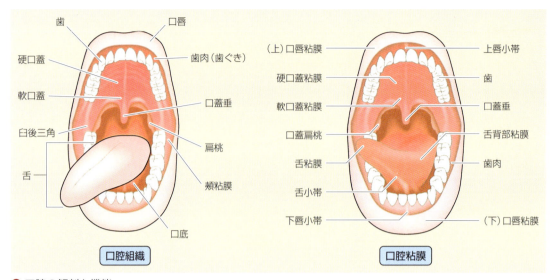

❶ 口腔の解剖と機能
（全国医学部附属病院歯科口腔外科科長会議監修．口の中がわかるビジュアル歯科口腔科学読本．クインテッセンス出版；2017. p.13-9 より）

舌は，食塊の形成，摂食・嚥下のほか，発語，味覚などさまざま機能にかかわっている．歯肉，口蓋は角化が強く，骨に強く付着しており，食物の咀嚼時に直接力が加わる部位である．被覆粘膜は角化の程度が低く，弾力のある上皮である．

口腔ケアの基本用語

歯垢（デンタルプラーク）*1

*1 同義語として「バイオフィルム」が使われることがある．

　口の中にはおよそ300～500種類の細菌が生息し，ブラッシングが十分でない場合や，砂糖を摂取した際に細菌が粘着性物質を作り出し，歯の表面に付着する．これを歯垢（デンタルプラーク）といい，粘着性が強いため，うがいをした程度では落ちない．この歯垢1 mgの中には10億個の細菌が住みついているといわれ，齲蝕や歯周病を引き起こす要因となる．歯垢の中に最も多い細菌は *Streptococcus sanguinis* で，細菌性心内膜炎の主たる原因菌である[2]．

齲蝕（虫歯）

　脱灰と再石灰化のバランスが偏り，脱灰が再石灰化を上回っている状態が持続する結果，歯質が溶出してしまい齲窩の形成が生じる．齲蝕の主な原因細菌は *Streptococcus mutans*（グラム陽性通性嫌気性レンサ球菌）であり，スクロースからグルカン（非水溶性多糖）を作り歯垢の形成に関与し，酸を産出する．

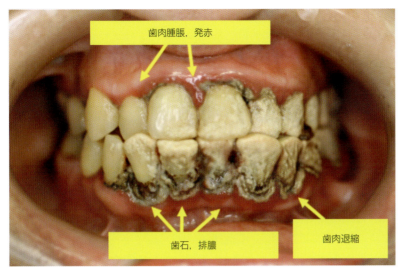

❷ 歯周病患者の口腔内

歯石

歯垢が石灰化したものである．歯石は表面が粗糙であることからプラークが付着しやすい環境になり，歯石上に定着したプラークの影響で歯肉炎や歯周炎を発症する．歯ブラシでは除去不可能であるため，除去するためには歯科医院での歯科医師または歯科衛生士による専門的口腔清掃が必要である．

歯肉炎

歯周組織（歯肉，歯根膜，歯槽骨，セメント質）のうち歯肉にのみ炎症が限局するもの．プラーク性炎症であるため，歯肉の発赤や腫脹がみられ，歯肉腫脹によりポケット（歯肉溝が深くなった状態）が生じるが，歯根膜や歯槽骨には炎症や組織破壊はみられない．ブラッシングで予防することが可能である．

歯周病 ❷

歯周病原細菌によって引き起こされる感染性炎症性疾患であり，歯肉以外の歯周組織にも炎症（付着の喪失および歯槽骨吸収）が波及する疾患である．発症時期は35歳以後であることが多く，症状としては歯周ポケットの形成，排膿，出血，歯槽骨吸収および歯の動揺を認める．

最近では，歯周病は生活習慣病として位置づけられており，糖尿病や動脈硬化などの全身性疾患との関連性，さらに腸内細菌叢との関連も示唆されている．

（神部芳則，出光俊郎）

> **POINT**
> 近年，口腔ケアは齲蝕や歯周病の予防にとどまらず，口腔細菌叢と全身性疾患の兼ね合いなども重要視されている．

3章　疾患別のスキンケア

■文献

1）槻木恵一．有病者の口腔ケアの大切さ．神部芳則ほか編．はじめましょう　有病者の口腔ケア．
学建書院；2015．p.2-5.
2）奥田克彌．バイオフィルムと全身疾患—薬剤耐性口腔内バイオフィルム感染症への対応—．クイ
ンテッセンス出版；2017．p.13-9.

Q2. 口腔ケアの実際について教えてください

A2. 口腔ケアの基本は，自分自身で行う毎日のケア（セルフケア）であり，その他，歯科医師・歯科衛生士による専門的な口腔清掃・口腔機能のリハビリテーション（プロフェッショナルケア），そして要介護者に対して介護者，看護師が行う口腔ケアに分けられる．

●自分でできること（セルフケア）

- 適切な歯ブラシや清掃用具を使用し（❸），すみずみまできれいに清掃する．
- 甘味食品の量を制限し，栄養のバランスのとれた食事をよく噛んで食べる．
- 顔面，口腔をよく動かし，摂食・嚥下のための良好な口腔機能を保つ．
- フッ素入り歯磨き粉を使用し，齲蝕を予防する．
- 定期的に歯科の健診を受ける．

などがある．

●歯科衛生士ができること（プロフェッショナルケア）[*2]

- 齲蝕，歯周病など口腔内の状況をみて，全身状態や口腔状態に合った適切な口腔清掃のアドバイス
- 日常的に清掃が不十分な部位の専門的歯面清掃
- 口腔機能の維持，回復を図る機能的口腔ケア
- 食介護への支援
- フッ化物洗口など，薬剤の紹介（❹），使い方の指導

などがある．

> [*2]
> 近年は歯科医師や歯科衛生士が行うプロフェッショナルケアを口腔健康管理，口腔衛生管理などとよぶこともある．

●看護師ができること

- うがいの励行
- 歯ブラシ，スポンジブラシ，ガーゼなどを用いた口腔清掃（食物残渣，歯垢，舌苔の除去）の支援
- 義歯の清掃
- 舌，口腔顔面の運動，唾液腺マッサージなどのリハビリテーション
- 食事の支援

などがある．

3.9 口腔ケア

❸ 一般的に使用されている口腔ケア用品

口腔ケア用品	特徴	メリット	デメリット	対象者
歯ブラシ	平切りカット，山切りカット，ロールタイプなど多くの種類がある	歯面全体を効率的に磨くことが可能	歯面はゆるやかに彎曲しているため，歯と歯の間が磨きづらい	全員
タフトブラシ	毛束が1束でカットされており，大きさは小さい	歯間部や歯のキワ，歯並びの悪い歯で歯ブラシだと磨きづらい部位にアプローチしやすい	毛先の面積が小さいため，全歯面を磨こうとすると時間が非常にかかる	●磨き残しが多い人 ●歯並びの悪い人 ●矯正治療中で歯面に器具装着者 ●孤立歯がある人 ●インプラント埋入者
デンタルフロス（糸ようじ）	ホルダー付きだとF字タイプ，Y字タイプがある．糸だけのフロスタイプなど種類が多い	前歯部などでは使用後の歯肉退縮が少ないため審美面に適している	手先が不器用だと使用しづらい	●歯と歯の隙間が狭い人
歯間ブラシ	ブラシの材質の違いでブラシタイプとゴムタイプがある 形状の違いでI字タイプとL字タイプがある ブラシの直径によって大きさが違う	歯と歯の隙間が広い人では歯間部の清掃効果・効率が高い	歯間部が狭いところに無理に使用すると歯肉退縮が進行する場合がある	●歯と歯の隙間が広い人
スポンジブラシ	先端がスポンジであるため痛くない	粘膜面や歯面を清掃するのに簡便	清掃効果がブラシに比べると低い	●歯がない人 ●介護を必要とする人 ●粘膜が汚染されている人
舌ブラシ	舌背上に付着した舌苔を除去するためのブラシ	効率的に舌苔を除去できる	舌背にしか適用できない場合が多い	●舌苔が付着している人 ●口臭が気になる人

●皮膚科医のできること

- 口腔清掃状態（食物残渣，プラークの付着，口臭など）に注意する．
- 口腔乾燥症状，食事の状態に注意を払い，異常を認めたら歯科医師，歯科衛生士に連絡する．
- ステロイド療法，免疫抑制剤，ビスホスホネート製剤を使用する際は事前に歯科医を受診することや，治療開始後も定期的に歯科を受診することを勧める．

などがある．

👆 POINT

口腔ケアは，オラドロームの観点からも，皮膚科医がもっと興味をもつべき領域．

3章　疾患別のスキンケア

❹ 当院で使用している保湿剤と洗口剤

商品名	内容量	値段	特徴
バトラー うるおい透明ジェル （サンスター）	65 g	1,200 円（税抜） （18 円/g）	高い水分保持力 ほのかな甘み
バトラー ジェルスプレー （サンスター）	50 mL	1,700 円（税抜） （34 円/mL）	植物由来保湿成分 液状なのに垂れにくい ミント味
バトラー マウス コンディショナー （サンスター）	250 mL	1,500 円（税抜） （6 円/mL）	低刺激性 ノンアルコール ミント味，希釈タイプ
ペプチサル ジェントル マウスジェル （ティーアンドケー）	42 g	1,500 円（税抜） （36 円/g）	ペプチド配合 ラクトフェリン配合 甘さ控えめ
ペプチサル ジェントル マウスウォッシュ （ティーアンドケー）	474 mL	1,700 円（税抜） （4 円/mL）	低刺激性 ノンアルコール ペパーミント味
ビバ・ジェルエット プチ （東京技研）	40 g	890 円（税抜） （22 円/g）	添加物なし 無味無臭
リフレケア® （イーエヌ大塚製薬）	30 g，70 g	1,100 円（税抜） （40 円/g） 2,000 円（税抜） （31 円/g）	抗菌作用のヒノキチオール 研磨剤，発泡剤なし はちみつ風味 ライム風味 りんご風味

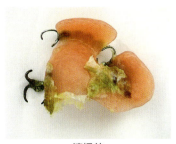
清掃前

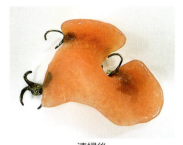
清掃後

❺ 清掃不良な義歯と清潔な義歯

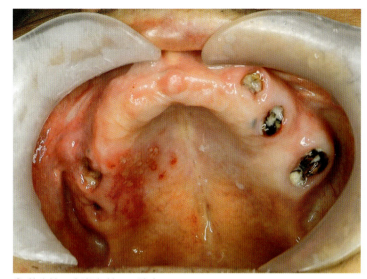
❻ 義歯性口内炎患者の口腔内

義歯の管理方法

　義歯の使用によりカンジダの菌数が増加傾向を示し，義歯の内面が不潔になるとしばしば義歯性口内炎の原因となる[1]（❺，❻）．多くの場合は表在性であるが，著しい易感染宿主では深在性カンジダ症を引き起こすことがある．

義歯の清掃方法

①流水下で義歯専用ブラシで擦り洗いを行う．
②薬液洗浄剤[*3]に浸漬し化学的清掃を行う．
③夜間就寝時は外して，水あるいは薬液に浸漬させ，装着する際は流水下でよく洗ってから装着する．

（神部芳則，出光俊郎）

*3
フォーム状洗浄剤，過酸化物系つけ置き洗浄剤，酵素系つけ置き洗浄剤．

■ 文献

1) Altarawneh S, et al. Clinical and histological findings of denture stomatitis as related to intraoral colonization patterns of Candida albicans, salivary flow, and dry mouth. J Prosthodont 2013；22：13-22.

3章　疾患別のスキンケア

Q3. 口腔ケアと全身性疾患についてのエビデンスはありますか？

A3. ① 術後肺炎発症を減らし，術後の経口摂取開始までの日数，在院日数を短縮する.
② 要介護高齢者の不顕性誤嚥による肺炎を予防し，口腔機能と栄養状態が改善する.
③ 癌化学放射線療法により発症した口内炎が減少する.
④ 糖尿病患者の血糖コントロールが改善する.

POINT
口腔ケアは，さまざまな全身状態に良い影響を及ぼす.

　口腔内が清潔に保たれると齲蝕や歯周病の予防だけでなく，口腔の機能が正常になり食べる楽しみや正常な味覚が戻り，体だけではなく精神的にも健康になるといわれる. 一方，咀嚼機能が脳の活性化につながり，認知症の予防になることなど，口腔ケアがさまざまな全身状態に良い影響を及ぼすことが報告されている. しかし，現時点でエビデンスが示されている事項は以下のとおりである.

●口腔ケアと全身疾患についてのエビデンス

　周術期の口腔機能管理を実施すると術後肺炎発症を有意に低くする[1]. また，要介護高齢者において口腔衛生状態を良好に保つことにより，不顕性誤嚥による肺炎を予防する[2]. 6つの大学病院において手術を施行した食道癌患者で術後肺炎発症について多変量解析を行った結果，口腔機能管理の有無で有意差を認めた. また，要介護高齢者に口腔ケアを実施した場合，実施しなかった群に比べおよそ40%肺炎の発症率が減少した.

　周術期の口腔機能管理が術後の経口摂取開始までの日数，在院日数を短縮する[3]. 歯科口腔外科，消化器外科，心臓血管外科，小児科のほか，血液内科（白血病，悪性リンパ腫）においても口腔機能管理を行うことによって在院日数の削減効果が統計的に有意に認められた.

　要介護高齢者の機能的口腔ケアによって舌や口唇などの口腔機能が改善し，栄養状態の改善が図られる[4]. 療養型医療施設入院患者で義歯を含む機能的口腔ケアを行うことにより，体重，血清アルブミン値が有意に増加した.

　癌化学放射線療法により発症した口内炎が，専門的な口腔ケアを施すと有意に減少する[5]. 化学療法時の口腔ケア介入による口腔粘膜炎の発生率は非介入群で66%であったが，介入群では20%であった. 化学療法を行う小児癌患者に予防的口腔ケアを行うことで潰瘍を伴う粘膜炎の発生率が38%減少した. 造血幹細胞移植患者への口腔ケア後，口腔粘膜炎の発生が有意に減少した.

　血糖コントロール不良の糖尿病は歯周病を悪化させるが，歯周病の治療により血糖コントロールが改善する[6,7]. 血糖コントロールがきわめて不良な糖尿病患者では血糖コントロールの良い患者に比べ歯槽骨吸収がより多く，歯周組織の状態が有意に悪化していた. また，血糖コントロール不良な糖尿病患者に

3.9 口腔ケア

対して非外科的な歯周治療のみで HbA1c が改善した.

（神部芳則，出光俊郎）

■ 文献

1) 平成 28 年度診療報酬改定の概要（歯科診療報酬）. 周術期における口腔機能管理の効果. 中医協総―1. 2015.
2) Yoneyama T, et al. Oral Care Working Group. Oral care and pneumonia. Lancet 1999；354：515.
3) 平成 26 年診療報酬改定の概要（歯科診療報酬）. 口腔機能の管理による在院日数に対する削減効果. 中医協専門委員会提出資料. 2013.
4) 平成 28 年度診療報酬改定の概要（歯科診療報酬）. 訪問歯科診療による全身状態への影響. 中医協 総―3. 2015.
5) 上野尚雄，百合草 健圭志. 口腔保健と生活習慣病，非感染性疾患（NCDs，非伝染性疾患） 3）がん―がん治療における口腔ケアの役割―. 健康長寿社会に寄与する歯科医療・口腔保健のエビデンス. 日本歯科医師会；2015. p.86-111.
6) 特定非営利活動法人 日本歯周病学会編. 糖尿病患者に対する歯周治療ガイドライン改訂第 2 版. 日本歯周病学会；2014. p.13-8.
7) Kardesler L, et al. Adipokines and inflammatory mediators after initial periodontal treatment in patients with type 2 diabetes and chronic periodontitis. J Periodontol 2010；81：24-33.

Q4. 皮膚疾患で口腔ケアが役立つのはどのようなときですか？ 対処法も教えてください

A4. ① 口腔粘膜にびらんや潰瘍が生じる疾患では，セルフケアが困難になる. 局所麻酔薬を含有したうがい液，粘膜面の保湿・保護を行いながら，専門的な口腔ケアを行う.
② ステロイド療法，免疫抑制剤，ビスホスホネート製剤を使用する疾患では，有害事象予防のため，定期的な口腔ケアを継続する.
③ 口腔乾燥を生じる疾患では，人工唾液や保湿剤の使用，頻回のうがいなどを勧める.

●口腔粘膜のびらんや潰瘍

　自己免疫性水疱症，スティーブンス・ジョンソン症候群/TEN，口腔扁平苔癬，癌化学療法による口腔粘膜炎など，口腔粘膜にびらんや潰瘍が生じると接触痛，出血などによりセルフケアが困難になる. そのため，食物残渣やプラークが付着したままになり，二次的な炎症が誘発され粘膜炎の症状が増悪する. このため正確な病状の把握が困難になる. さらに，この状態でステロイドや免疫抑制剤，抗癌剤が使用されると歯性炎症の増悪，カンジダ症の発症，口腔機能の低下などにつながる.

　局所麻酔薬を含有したうがい液，粘膜面の保湿・保護を行いながら，小さな綿球やタフトブラシ（筆型の小さな歯ブラシ，❸参照），歯科用の清掃器具を

TEN：toxic epidermal necrolysis（中毒性表皮壊死症）

227

用いた丁寧な専門的な口腔ケアを行う.

癌化学療法に伴う口腔粘膜炎も専門的口腔ケアで症状が軽減される[1]. これにより口からの食事摂取が可能になることも多い.

定期的な口腔ケアの継続が必要な薬剤

ステロイド療法, 免疫抑制剤, ビスホスホネート製剤を使用する際は歯科で口腔内の精査を行い, 保存が困難な歯は抜歯する. 治療開始後はカンジダ症の発症, 歯周病の進行, ビスホスホネート製剤関連顎骨壊死の発生予防のため定期的な口腔ケアを継続することが重要である[2].

口腔乾燥症

シェーグレン症候群など口腔乾燥症では唾液の減少により口腔内の環境が悪化する. 齲蝕, 歯周病の進行, カンジダ症の発生の可能性が高く, 継続した口腔ケアが必要となる. また, 口腔乾燥により, 粘膜が萎縮し, 舌は平滑舌, 溝状舌を生じ粘膜炎が発症しやすく, 味覚異常や嚥下障害も生じやすい[3]. スプレー, ジェルなど人工唾液や保湿剤の使用, 頻回のうがいなどを勧める.

（神部芳則, 出光俊郎）

■文献

1) 上野尚雄, 百合草 健圭志. 口腔保健と生活習慣病, 非感染性疾患（NCDs, 非伝染性疾患）3）がん—がん治療における口腔ケアの役割—. 健康長寿社会に寄与する歯科医療・口腔保健のエビデンス. 日本歯科医師会；2015. p.86-111.

2) Nicolatou-Galitis O, et al. Medication-related osteonecrosis of the jaw：definition and best practice for prevention, diagnosis and treatment. Oral Surg Oral Med Oral Pathol Oral Radiol 2019；127：117-35.

3) 中川洋一. ドライマウスの診断の要点. 斎藤一郎監. ドライマウスの臨床. 医歯薬出版；2007. p.62-75.

INDEX

太字のページは詳述箇所を示す.

和文索引

あ

亜鉛華単軟膏　177
亜鉛華軟膏　177
あかつき病　132
悪性黒色腫　48, 49
足白癬　**138**
　　外用療法　141
　　診断　140
　　スキンケア　143
　　内服療法　142
汗　78
汗対策　98
アダパレン　124, 126
アトピー性皮膚炎　4, **72**, 85, 165
　　学校健診　103
アポクリン汗腺　63
アレルギーマーチ　82
アレルゲン　80
アロネーシス　80

い

遺伝性光線過敏症　26, 58
糸ようじ　223
イトラコナゾール　142, 149, 158
医療関連機器圧迫創傷　182

う

齲蝕　220

え

エクリン汗腺　99
壊死性筋膜炎　208
エフィナコナゾール　150
エモリエント　16, 18, 114
エラスチン　39, 188

お

オイルクレンジング　134
黄色ブドウ球菌　82, 94
オストメイト　168
オピオイドκ受容体作動薬　118

か

おむつカンジダ症　157, 159

外因性光線過敏症　58
外因性老化　37
外陰部瘙痒症　112
疥癬　109
界面活性剤　5, 67, 179
外用抗真菌薬　158
化学的刺激　171
角化型白癬　139
角質細胞　11
角質細胞間脂質　8, 11, 73
角層 pH　82
角層水分量　8
角層デスモゾーム　11, 13
過酸化ベンゾイル　124, 126
可視光線　25, 55
下肢切断　207
ガター法　212
活性酸素　188
痂皮性膿痂疹　95
かゆみ　9, 79, 107
かゆみ過敏　80
加齢臭　63
過彎曲爪　214
癌化学療法による口腔粘膜炎　227
汗管腫　123
環境因子　85
間擦部　63
カンジダ症　**154**, 175
　　治療　158
　　予防　159
カンジダ性間擦疹　154, 159
カンジダ性爪囲炎　156
カンジダ性爪甲剥離　155
肝疾患　111
汗腺　98
乾癬　167
感染による刺激　171
乾燥素因　85
陥入爪　210
　　ケア　211
　　治療　213

き

　　保存的治療　216
汗疱状白癬　139
顔面播種状粟粒性狼瘡　123
顔面皮膚の洗い方　65

義歯　225
義歯性口内炎　225
基底細胞癌　49
急性下痢　176

く

グリセロール　13
くる病　32
クロモフォア　56

け

経皮感作　80
経皮吸収型製剤　20
経表皮水分蒸散量　89
血管線維腫　123
楔状白濁型爪白癬　147, 148
ケトコナゾール含有シャンプー　166
ケラチン　12
限局性皮膚瘙痒症　112

こ

肛囲瘙痒症　112
抗菌薬　126
抗菌薬含有石鹸　173
口腔カンジダ症　154
口腔乾燥症　228
口腔ケア　**219**
口腔ケアと全身疾患　226
口腔ケア用品　223
口腔組織　220
口腔粘膜　220
口腔扁平苔癬　227
膠原線維　40
紅色丘疹　123
抗シワ化粧品　45
光線過敏症　26, **55**
　　遺伝性　26, 58
　　検査　57

229

薬剤性　26, 58
光線関連疾患　56
好中球エラスターゼ阻害剤　47
抗ヒスタミン薬　117
骨髄性プロトポルフィリン症　58
コットンパッキング　211
コラーゲン　187
コルネオデスモゾーム　73

さ

細胞外基質　187
細胞間脂質　5
痤瘡　**121**
　　重症度基準　127
　　洗顔　128
痤瘡桿菌　121
痤瘡治療薬　126
酸化亜鉛　177
酸外套　68, 82
サンスクリーン（剤）　28, 52, 59, 135
　　使用法　28
　　塗布法　35
　　有効性　29
サンバーン　27

し

紫外線　55
紫外線A波　25
紫外線B波　25
紫外線ケア　5, **24**
紫外線対策　28
紫外線防御　27, 53
紫外線防御化粧品　29
紫外線療法　120
趾間型白癬　139
指間部カンジダ症　155
歯間ブラシ　223
色素性乾皮症　58, 60
歯垢　220
自己免疫性水疱症　227
歯周病　221
歯石　221
脂腺のサイズ　195
舌カンジダ症　156
舌ブラシ　223
失禁関連皮膚炎　174
失禁のスキンケア　174
湿疹　72
湿度　23

歯肉炎　221
シミ　27, 37, 41
雀卵斑　42
遮光　59
シャルコー足　208
酒皶　123
掌蹠膿疱症　141
褥瘡　178
　　スキンケア　178
　　評価　179
女性型脱毛症　195
暑熱順化　100
脂漏性脱毛症　197
脂漏性皮膚炎　63, 164, 197
脂漏部位　62
シワ　27, 37, 44
神経成長因子　14
神経線維　80
人工清拭剤　177
腎疾患　110
尋常性乾癬　167
浸軟　181
蕁麻疹　109

す

水中油型　22
水疱性膿痂疹　95
スキン-テア　**184**
　　疫学　189
　　発生機序　187
スキンケア
　　エビデンスレベル　2
　　定義　2
スキンタイプ　26
スティーブンス・ジョンソン症候群/
　　TEN　227
ステロイド外用薬　74, 118, **119**
ストーマ周囲壊疽性膿皮症　171
ストーマ周囲皮膚障害　169
ストーマのスキンケア　168
ストーマ用装具　171
スーパー抗原　82
スフィンゴ脂質　116
スポンジブラシ　223

せ

性器カンジダ症　156
清潔ケア　5, **62**
赤外線　25, 55

石鹸　67
セラミド　8, 11, 73, 116
セラミド配合皮膚保護剤・ストーマ
　　用装具　172
洗顔料　66
洗口剤　224
洗浄　91
洗浄剤　64, 67
　　pH　180
洗髪　193

そ

爪棘切除　212
爪甲鉤彎症　147, 148, 204
爪甲の白斑　146
爪甲剥離　146, 156
爪甲剥離症　217
　　ケア　218
掻破　79
掻破痕　108
掻破性痤瘡　137
足底潰瘍　208
足底の湿疹　141

た

太陽光線　55
唾液　78
タクロリムス外用薬　74
タフトブラシ　223
ダブルスイッチ数理モデル　87
たるみ　27, 37
男性型脱毛症　195
蛋白分解酵素　101

ち

腟カンジダ症　156

つ

爪切り　152, 200
爪の切り方　201
爪のケア　**200**
　　糖尿病患者　206
爪白癬　**146**
　　外用療法　150
　　ケア　152
　　内服療法　149
　　リスク因子　151
　　臨床症状　146
爪水虫　146

て

低 GI 食　133
手湿疹　78
テーピング　211
デュピルマブ　75
テルビナフィン　142, 149, 158
伝染性軟属腫　**96**, 97, 105
伝染性膿痂疹　**94**
デンタルプラーク　220
デンタルフロス　223
天然オイル　90
天然保湿因子　5, 8, 11, 12, 16, 73
癜風　162, 166

と

透析患者　110
糖尿病　112
糖尿病フットケア　207
頭髪数　191
頭皮ケア　198
頭皮の皮脂産生量　195
頭皮皮脂量　195
とびひ　**94**
ドライスキン　13, 72, 77, 94, 109
ドライスキンケア　4, **8**
トレチノイン　46

な

ナイアシンアミド　46
内因性光線過敏症　58
内因性老化　37
内服抗真菌薬　158

に

2 型サイトカイン　74
ニキビ　**121**
　　スキンケア　128
　　治療薬　126
二重抗原曝露仮説　4
日光角化症　48, 52
日光黒子　27, 37, 42
日光蕁麻疹　58
日光弾性線維症　37, 39, 188
乳化クリーム　177
乳酸　13
入浴　22
尿素　115
尿素製剤　17

ニ

ニールワン　47

ね

粘着剥離剤　172

の

膿疱　123
ノンコメドジェニック試験　129

は

バイオフィルム　220
排泄物による刺激　170
白癬菌　146
発癌　48
撥水性皮膚被膜剤　177
歯ブラシ　223
汎発性皮膚瘙痒症　110

ひ

ヒアルロン酸　13
光発癌　25, 27
光防御　5
光老化　5, 25, 27, **37**, 187
「光老化」啓発プロジェクト　53
光老化皮膚　38
皮脂　8, 63
皮脂欠乏性湿疹　109
皮脂分泌量　195
微小面皰　123
ヒスタミン　74
ビタミン A　116
ビタミン C　47
ビタミン D　30, 61
　　欠乏　32, 61
　　摂取基準　31
美白化粧品　43
美白成分　44
皮表脂質量　65
皮膚癌　5, 52
皮膚カンジダ症　158
　　発症機序　176
皮膚糸状菌　140, 143, 146
皮膚真菌症　**138**
皮膚瘙痒症　**107**
皮膚の光老化とその予防に関するコ
　　ンセンサスステートメント　24
皮膚バリア機能　10, 77
皮膚バリア機能障害　93
皮膚バリア破壊　85

皮膚

皮膚保護剤　172
皮膚保護膜形成剤　173
皮膚保湿洗浄クリーム　173
皮膚老化　24
日焼け　26
日焼け止め　135

ふ

フィブリリン　39
フィラグリン　12, 73, 81, 94
フィラグリン分解産物　8
深爪　210
フケ症　164
物理的刺激　170
フルコナゾール　158

へ

ヘアケア　**191**
ヘパリン類似物質　115
ヘパリン類似物質含有製剤　17
胼胝　207

ほ

保湿　113
保湿剤　16, 89, 114, 224
保湿剤定期塗布　87
保湿能　8
ホスラブコナゾール　149
ボディシャンプー　67

ま

マイクロコメド　123
巻き爪　214
　　矯正　215
　　保存的治療　216
マスト細胞　14
末梢動脈疾患　151
マラセチア　69, **161**
マラセチア毛包炎　123, 163, 166
慢性下痢　176
慢性光線性皮膚炎　58
慢性爪囲炎　155

み

ミコナゾール含有シャンプー　166
水いぼ　**96**, 97, 105
ミドル脂臭　63

231

む

虫歯　220

め

メイクアップ　134
面皰　121, 123
面皰圧出　137

も

モイスチャライザー　16, 18, 114
毛孔性苔癬　123
毛周期　192
毛包炎　123
毛包漏斗部　121

や

薬剤性光線過敏症　26, 58

ゆ

有棘細胞癌　49
遊離アミノ酸　12
油中水型　22

よ

溶剤　67

ら

落屑　11, 13
ラノリン　115

り

鱗屑　109

る

ルリコナゾール　150

れ

レチノール　46
レンサ球菌　94

ろ

老人性色素斑　37, 42

わ

鷲爪趾　207
ワセリン　16, 114

欧文索引

A

ABCD-Stoma®　169

C

Candida albicans　154
cosmetic acne　129
Cutibacterium acnes　121, 129

D

DESIGN-R 分類　179

E

ECM　187

I

IAD　174
IL-2　14
IL-4　74
IL-13　74
IL-33　81

K

KOH 直接鏡検法　140

L

L-アスコルビン酸　47

M

M 式サンスクリーン塗布法　35
MAP キナーゼ　40
MDRPU　182
moist wound healing　178

N

NGF　14
NMF　5, 9, 11, 12, 16
NMSC　25

P

PA　29
pH　68

S

SPF　28
STAR 分類　186

T

TEWL　89
Trichophyton rubrum　138
TSLP　81

U

UVA　25, 55
UVB　25, 55

Z

ZAP70　14

あとがき

　このたび，「エビデンスに基づく」シリーズ第二弾として，『エビデンスに基づくスキンケアQ&A』を上梓する運びとなりました．これは私にとって二つの意味で大きな喜びです．一つは30年来の念願であった科学的根拠に基づくスキンケア学を体系的にまとめることができたこと，もう一つは群馬大学教授着任の翌年に私の教室に一期生として入局してくれた安部正敏博士と本書を編むことができたことです．

　私が最初にスキンケアに興味をもったのは，いまから30数年前，京大皮膚科の講師・病棟医長になったときに遡ります．京大では病棟医長がほぼ一人で病棟の責任を負い，したがってウェットな実験をすることは禁じられていました．三年半ものあいだ，病棟に引きこもることになった私は，「この与えられた環境でどんな臨床研究ができるか」「置かれたところで咲いてみせよう」と考えました．考えあぐねた末に私が選択したテーマがこのスキンケアと褥瘡でしたが，いずれも当時は誰も見向きもしない日陰の領域でした．褥瘡はその後大きく花開き，図らずも私の大切なサブスペシャリティの一つになりました．当時のスキンケアは，サイエンスといえるほどのエビデンスもなく，エキスパートオピニオン中心の美容的側面が色濃く反映されたジャンルでした．ちょうどその頃，京大の先輩で私の敬服する田上八朗・東北大学教授に，「宮地君ね，基礎研究だけがサイエンスではないよ．患者さんは日常診療で，石けんを使ってもいいですか？お風呂に入ってもいいですか？と訊くでしょ，それに科学的に答えられていますか？」と問われたのです．当時，田上先生は角層水分量を測定する器械を開発され，皮膚の生理学，とりわけドライスキンや皮膚バリア機能に高い関心をおもちでした．「なるほど，私のミッションはこれだ！」と思った私は，一年ほどかけて山のような文献を読破し，『実地医家のためのスキンケアハンドブック』や一般向け啓発書『知的なスキンケアQ&A』という本を刊行しました．スキンケアは，その後アトピー性皮膚炎の経皮感作やかゆみ，光老化などにもジャンルを広げ，壮大な学問大系となりました．その私の足跡をつぶさに辿るように『エビデンスに基づくスキンケアQ&A』を出版できたことは，極めて感慨深いものがあります．

　安部正敏博士は群大時代に真皮結合織代謝を専門とされ，臨床面では褥瘡や創傷治癒にも関心をもち，褥瘡学会でも私を大きく支えてくれました．彼の成長に目を細めるとともに（我が加齢にもおののきますが），その立派な群大一期生の彼と本書を共同編集できたことは，若くして着任した群馬大学時代の労苦にいま報われた気分で，とてもうれしい気持ちです．

　これまでスキンケア教書を数冊発刊してきましたが，本書は私のスキンケア学の集大成であり，田上先生からの問いかけに応える卒業論文でもあります．多くの医療専門職の方々の日常診療にいささかでもお役に立てればこれに勝る喜びはありません．

新元号・令和を聞きながら
京都大学名誉教授　宮地良樹

中山書店の出版物に関する情報は，小社サポートページを御覧ください．
https://www.nakayamashoten.jp/support.html

エビデンスに基づくスキンケアQ&A
あたらしい皮膚科治療へのアプローチ

2019年6月20日　初版第1刷発行 ©〔検印省略〕

編　集･･････宮地良樹・安部正敏

発行者･･････平田　直

発行所･･････株式会社 中山書店
　　　　　〒112-0006　東京都文京区小日向4-2-6
　　　　　TEL 03-3813-1100（代表）　振替 00130-5-196565
　　　　　https://www.nakayamashoten.jp/

装　丁･･････花本浩一（麒麟三隻館）

印刷・製本･･････株式会社 真興社

ISBN 978-4-521-74771-2
Published by Nakayama Shoten Co.,Ltd.　　　　　　　　　　　　Printed in Japan
落丁・乱丁の場合はお取り替えいたします．

・本書の複製権・上映権・譲渡権・公衆送信権（送信可能化権を含む）は株式会社中山書店が保有します．
・JCOPY〈出版者著作権管理機構 委託出版物〉
　本書の無断複写は著作権法上での例外を除き禁じられています．複写される場合は，そのつど事前に，出版者著作権管理機構（電話 03-5244-5088, FAX 03-5244-5089, e-mail:info@jcopy.or.jp）の許諾を得てください．

本書をスキャン・デジタルデータ化するなどの複製を無許諾で行う行為は，著作権法上での限られた例外（「私的使用のための複製」など）を除き著作権法違反となります．なお，大学・病院・企業などにおいて，内部的に業務上使用する目的で上記の行為を行うことは，私的使用には該当せず違法です．また私的使用のためであっても，代行業者等の第三者に依頼して使用する本人以外の者が上記の行為を行うことは違法です．

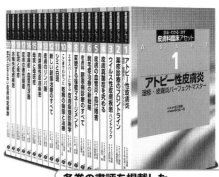